Ein Irrtum kann niemals zu Wahrheit werden, ganz egal wie oft man ihn wiederholt.

Eine Wahrheit hingegen kann niemals Irrtum sein, auch wenn niemals jemand von ihr erfährt.

Mahatma Gandhi

MYTHOS HIV

Eine kritische Analyse der AIDS-Hysterie

Verfälschte Statistiken, trickreiche Virusnachweise, untaugliche Tests und illegale Medikamente

Von Michael Leitner

Nachdruck oder Vervielfältigungen, auch auszugsweise, bedürfen der schriftlichen Zustimmung des Verlages.

Mit ergänzenden Texten und Textauszügen von Prof. Heinz- Ludwig Sänger, Dr. Stefan Lanka, Dr. Heinrich Kremer, Dr. Christian Fiala, Christine Johnson, Huw Christie, Ernst Gradl, Dr. David Rasnick, Juliane Sacher, Dr. Robert Giraldo, Felix de Fries und Fred Cline.

Dieses Buch wurde nach den alten Rechtschreibregeln verfaßt.

ISBN 3-935111-28-2

© 2000 by Verlag videel OHG, Niebüll
Schmiedestr. 13 - 25899 Niebüll
Tel.: 04661 - 900115, Fax: 04661 - 900179
eMail: info@videel.de
http://www.videel.de

Gesamtherstellung: videel, Niebüll

Inhaltsverzeichnis

Vorwort des Autors 7
Zum Geleit
von Prof. Dr. Heinz Ludwig Sänger 10

TEIL I:

Einführung, Epidemiologie und statistische Tricks 17
1. Sterben in Afrika wirklich 26 Millionen an AIDS? 17
2. „AIDS" in den Entwicklungsländern - Eine Sache der Definition 24
3. Dr. Christian Fiala: „AIDS in Afrika am Beispiel Ugandas" 29
4. Irrationales aus der Welt der Schulmedizin: 36
5. Die epidemiologische Realität von
   „HIV" und „AIDS" 41
6. Kondome, Safer Sex, Präventionskampagnen und Realität 52
7. „AIDS" und die Medien 58

TEIL II:

Von der Erfindung der Retroviren zu Gallos Diebstahl 62
1. Das „Retrovirus HIV" aus Sicht der Schulmedizin 63
2. Das zentrale Dogma der Genetik:
   Die Fehlannahme, die „HIV" erst ermöglichte 64
3. Wie werden existente Viren nachgewiesen? 68
4. Wo findet sich das Photo des isolierten HIV? 70
5. Der Fall Prof. Helga Rübsamen - Waigmann - Kurzanalyse
   ihrer „HIV-Isolation" 74
6. Was das RKI über das Problem HIV- Isolation weiß,
   aber der Öffentlichkeit vorenthält 76
7. Der Blutuntersuchungsausschuß des Deutschen Bundestages
   über den „HIV- Entdecker" Robert Gallo 79
8. Die Labortricks von Robert Gallo 86
9. Christine Johnson: „Ist HIV die Ursache von ‚AIDS'"? 92

TEIL III:

Grundsätzliche Problematik der HIV - Testverfahren 128
1. Zitate aus den Beipackzetteln
   von „HIV- Antikörpertests" 129
2. Huw Christie: „Können Antikörpertests
   eine HIV- Infektion nachweisen?" 131
3. Faktoren, die dafür bekannt sind, daß sie
   falsche positive Testergebnisse verursachen 162
4. Ein Versuch, von Roche Antworten zu bekommen 169
5. Dr. Robert Giraldo: „Jeder reagiert auf den Elisa- HIV- Test positiv" 176
6. Die Theorie des „Viral Load" 182
7. Dr. David Rasnick: „Nicht-infektiöses HIV ist pathogen" 186

TEIL IV:

Die Fehlinterpretation von „AIDS" als Konsequenz
prinzipieller Denkfehler der pharmaorientierten Medizin 197
1. Kriegssprache und Medizin, falsche Denkmodelle und chronische Erkrankungen 197
2. Warum schwule Männer so häufig von „AIDS" betroffen sind 207
3. Die Fehleinschätzungen von 1981 211

TEIL V:

„AIDS"- Cocktails: Tod auf Rezept 217
1. Die pharmakologische Theorie der „Antiviralen Medikamente" 218
2. AZT: Gift auf Rezept 220
3. Die Protease- Inhibitoren 230
4. Von Langzeitpositiven lernen 232
5. Der letzte Coup der Pharmaindustrie 236
6. Die Aufrechterhaltung der Zulassung der
   „Antiviralen HIV- Medikamente" ist illegal 238

TEIL VI:

Wenn der Test positiv ausfällt.. 244
1. Bange machen gilt nicht! 245
2. Ich habe einen positiven Test 251
3. Gespräche mit Betroffenen 260
4. Juliane Sacher: „Therapeutische Konzepte zur Behandlung der bei HIV-Test- positiven vorkommenden Erkrankungen" 268
5. Felix de Fries: „Empfehlungen für HIV-Test-Positive" 270

Schlußfolgerungen: 275
Referenzen / Verweise 284
Ernst Gradl: Anmerkungen eines schwulen AIDS-Kritikers 291
Fred CLine: „Gibt es eine Angst davor, HIV zu verlieren?" 297
Adressen und Ansprechpartner: 301
Internet - Adressen: 304
Publikationen: 304
Referenzen für die Texte der anderen Autoren 306
Neue RKI-Zahlen zu AIDS 312

Ich danke allen, die ich im Laufe der Beschäftigung mit diesem Thema kennen gelernt habe. Ohne die wissenschaftliche Vorarbeit der nachfolgend Genannten, ohne daß ich ihre Bücher und Texte gelesen und ihre Vorträge besucht hätte, wäre dieses Buch nicht möglich gewesen: Dr. med. Heinrich Kremer (Medizinaldirektor a.D.), Prof. Alfred Hässig (Begründer des Schweizer Blutspendewesens), Juliane Sacher (Ärztin), Dr. med Christian Fiala, Dr. med Claus Köhnlein, Dr. Eleni Papadopulos-Eleopulos, Dr. Valendar F. Turner, Neville Hodgkinson, Prof. Philipp E. Johnson, Christine Johnson, Christine Maggiore, Fred Cline, dem Ehlers Verlag, Dr. rer. nat. Stefan Lanka (Biologe/Virologe), Karl Krafeld (Soziologe), sowie Huw Christie und „Continuum" und jedem, den ich hier vergessen haben könnte.

Außerdem Leslie Warda für konzeptionelle Mitarbeit und ihre sehr konstruktive Kritik (wenn es nicht gerade um Statistiken ging); Prof. Dr. Heinz-Ludwig Sänger für seine produktiven Nachhilfestunden in Genauigkeit; Tom Radau, Eva Binder, H.-W. Leonhard und Nadina Hamaoui für Korrekturlesen; Christa Muths für ihre Anregungen zum Kapitel IV. 1. und vielen anderen.

Und ein sehr spezieller und damit ironischer Dank an Robert Gallo, den Pharma-Multi Roche, das Bundesgesundheitsministerium, das Paul-Ehrlich-Institut, das Robert Koch Institut, insbesondere Prof. Dr. Reinhard Kurth und Dr. Ulrich Marcus, das Georg-Speyer-Haus in Frankfurt, das Dortmunder Gesundheitsamt und viele andere. Durch ihre Weigerung, Fragen zu beantworten, durch ihre Unfähigkeit, Fakten zu liefern und in ihrem sturen Beharren auf Meinung anstelle von Wissen gaben sie mir die Möglichkeit, die Kritik an AIDS und HIV überhaupt erst richtig ernst zu nehmen.

Vorwort des Autors

Dieses Buch ist das Ergebnis einer über dreijährigen, intensiven Recherche zu einem Thema, über das wir uns eigentlich gut informiert glauben: Es geht um „AIDS". Wieso „HIV" und „AIDS" in diesem Buch in Anführungszeichen gesetzt werden, hat einen überraschenden, wenn nicht gar ungeheuerlichen Grund: Resultat meiner Nachforschungen ist, daß „AIDS" keine eigenständige Krankheit, sondern ein Sammelsurium 30 altbekannter Krankheiten ist. Diese werden gegen jede Logik zu dem Syndrom „AIDS" zusammengefaßt. Das für „AIDS" angeblich verantwortliche „Killervirus HIV" gibt es nicht, in 20 Jahren milliardenschwerer Forschung ist es nicht gelungen, grundlegende Beweise für seine Existenz zu erbringen. Ebenso fehlt immer noch eine schlüssige und beweisbare Erklärung, wie „HIV" überhaupt das Krankheitsbild „AIDS" auslösen soll. Außerdem haben die „HIV-Tests" keine Aussagefähigkeit bezüglich einer Virusinfektion.

„HIV" nicht existent und „AIDS" keine eigenständige Krankheit? Ziemlich starker Tobak, das gebe ich zu. Ich weiß auch, daß ich unter Umständen viel von Ihnen verlange. Ich erwarte nicht, daß mir jemand glaubt. Ich möchte, daß Sie jedes einzelne Kapitel kritisch hinterfragen. Ich werde Ihnen dafür anerkannte wissenschaftliche Studien, offizielle Statistiken sowie Daten und Beweise aus seriösen Quellen zur Verfügung stellen. Renommierte Wissenschaftler, unter ihnen auch ein Nobelpreisträger, werden zu Wort kommen. So haben Sie die Möglichkeit, sich ein eigenes Bild zu machen und selbst zu entscheiden, ob Sie die von mir gezogenen Schlüsse teilen oder nicht.

Mit diesem Buch steht ihnen ein großes Reservoir zur Verfügung. Das hier verfügbare Material habe ich nicht allein zusammengetragen. Viele Wissenschaftler, die nicht auf der Jagd nach Geld sondern nach Wahrheit sind, haben Fakten zum Thema hervorgebracht. Die großen deutschen Medien haben es leider nur in sehr wenigen Fällen gewagt, diesen Wissenschaftlern ein Forum zu bieten: Es waren zwei Artikel von Wolfgang Jeschke in „Die Woche" und eine Talkshow im Hessischen Rundfunk mit Wolfgang Korruhn.

Hinter dem Irrtum „AIDS" und der Erfindung von „HIV" steht ein grundsätzliches Problem der modernen Medizin: Ein falsches Verständnis von Krankheit und Gesundheit. Das zeigt sich besonders bezüglich der Therapie chronischer Erkrankungen: Eine langwährende Überversorgung mit chemischen Substanzen führt in ihrer Summe früher oder später zu ernsten gesundheitlichen Schäden. Die schulmedizinische Neigung, eher Symptome zu behandeln und sich weniger Gedanken um Ursachen zu machen, ist ein Multi-Milliarden-Geschäft. Ganz vorn dabei sind Konzerne, die einen Umsatz haben, der den Staatshaushalt halber Kontinente in der Dritten Welt übertrifft. Und so ein gigantisches Geschäft will in der Zeit der Massenmedien vermarktet und promotet werden! Sterben, wie im Sommer 2000, in New York drei schon vorher geschwächte Menschen an dem Stich einer Mücke mit mutierten Krankheitserregern, dann ist es gleich ein neues Killervirus. Stadtteile wurden nachts medienwirksam mit Pestiziden eingesprüht, selbst die gute, alte Tagesschau brachte das im Sommerloch mehrfach als ersten Bericht in der Hauptsendung. Warum ich das für bemerkenswert halte? Weil im gleichen Jahr in Deutschland tausende Menschen an Infektionen starben, die sie sich im Krankenhaus geholt haben. Grund dieser Infektionen: In Krankenhäusern werden sehr viele Desinfektionsmittel benutzt und Antibiotika verschrieben. So züchtet man dort Erreger, gegen die man am Ende keine Medikamente mehr hat, weil die Erreger resistent und aggressiver geworden sind.

Bedrohung und Angst faszinieren uns, da schaut man hin, da schaltet man den Fernseher ein. Wir starren wie die Kaninchen auf die Bildschirm-Schlange – das hebt die Einschaltquoten. Aber wovor sollte man Angst haben, worüber sollte man eher informiert werden? Über eine Bedrohung durch ein neues Killer-Virus, das winzig und weit entfernt ist, oder über eine, die im nächsten Krankenhaus auf uns wartet und somit viel konkreter ist? Was ins Fernsehen will, das muß logischerweise sichtbar sein oder sichtbar gemacht werden können. Es reicht nicht, nur ein Thema zu haben. Man braucht auch Bilder dazu, und zwar „gute Bilder". Und die Hubschrauber, die perfekt ausgeleuchtet in der Nacht Millionen New Yorker mit schleierziehenden Pestiziden einlullten, das waren verdammt gute Bilder. Von Patienten, die an resistenten Erregern versterben und aus deutschen Kliniken auf den Friedhof gebracht werden, gibt es hingegen keine Bilder. Daher, denkt man als TV-Macher an die Einschaltquoten, sind die Infektionen im Krankenhaus „Quotengift". Ich will jedoch hier und jetzt mit Spekulationen aufhören, bevor ich damit angefangen habe. In diesem Buch geht es nicht um Lobbyisten, CIA-Agenten oder Weltverschwörung. Es geht um medizinisch-biologische Fakten. Und um ein paar faustische Wissenschaftler.

Ich verbinde mit der Veröffentlichung dieser Beweisführung eine Hoffnung: Unnötiges Leid, das durch den Irrtum „AIDS" und die Erfindung von „HIV" über die Menschheit gebracht wurde, soll endlich ein Ende finden. Ich hoffe auch, daß die Verursacher dieses tödlichen Unsinns zur Verantwortung gezogen werden. Beweise dazu sind genügend vorhanden. Erst, wenn die HIV/AIDS-Hypothese im öffentlichen Bewußtsein in sich zusammenfällt, erst dann haben diejenigen Menschen wieder eine Chance auf ein normales Leben, die mittels „positiver HIV-Tests" in permanente Todesangst versetzt wurden. Wie stark die Todesangst ist, wie sehr sie das Bewußtsein eines Menschen vergewaltigt, das habe ich aus nächster Nähe bei einem sehr guten Freund gesehen. Das war für mich auch ein wichtiger Anstoß, mein vorhandenes Wissen in einem Text zusammenzufassen. Im Laufe der drei Jahre ist daraus Stück für Stück dieses Buch geworden.

Ich denke, daß dieses Buch einerseits Betroffenen helfen kann, ihre vorhandenen langfristigen Perspektiven zu entdecken und die Angst vor ihrem positiven „HIV-Test" zu bewältigen. Andererseits möchte ich einen kleinen Beitrag zum Umdenken beim Thema Gesundheit, speziell bei chronischen Erkrankungen leisten. Die HIV/AIDS-Hypothese ist nur ein Beispiel dafür, wie falsche Denkansätze das Verstehen der Ursache von Krankheiten verhindern und dadurch zu falschen oder gar tödlichen Therapien führen. Das Hauptproblem für die Betroffenen ist jedoch ihre Angst. Wie die funktioniert, dazu hat **Marc Rackelmann** von der alternativen AIDS-Hilfe **HEAL** (Berlin) einen Text geschrieben. Daraus ein kleiner Auszug:

DER „ZAUBERER VON AIDS"

„Ich gebe zu, ich traue in Sachen „AIDS" häufiger meinen eigenen Augen und meinem eigenen Verstand nicht, und ich wäre nur zu dankbar, wenn mir ein Experte den Berg an Absurditäten, den die AIDS-Forschung produziert hat, befriedigend erklären könnte. Die Möglichkeit, daß wir in dieser Größenordnung hinters Licht geführt werden, ist auch für jemanden, der in unserer Gesellschaft vieles für möglich hält, sehr beunruhigend. Das wichtigste Hindernis, das uns am Erkennen des faulen Zaubers „AIDS" hindert, ist unsere Angst vor dem „Zauberer von AIDS".

Kennen Sie das Musical „Der Zauberer von Oz" („The Wizard of OZ") mit Judy Garland? Erinnern Sie sich an die Szene gegen Ende des Filmes, wo Dorothy und ihre Mitstreiter in den Thronsaal des Zauberers vorgelassen werden? Sie werden von einem riesigen grünen Kopf empfangen, der am Ende des Raumes schwebt und sie mit donnernder Stimme einschüchtert: „Was wollt ihr?" Da entdecken sie zufällig hinter einem Vorhang ein altes kleines Männlein, das Hebel bewegt, Knöpfe drückt und in ein Mikrophon spricht. Das Männlein ist es, das hinter dem ganzen Zauber steckt. Als es bemerkt, daß es entdeckt wurde, läßt das Männlein den großen grünen Kopf sagen: „Achtet nicht auf den Mann hinter dem Vorhang!" Ebenso donnert der Zauberer von AIDS: „Es ist alles in Ordnung! Wir haben alles unter Kontrolle! Wagt nicht, uns in Frage zu stellen!

Überwinden wir also unsere Angst; trauen wir uns, hinter den Vorhang zu blicken! Lassen wir uns beunruhigen und trauen wir unseren Augen!"

Zum Geleit

von Prof. Dr. Heinz Ludwig Sänger

Als mich Michael Leitner fragte, ob ich ein Geleitwort zum vorliegenden Buch beisteuern könne, habe ich sofort zugesagt, denn ich habe seine Entstehung durch zahlreiche Faxbriefe und Telefonate aus der Ferne miterlebt. Es freut mich ganz besonders, daß damit eine aktualisierte kritische und auch für den Laien leicht verständliche Bestandsaufnahme zum Problem HIV und AIDS in deutscher Sprache vorliegt, die mit einer ganzen Serie von falschen Voraussetzungen und Annahmen aufräumt, die noch immer in dogmatischer Weise auf diesem Gebiet vorherrschen. Außerdem enthält es eine ganze Reihe von wertvollen Hinweisen und Empfehlungen für all jene betroffenen Mitbürger, die durch den willkürlichen ärztlichen Befund „HIV-positiv" nachhaltig stigmatisiert wurden. Ich könnte mir vorstellen, daß das vorliegende Buch gerade ihnen helfen kann, wieder ein neues Selbstwertgefühl und neuen Lebensmut zu entwickeln und dann ihr weiteres Leben gut informiert und selbstverantwortlich zu gestalten.

Bereits im Titel „Mythos HIV" verbirgt sich ein interessanter Zusammenhang, der sich dem Leser nicht unbedingt auf den ersten Blick erschließt. Das Brockhaus-Lexikon erklärt den Begriff „Mythos im engeren Sinn" als „eine rational nicht beweisbare Aussage über Göttliches, doch mit dem Anspruch auf Wahrheit". Da inzwischen die Naturwissenschaften die Religion in vielen Bereichen weitgehend ersetzt haben, kann man anstelle des Begriffes „Göttliches" auch durchaus „Wissenschaftliches" verwenden, wozu naturgemäß auch der medizinisch-pharmazeutische Komplex mit seinen Halbgöttern in Weiß gehört. Wenn man in diesem Sinn die allgemein akzeptierte Aussage „HIV = AIDS" einsetzt, dann wird das Thema des Buches offenbar. In ihm wird nämlich die wissenschaftlich-rational bisher nicht eindeutig bewiesene Aussage HIV=AIDS entmythologisiert, die den Anspruch auf Wahrheit erhebt.

Dieses Buch zeigt, daß ein humanes Retrovirus, das sog. HIV, niemals die primär kausale Ursache von AIDS sein kann. Trotzdem dient HIV zur Beschaffung von Forschungsgeldern, zur Angstmache in der Bevölkerung, als Umsatzmotor für Pharmaindustrie und Medizin und als Druckmittel in der Gesundheitspolitik. Alles dies geschieht höchst erfolgreich, obwohl dieses Virus trotz rund 20 Jahren intensivster und extrem kostspieliger Forschung nicht ein einziges Mal nach den Regeln der klassischen Virusforschung isoliert und einschließlich seiner molekularen Komponenten biochemisch und biologisch eindeutig charakterisiert worden ist.

Es ist wirklich erstaunlich, daß sich trotz dieser Situation und trotz der zahlreichen kritischen und überzeugenden Gegendarstellungen von einer ganzen Reihe renommierter Wissenschaftler, den sog. AIDS-Dissidenten, der Mythos HIV = AIDS ungebrochen erhalten hat. Allein dieses Phänomen ist eine eigene Studie wert, denn es könnte sich als Hauptursache des größten Wissenschaftsskandals aller Zeiten erweisen. Wie bereits in sehr vielen früheren Fällen in der Medizingeschichte, so dominierte auch hier wieder einmal die alleinige Vorstellung, daß nur ein infektiöses, d.h. übertragbares, ansteckendes und vermehrungsfähiges Agens – in diesem Fall das HIV – die einzige mögliche Ursache für die Immunschwäche AIDS sein kann.

Das Fehlverständnis von Krankheit als primäres Resultat von außen eindringender Krankheitserreger erzeugt naturgemäß stets den Verdacht, daß bei neuen Krankheiten eine noch nicht identifizierte Infektionskrankheit vorliegt. Dieser Denkfehler der Pharmamedizin führt zu folgenschweren Fehldiagnosen und Therapien. Daß schließlich auch ärztlicherseits verursachte (iatrogene) Schäden letztendlich der Auslöser sein könnten, geht verständlicherweise erst gar nicht in die Köpfe des etablierten und selbstherrlichen Medizin-Establishments. Als Ergebnis aller dieser Zusammenhänge stehen wir jetzt vor der Situation, daß der HIV-AIDS-Skandal weltweit auf Kosten der Gesundheit und des Lebens von Millionen von Kindern, Frauen und Männern geht. Falls sich in Zukunft erweisen sollte, daß es tatsächlich doch ein HI-Virus gibt, so wird sich diese Situation sogar noch verschärfen, obwohl die kritische Bewertung aller von Anfang an existierenden virologischen, epidemiologischen, immunologischen und klinischen Daten ohne jeden Zweifel belegen, daß der Mythos „HIV verursacht AIDS" niemals mit der biologischen Wirklichkeit übereinstimmen kann.

Damit Sie meine kritische Bewertung verstehen, möchte ich zunächst kurz über meine eigene wissenschaftliche Arbeit berichten: In den vergangenen vierzig Jahren befaßte ich mich im wesentlichen zunächst mit der biologisch-funktionellen und dann später mit der molekularbiologisch-biochemischen Charakterisierung von Pflanzenviren und Viroiden. Letztere sind übrigens die kleinsten bisher bekannt gewordenen vermehrungsfähigen Krankheitserreger, die als hüllproteinfreie kleine RNA-Moleküle vorliegen und dementsprechend sehr instabil sind. Außerdem ist ihre Konzentration im Pflanzengewebe im Vergleich zu den pflanzeigenen Nukleinsäuren (DNA und RNA) so extrem gering, daß ihre Isolation und Reindarstellung jahrelang intensive Arbeit erforderte.

Jedenfalls gelang es mir trotz all dieser Probleme, die Viroid-RNA von den zellulären RNA-Molekülen abzutrennen und sie in Mikrogramm-Mengen und in hochreiner Form zu isolieren. Damit war die Voraussetzung dafür geschaffen, daß diese „nackten Mini-Viren" elektronenmikroskopisch, physikochemisch und biochemisch in Zusammenarbeit mit einer Reihe von versierten Fachkollegen in allen Einzelheiten charakterisiert werden konnten. Viroide sind hüllproteinfreie einzelsträngige zirkuläre RNA-Moleküle mit einer Kettenlänge (je nach Viroid-„Art") von etwa 240-380 Nukleotiden, die als weitgehend doppelsträngige stäbchenförmige Strukturen vorliegen. Dabei war einer der Forschungs-Höhepunkte die Aufklärung ihrer Nukleotid-Sequenz im Jahr 1978, was dazu führte, daß die Existenz solcher subviraler Krankheitserreger endlich akzeptiert werden konnte. Heute sind rund 25 verschiedene Viroid-„Arten" bekannt, von denen jeweils oft mehrere Unterarten existieren.

Aufgrund meiner eigenen wissenschaftlichen Erfahrung bin ich in der Lage, mir ein Urteil über die Isolierung, Reindarstellung und biologisch-biochemische Charakterisierung von Viren sowie von viralen und zellulären Nukleinsäuren zu bilden, auch wenn diese aus tierischen, menschlichen oder mikrobiellen Zellen stammen. Bis Ende 1996, dem Zeitpunkt meiner Emeritierung, hat mich das HIV-AIDS-Problem naturgemäß nur am Rande interessiert, und ich habe die entsprechenden, vorwiegend in Englisch abgefaßten Publikationen zur „Isolierung" und „Charakterisierung" des HIV ohne eingehende Prüfung ihrer Stichhaltigkeit als selbstverständlich korrekt akzeptiert.

Als ich dann die Diskussionen über die in Wirklichkeit offensichtlich fehlende Reindarstellung des HIV kennenlernte, war ich so schockiert, daß ich mich entschloß, nun endlich einmal selbst alle diese Arbeiten kritisch unter die Lupe zu nehmen. Ich hielt es geradezu für undenkbar, daß man von einem Virus redete, das man im Gegensatz zu den vielversprechenden Titeln in den entsprechenden Publikationen nicht nach den Kriterien der klassischen Virologie gereinigt und in hochreiner Form im Reagenzglas verfügbar hatte. Erst unter diesen Voraussetzungen kann man nämlich das virale Genom und die spezifischen viralen Proteinkomponenten biochemisch detailliert charakterisieren, d.h. vor allem sequenzieren. Erst dann hat man einen Standard in der Hand, auf den man sich verlassen kann, wenn man anschließend „Sonden" konstruieren möchte. Erst mit deren Hilfe ist ein virusspezifischer Nachweis möglich. Das ist übrigens mit dem sog. „Goldstandard" gemeint, der immer wieder in den Diskussionsbeiträgen der HIV-Kritiker auftaucht.

Als Ergebnis meiner intensiven Literaturstudien hat sich gezeigt, daß bisher keine einzige Publikation existiert, in der beschrieben wird, daß das HIV nach den Kriterien der klassischen Virologie isoliert, gereinigt und charakterisiert wurde. Es erhebt sich somit die Frage, wie es möglich war, daß alle diese Arbeiten zur angeblichen HIV-Isolation und -Charakterisierung veröffentlicht werden konnten, obwohl sie nicht halten, was ihre Titel versprechen. Obwohl ich hier nicht alle Facetten dieses interessanten Phänomens diskutieren kann, so möchte ich wenigstens die wichtigsten Komponenten nennen, die dabei eine Rolle spielen dürften: Stark ausgeprägtes Wunschdenken; Zwang zur schnellen Publikation auch unvollständiger Ergebnisse, stillschweigendes Akzeptieren auch zweifelhafter Daten, vor allem, wenn sie aus etablierten und einflußreichen Laboratorien kommen; die Akzeptanz der Zuverlässigkeit indirekter Methoden, solange es sich um modernste Labortechniken handelt und schließlich oberflächliches Lesen und Bewerten der Publikationen nach dem Motto: Es wird schon stimmen, wenn es aus der Gruppe X kommt. Außerdem wird der Einsatz der in der Virologie meist sehr arbeits- und zeitaufwendigen klassischen präparativ-analytischen Methoden als altmodisch und unzeitgemäß angesehen, vor allem wenn es leichtere und schnellere indirekte molekularbiologische Methoden gibt. Natürlich werden bei einer Diskussion alle diese Gründe im Einzelfall energisch abgestritten, aber ihre latente Wirkung ist unbestreitbar und die Beweise für ihre Wirksamkeit sind offensichtlich. Außerdem, wer jedoch einmal auf den HIV=AIDS-Zug aufgesprungen ist und mitfährt, ist kaum noch in der Lage, wieder davon abzuspringen.

Da das HIV bisher nicht in reiner Form isoliert wurde, konnten weder seine Nukleinsäure noch seine Proteine isoliert und charakterisiert und als Standards zum Nachweis verwendet werden. Daher sind alle gegenwärtig angewendeten Testverfahren nicht HIV-spezifisch, denn mit ihnen kann man prinzipiell nur zelluläre Bestandteile nachweisen. Das gilt sowohl für die Nukleinsäure-Nachweisverfahren mit Hilfe der Polymerase-Kettenreaktion (PCR) als auch für die Protein-(Elisa- und Westernblot-) Testverfahren. Die damit erzielten Ergebnisse sind daher naturgemäß nicht HIV-spezifisch und somit völlig unzuverlässig und ohne jegliche definitive Aussagekraft. So weist z.B. das hochempfindliche PCR-Verfahren sog. retrovirale zelleigene Sequenzen nach und wird selbst von seinem Erfinder, dem Nobelpreisträger Kary Mullis, als völlig ungeeignet für einen HIV-Nachweis bezeichnet, weil das Virus nie isoliert wurde und somit als Standard fehlt. Die protein-orientierten Nachweisverfahren reagieren falsch-positiv bei mehr als 60 unterschiedlichen Erkrankungen aufgrund auffälliger krankheitsbedingter Änderungen zellulärer Komponenten, die mit den angeblichen HIV-spezifischen Tests erfaßt werden. Besonders erwähnenswert ist in diesem Zusammenhang der falsch-positive HIV-Test im Fall von Tuberkulose, der für die hohen Zahlen angeblich HIV-infizierter Personen unter den armen und unterernährten Populationen Afrikas, Indiens und Südamerikas verantwortlich ist. Hier wird also etwas vorgetäuscht, was in dieser Form gar nicht existiert. Was tut man nun in dieser verzwickten Lage? Man formuliert ganz einfach eine speziell für Afrika geltende Definition von AIDS, bei der die Tuberkulose als Hauptmerkmal gilt.

Das Unglaubliche in Deutschland und auch weltweit ist dabei, daß alle diese Zusammenhänge, Unkorrektheiten und Unzuverlässigkeiten der Testverfahren seit vielen Jahren erwiesenermaßen den verschiedensten wissenschaftlichen, medizinischen und politischen Institutionen und Behörden bekannt sind. Obwohl also die HIV=AIDS-Hypothese seit langem in sich zusammengefallen ist, läuft alles weiter wie bisher. Obwohl die daraus virusorientierten medizinisch-therapeutischen Konsequenzen längst ihre wissenschaftliche Grundlage verloren haben, werden AIDS-kranke Patienten noch immer mit einer extrem toxischen und gesetzlich nicht kontrollierten und geprüften antiviralen Medikation in Form von „Cocktails" mit AZT u.a. Giften behandelt.

Ein auf diese völlig unzuverlässige Weise als HIV-positiv getesteter und entsprechend therapierter Patient gerät in eine ausweglose Situation, die sich ein gesunder Mensch kaum vorstellen kann. Wir alle wissen, wie stark Geist und Seele eines Menschen durch die Diagnose beeinflußt werden können, mit einem angeblich tödlich wirkenden Virus oder einer unweigerlich tödlich verlaufenden Krankheit wie z.b. Krebs befallen zu sein. Diese Aussichten sind in der Lage, seinen Lebenswillen und alle seine Selbstheilungsfähigkeiten einschließlich der des Immunsystems unerbittlich zu zerstören. Man braucht geradezu übermenschliche Kräfte und ein tiefes Selbstvertrauen, um sich dem Glauben an die Tödlichkeit des HIV zu widersetzen, das noch nicht einmal eindeutig nachgewiesen wurde und das dennoch praktisch die gesamte Menschheit für existent und für den tödlichen Erreger von AIDS hält.

Im Gegensatz zu dieser bisher unbewiesenen Hypothese, daß AIDS eine ansteckende Viruserkrankung ist, erweist sich bei genauer Prüfung aller Befunde und Verlaufsdaten AIDS in sehr viel plausiblerer Weise als eine „Summations-Erkrankung". Für ihr Auftreten sind zumindest in Europa und den USA neben den ererbten Prädispositionen und den bereits früher im Leben durchgemachten Einzelerkrankungen wie z.b. Gonorrhoe, Syphilis, Hepatitis, Herpes-Infektionen, Mononucleose, Tuberkulose etc. von großer Wichtigkeit. Den letzten meist entscheidenden und dann Krankheit auslösenden Anstoß geben vor allem deren zum Teil sehr massiven ärztlichen Therapien mit Antibiotika, Corticoiden, Sulfonamiden usw. Hinzu muß man auch noch die diversen Impfungen rechnen, die das Immunsystem von bereits prädisponierten und geschwächten Patienten zusätzlich schwächen. All dies führt zwangsläufig zu Störungen der Selbstheilungskräfte des Organismus, wobei sowohl das Immunsystem als auch das zelluläre Energie-System mehr oder weniger stark geschädigt werden können. Die HIV-orientierte Therapie mit dem extrem toxischen AZT und seinen Verwandten sowie den Protease-Hemmern verstärkt diese bereits ohnehin ärztlicherseits verursachten (iatrogenen) Schädigungen um ein Vielfaches. Infolge ihrer Individualität entwickeln die einzelnen Betroffenen naturgemäß sehr unterschiedliche Reaktionsweisen und Symptombilder. All dies zeigt, daß AIDS nicht der heute üblichen monokausalen Sichtweise gerecht werden kann. Die medizinisch orientierte Lösung des AIDS-Problems ist infolgedessen nur mit einer ganzheitlich orientierten Therapie möglich, wobei die massiven Vorgehensweisen der etablierten Medizin durch sanfte Methoden alternativen Heilweisen ersetzt werden müssen.

AIDS ist ohne jeden Zweifel eine sehr schwere und unter den gegenwärtigen völlig ungerechtfertigterweise virusorientierten und extrem toxischen Therapie-Methoden meist tödlich verlaufende Erkrankung. Es werden dabei irrsinnigerweise gerade solche Medikamente eingesetzt, die erwiesenermaßen genau jene Symptome erzeugen, die man dann anschließend einem in Wirklichkeit nicht existenten Virus zuschreibt. Selbst wenn es dieses Virus dennoch geben sollte, so wäre es aus den bereits angeführten Gründen niemals in der Lage, die erworbene Immunschwäche-Krankheit AIDS zu erzeugen. Sollte sich die HIV-AIDS-Hypothese als tatsächlich falsch erweisen, so wird das zwar den medizinisch-pharmazeutischen Komplex vorübergehend kräftig erschüttern, aber das allgemeine Bewußtsein in der Bevölkerung wird höchstwahrscheinlich davon nur geringfügig beeinflußt werden. Der Leidensdruck und die Todesangst der Betroffenen machen nämlich blind für die Wirklichkeit. Beide nähren auch weiterhin große Hoffnungen und Erwartungen auf Hilfe durch die etablierte Medizin, die sich wie bereits in der Vergangenheit so auch in Zukunft naturgemäß nicht erfüllen werden.

Zur Beurteilung der Stichhaltigkeit der weltweiten HIV=AIDS-Hysterie ist es besonders vorteilhaft, daß das vorliegende Buch mit einer Schilderung eines afrikanischen Journalisten der immer wieder zitierten bedrohlichen und ganze Landesteile entvölkernden Situation in Afrika beginnt. Die von ihm beschriebenen dortigen Zustände und Zusammenhänge lassen sich, mit gewissen landestypischen Änderungen, im Prinzip auf alle übrigen Länder der Dritten Welt übertragen. Ich möchte Ihnen dringend empfehlen, sich nach der Lektüre dieses Berichtes die im Anhang aufgeführten offiziellen Zahlen und Statistiken der Weltgesundheitsorganisation (WHO) und ihrer AIDS-Sektion UNAIDS einmal genauer anzuschauen. Nachdem Sie schließlich das gesamte Buch gelesen haben, ist ein erneutes Studium dieser Statistiken empfehlenswert. Sicher wird auch Ihnen dann auffallen, daß es in der HIV-orientierten AIDS-Forschung und -Politik tatsächlich nicht mit rechten Dingen zugeht. Vielleicht werden auch Sie dann den Mythos HIV=AIDS kritisch beurteilen und uns zustimmen, daß hier Aufklärung dringend erforderlich ist. Man kann sich nämlich nicht des Eindrucks erwehren, daß man uns jahrelang ganz offensichtlich falsch informiert, um nicht zu sagen bewußt belogen hat. Übrigens sprechen alle Hinweise dafür, daß gegenwärtig ein dem HIV=AIDS-Mythos vergleichbarer wissenschaftlich und politisch sanktionierter Prionen=BSE-Mythos geschaffen wird. Es gibt keine einzige wissenschaftliche Arbeit, die beweist, daß Prionen die Ursache von BSE sind.

Die Entwicklung des HIV=AIDS Skandals in der Vergangenheit zeigt, daß der Mythos von der infektiösen Prionen möglichst schnell bereits in seinen Anfängen entmythologisiert werden sollte, damit nicht auch er die erstarrten Formen eines unumstößlichen Dogmas annimmt, das die baldige Lösung des Problems blockiert. Das vorliegende Buch ist ein gutes Beispiel dafür, wie dies durch eine rückhaltlose Aufklärung erreicht werden könnte. In diesem Sinne wünsche ich ihm eine möglichst weite Verbreitung und viele kritische Leser.

Heinz Ludwig Sänger, Jahrgang 1928, ist Professor für Molekularbiologie und Virologie a. D. und emeritierter Direktor der ehemaligen Abteilung Viroidforschung des Max-Planck-Institutes für Biochemie in Martinsried bei München.

Neben verschiedenen wissenschaftlichen Auszeichnungen erhielt Prof. Sänger vor allem den renommierten Robert-Koch-Preis 1978 „in Anerkennung seiner bahnbrechenden Forschungen über die Natur der Viroide, die als neue Klasse molekularer Krankheitserreger ein bisher unbekanntes biologisches Strukturprinzip verkörpern und über ihre Bedeutung bei Pflanzen hinaus auch neue Perspektiven zur Erforschung von Slow-Virus-Erkrankungen von Mensch und Tier eröffnen".

Viroide kann man als „nackte Miniviren" ansehen, da sie nur aus einem relativ kleinen, ca. 240-480 Nukleotide langen RNA-Molekül ohne schützende Proteinhülle bestehen. Sie sind somit die kleinsten vermehrungsfähigen Krankheitserreger, die man bis heute kennt, und sie kommen ausschließlich in höheren Pflanzen vor. Während der ersten Jahre seiner entsprechenden Forschungen wurde Prof. Sänger nicht ganz ernst genommen und als Außenseiter behandelt, weil seine Vorstellung einer relativ kleinen vermehrungsfähigen und krankheitserregenden RNA ohne schützende Proteinhülle nicht in das dogmatische Weltbild der Virologie und Molekularbiologie paßte. Angeregt von diesen Erfahrungen interessiert er sich bis heute für umstrittene Außenseiter-Methoden und -Ansichten. So haben ihn z.B. seine vielfältigen und jahrelangen persönlichen Erfahrungen zu einem überzeugten Befürworter der Klassischen Homöopathie werden lassen. Ähnlich ist es ihm ergangen, nachdem er als Teilnehmer und Stellvertreter bei systemischen Familienaufstellungen nach Bert Hellinger die Existenz und Wirkungen der noch immer umstrittenen „morphogenetischen Felder" unter den unterschiedlichsten Bedingungen immer wieder bei sich selbst erfahren hat.

TEIL I:
Einführung, Epidemiologie und statistische Tricks

1. Sterben in Afrika wirklich 26 Millionen an AIDS?

In den vielen hundert Gesprächen über „HIV/AIDS", die ich im Laufe der letzten dreieinhalb Jahren geführt habe, tauchte eine Frage immer wieder auf. Spätestens dann, wenn meinem Gesprächspartner die Argumente auszugehen drohten, kam die Frage: „Und was ist mit Afrika, da sterben doch Millionen Menschen?"

Daß diese Frage immer kommt, ist verständlich. Schließlich ist „AIDS" im öffentlichen Bewußtsein der Menschen in den Industrieländern eine Krankheit, die dabei ist, Afrika auszurotten. Alljährlich gibt es vom schwarzen Kontinent neue AIDS-Rekorde. Es ist von einer Pandemie, also einer länderübergreifenden Epidemie die Rede.

Nachdem Sie den Artikel von Baffour Ankomah aus dem „New African" gelesen haben, werden Sie begreifen, was „AIDS" in Afrika tatsächlich ist. Baffours Artikel, den ich sinngemäß übersetzt und gekürzt habe, zeigt, daß die Horror-Szenarien, die von der WHO (Weltgesundheitsorganisation) und UNAIDS (die AIDS-Organisation der Vereinten Nationen) über Afrika publiziert werden, in Afrika nicht widerspruchslos hingenommen werden.

„Sterben in Afrika wirklich 26 Millionen an AIDS?"

– Die größte Lüge des Jahrhunderts im Kreuzfeuer –
von Baffour Ankomah, veröffentlicht im „New African", Dezember 1998
Sinngemäße Übersetzung: Michael Leitner

Am ersten Dezember ist wieder „Welt-AIDS-Tag". Im Vorfeld dieses Datums hat das „AIDS-Establishment" neue Zahlen zur „AIDS-Pandemie" in Afrika veröffentlicht. Doch wie präzise sind diese Zahlen? Ein afrikanischer Arzt hält sie für die größte Lüge des Jahrhunderts und die preisgekrönte britische Journalistin Joan Shenton hält sie für das Produkt einer kranken Wissenschaft.

Ein Auszug aus dem Tagebuch vom „afrikanischen AIDS" für das Jahrbuch 1998: **August**. Französischer Forscher findet „neue Klasse" von HIV in einer Frau aus Kamerun. Das neue Virus soll sich stark von allen anderen HIV-Arten unterscheiden.

21. Oktober. Zum Ende der Zweiten Konferenz in Tokio über die Entwicklung Afrikas (TICAD II) schaffte es der belgische UNAIDS-Mitarbeiter Peter Piot, folgenden Passus in die „Tokioter Maßnahmen zum Handeln" zu lancieren. Bei dem Papier handelt es sich um eine Art Entwurf für die Entwicklung Afrikas im nächsten Jahrhundert: „HIV/AIDS verursacht ungeheures Leid, Tod und einen großen Verlust an Produktivität. Von den 31 Millionen HIV-infizierten Menschen weltweit leben 21 Millionen in Afrika; 80 Prozent aller HIV-infizierten Frauen leben in Afrika. Als Konsequenz fällt die durchschnittliche Lebenserwartung, steigt die Kinder- und Säuglingssterblichkeit, ist die wirtschaftliche Entwicklung in Gefahr. Die heimtückischen Folgen von HIV/AIDS betreffen das gesamte Spektrum von Wirtschaft und Gesellschaft."

Das Papier streift nur kurz das Thema „Malaria", wissenschaftlich nachgewiesene häufigste Todesursache auf dem afrikanischen Kontinent. Aber warum, nach dem Versagen der AIDS-Forschung in den letzten Jahrzehnten, möchte UNAIDS nach wie vor, daß Milliarden Dollar in HIV/AIDS gesteckt werden? Was uns erschrecken sollte, sind die geringen Ausgaben für den Killer Nummer eins, die Malaria.

28. Oktober. Die wichtigste Meldung: Die Abteilung für Bevölkerungsentwicklung des UN-Dezernats für Wirtschafts- und Sozialangelegenheiten verbreitete folgende Meldung: „AIDS hat pandemische Ausmaße in vielen der 34 Staaten unterhalb der Sahara angenommen. Dort ist jeder Vierte mit HIV infiziert."

Dieser Bericht, Teil des UN-Weltbevölkerungsbericht für 1998, enthält auch folgende Behauptung: AIDS würde die Lebenserwartung in vielen afrikanischen Ländern dramatisch beschneiden. Dadurch bliebe die Bevölkerungsentwicklung in den nächsten Jahren deutlich unter den erwarteten Zahlen. Zitat aus der New York Times, die über den Weltbevölkerungsbericht einen Artikel veröffentlichte: „In Botswana, dem am stärksten betroffenen Land unterhalb der Sahara, lag die Lebenserwartung vor fünf Jahren bei durchschnittlich 61 Jahren. Sie ist heute unter 47 gefallen, zwischen 2000 und 2005 wird sie nur noch bei 41 Jahren liegen. In Zimbabwe, wo jeder Fünfte HIV-positiv ist, drückte die Todesrate das jährliche Bevölkerungswachstum von 3,3 Prozent in Jahre 1980 auf den heutigen Stand von 1,4 Prozent. Ab dem Jahr 2000 wird der Zuwachs weiter fallen, auf ein Prozent jährlich."

Was hier vergessen wird, sind die vielen westlichen „Kondom- und Familienplanungsmissionare", die im Rahmen massiver Aktionen unter anderem von UNAIDS (AIDS-Abteilung der Vereinten Nationen, UN) nach Afrika geschickt wurden. Man muß kein Arzt sein, um einzusehen, daß es weniger Neugeborene gibt, wenn mehr Kondome benutzt werden. Das hat nichts mit einem Virus zu tun. (...) Am schlimmsten ist die Fahrlässigkeit, mit der die UNO-Organisationen mit ihren Zahlen das Image Afrikas nachhaltig schädigen. Ein Beispiel: In dem oben erwähnten Bericht der Tokioter Konferenz ist die Rede von 31 Millionen Menschen, die weltweit mit HIV/AIDS lebten; 21 Millionen davon in Afrika. Knapp zwei Wochen später kam der UN-Bevölkerungsbericht zu anderen Zahlen: „Von den weltweit 30 Millionen Menschen, die mit HIV infiziert sind, leben 86 Prozent, das sind 26 Millionen, in 34 afrikanischen Ländern. 91 Prozent aller durch AIDS bedingten Todesfälle der Welt kommen in diesen Ländern vor."

Wem also sollen wir Afrikaner glauben? UNAIDS oder dem UN-Bevölkerungsbericht? Auf der schon erwähnten Konferenz in Tokio wurde ein Papier verteilt, das „Epidemiological fact sheet on HIV/AIDS and sexually transmitted diseases" für jedes afrikanische Land. Hier sind „Fakten" aufgelistet, die UNAIDS-Mitarbeiter über AIDS und Geschlechtskrankheiten Afrikas gesammelt haben. Glaubt man UNAIDS, so gehen 90 Prozent der Todesfälle in Ländern unterhalb der Sahara auf das Konto von AIDS. Wäre dem so, dann wären Afrikas Friedhöfe überfüllt, der Kontinent wäre mit Friedhöfen übersät. Dem ghanaischen Arzt Kontey-Ahulu fällt nur ein Satz ein, mit dem er die UNAIDS-Zahlen kommentieren möchte: „Wo sind sie denn, die zahllosen Gräber?"

UNAIDS selbst muß seine eigenen Zahlen so unschlagbar komisch finden, daß man an obiges Faktenblatt gleich eine „Gesundheitswarnung" anfügte: „Im Jahre 1997 und im ersten Quartal 1998 arbeitete UNAIDS eng mit afrikanischen Regierungen und Forschungseinrichtungen zusammen. Ziel war eine Neuberechnung der HIV/AIDS-Fälle. Diese Neuberechnungen basierten auf den vorhergehenden Schätzungen für 1994 und neuesten Trends der HIV-Untersuchungen in verschiedenen Bevölkerungsgruppen. ‚Epimodel 2', ein vom ‚WHO Global Program on AIDS' entwickeltes Mikrocomputerprogramm wurde benutzt, um zu erwartende AIDS-Fallzahlen zu kalkulieren. Mit einer ähnlichen Tabellenkalkulationsmethode können die Übertragungsraten Mutter/Kind und die Anzahl von Kindern kalkuliert werden, deren Mütter an AIDS verstorben sind.

Die veröffentlichten Zahlen an „geschätzten AIDS-Fällen" können nicht exakt der Wirklichkeit entsprechen. Aber zu ihrer Erstellung wurde eine Methode benutzt, die genaue Annahmen produziert." Man achte hier auf die Worte „Schätzungen", „Mikrocomputerprogramm", „Tabellenkalkulation" und dem Eingeständnis, die veröffentlichten Zahlen könnten nicht exakt der Wirklichkeit entsprechen. Das heißt doch, wir Afrikaner können beruhigt zu Bett gehen, weil die 26 Millionen AIDS-Fälle unter unseren Brüdern und Schwestern Schätzungen sind, hergestellt von einem UNAIDS-Mikrocomputerprogramm mittels Tabellenkalkulation. Diese veröffentlichen Zahlen zu HIV/AIDS haben nichts mit der Wirklichkeit auf dem afrikanischen Kontinent zu tun. In der Vergangenheit wurden solche alarmierenden Zahlen oft benutzt, um Regierungen und anderen Institutionen mehr Gelder für AIDS-Aktivitäten der UN zu entlocken.

Um den Glauben der Afrikaner an sich selbst zu bestärken, ist es an der Zeit, daß unsere Regierungen aus ihrer Apathie aufwachen und die Initiative ergreifen. Und zwar in einer Art und Weise, wie es die Regierung von Haiti in den frühen achtziger Jahren machte. Da wurde fälschlicherweise behauptet, HIV stamme aus Haiti. Jetzt müssen Afrikas Regierungen das Wort ergreifen, schließlich wird behauptet, 26 Millionen Menschen würden demnächst sterben. Sollte es tatsächlich eine Pandemie geben, so sollten die Regierungen das exakte Ausmaß kennen.

Auf der TICAD-II-Konferenz in Tokio ergriff auch die stellvertretende Mitarbeiterin der UN-Abteilung für Entwicklung und Bevölkerung (UNDP) auf einer Pressekonferenz das Wort. Die aus Uganda stammende Thelma Awori war so verwegen, den afrikanischen Regierungen ein „Leugnen" der AIDS-Pandemie in ihren Ländern vorzuwerfen. Dabei ignorierte sie, daß UN-Organisationen vor dreizehn Jahren prophezeiten, Uganda werde das von AIDS am schwersten betroffene Land Afrikas sein, in wenigen Jahren wäre die gesamte Bevölkerung durch die Seuche ausgelöscht.

Diese Vorhersage ist natürlich nicht Wirklichkeit geworden, in AIDS-Kreisen redet man heute statt dessen vom „ugandischen Wunder". Doch was ist aus Ugandas „hochinfizierter" Bevölkerung geworden? Hat man in Uganda ein Heilmittel gegen AIDS gefunden? Im letzten Jahrzehnt haben sich diese apokalyptischen Voraussagen von Uganda nach Tansania verlagert. Später dann war erst Sambia, dann Malawi und schließlich Südafrika der Staat, der demnächst von AIDS ausgerottet werden würde. Frau Awori, ranghoch genug, um die von der WHO publizierten Zahlen zu hinterfragen und eine Rückkehr zu wahrer Wissenschaft einzufordern, begnügt sich damit, ihre eigenen Leute zu beschuldigen, die WHO-Tabellenkalkulationen einfach nicht akzeptieren zu wollen. Dabei sollte sie wissen, daß die HIV-Hypothese zweifelhaft und die darauf basierenden HIV-Antikörpertests höchst unzuverlässig sind.

Ein afrikanischer Arzt, er hat Angst, daß seine Karriere vom AIDS-Establishment zerstört wird und möchte deshalb namentlich nicht genannt werden, kommentierte Aworis Statements mir gegenüber mit den Worten: „Es ist eine Lüge. All diese Zahlen sind Lüge, die größte Lüge des Jahrhunderts."

Den unparteiischen Betrachter mag es beunruhigen, daß vom AIDS-Establishment Karrieren von Menschen gezielt zerstört werden, wenn diese die

HIV=AIDS=Tod-Hypothese herausfordern oder anzweifeln. Die britische TV-Produzentin Joan Shenton hat ihre eigenen Erfahrungen mit dem AIDS-Establishment gemacht. Sie erstellte in den ersten zehn Jahren ihrer Tätigkeit als Medizin-Journalistin 100 Dokumentationen, bekam dafür 7 internationale Preise. Einer ihrer Berichte wurde sogar von der Britischen Medizinischen Vereinigung (British Medical Association) ausgezeichnet.

In ihrem neuesten Buch „Positively False – Exposing the myths around HIV and AIDS" („Wirklich falsch – Eine Erklärung der Mythen um HIV und AIDS") geht es unter anderem um ihre Erfahrungen mit dem AIDS-Establishment. Den Leuten also, die als Wissenschaftler, Mitarbeiter von Pharmakonzernen und Angestellte im Gesundheitswesen von AIDS profitieren: „Als ich mich als Journalistin in die AIDS-Debatte einmischte und darüber zu berichten begann, war ich als Journalistin unschuldig, aber zäh. Die Mauer an Gegnern, der ich gegenüberstand, war eine massive Koalition aus dogmatischen Wissenschaftlern und aus Regierungsmitgliedern, die sich verhielten wie Schafe, als sie Forschungsgelder in eine falsche und unbewiesene Hypothese steckten."

Aber die Geschichte kann Joan am besten selbst erzählen. Es folgen Zitate aus ihrem Buch: „Die Geschichte vom HIV und die AIDS-Panik führten zu über 100.000 wissenschaftlichen Veröffentlichungen zum Thema. In den USA wurden seit 1984 40 Milliarden Dollar, in Großbritannien 2 Milliarden Pfund in die AIDS-Forschung gesteckt. Ein Heilmittel gibt es aber noch immer nicht. (...) Und warum ist das so? Weil das ganze Gedankengebäude um AIDS auf dem Fundament aufbaut, daß das Retrovirus HIV die Ursache von AIDS ist. Tatsache aber ist, daß AIDS vor allem bei bestimmten Hochrisikogruppen auftaucht, bei denen andere Gründe für ein defektes Immunsystem vorliegen." (...)

„Was mir in all den zurückliegenden Jahren bewusst wurde: Die Gemeinschaft der Wissenschaftler ist nicht frei. Wissenschaft ist käuflich, einzelne, von der Lehre abweichende Wissenschaftler werden von den enormen Summen zum Schweigen gebracht, die zur Stabilisierung einer wackeligen Hypothese ausgegeben werden. (...) Politik, Macht und Geld dominieren die Forschung in einem Ausmaß, das es unmöglich macht, eine zum Dogma gewordene Hypothese auch nur zaghaft zu hinterfragen (...)"

Ende 1992 fuhr Joan Shenton mit ihrem Filmteam nach Afrika, um eine Dokumentation über AIDS zu drehen. Den Dreh hatte sie durch eine Recherchereise ein paar Monate zuvor vorbereitet. Auf die Idee, in Afrika zu drehen, hatte sie Dr. Harvey Bialy, ein AIDS-Dissident aus den USA, gebracht: „Joan, es gibt keine wissenschaftliche Literatur zu AIDS in Afrika. Das ist Müll, und zwar zu

100 Prozent. (...) AIDS in Afrika, das sind ganz andere Krankheiten als in den Industrieländern. (...) Die ganze Idee von afrikanischem AIDS ist krank. Ein Virus – und in jeder Region der Welt sorgt es für andere Symptome. Wir haben amerikanisches AIDS, europäisches AIDS, afrikanisches und asiatisches AIDS." Joan und ihr Team machten sich also auf den Weg nach Afrika, um sich ein eigenes Bild zu machen. In ihrem Film berichtet sie über zwei Studien in Ghana und an der Elfenbeinküste. In beiden Ländern wurde über „AIDS ohne eine HIV-Infektion" berichtet. 4000 Patienten in beiden Ländern hatten die „klassischen" Symptome von afrikanischem AIDS: Gewichtsverlust, Durchfall, chronisches Fieber, Tuberkulose und neurologische Erkrankungen. Alle diese AIDS-Patienten waren HIV-negativ. Joan hakte bei Dr. Kevon de Cock, damals Mitarbeiter der US-Pentagon-Behörde Centres for Disease Control (CDC) nach. De Cock hatte ein Labor in Abidjan, der Hauptstadt der Elfenbeinküste. Er sollte Joan erklären, warum in seiner eigenen Studie 2.400 AIDS-Fälle erfasst worden waren, die sich alle als HIV-negativ herausstellten.

De Cocks Antwort: „Wenn wir über AIDS reden, dann sollten wir das Wort AIDS schnellstens vergessen. Es geht hier um die HIV-Krankheit, okay? Es ist eindeutig, was die HIV-Krankheit ist. Jetzt sollte es Sie nicht mehr überraschen, daß eine solche Konstellation von Symptomen, Anzeichen und natürlich opportunistischen Infektionen zuweilen auch bei Menschen ohne HIV-Infektion vorkommt." Joan gab sich mit dieser mehr als kryptischen Nicht-Antwort nicht zufrieden und hakte nach: „Diese 2.400 Patienten wurden als AIDS-Fälle eingestuft, auch in der Literatur. Und jetzt sagen sie mir, man sollte das nicht AIDS nennen. Aber ihre Symptome waren doch identisch mit AIDS. Folglich sagen Sie doch, (...) die 2.400 Menschen sind fehldiagnostiziert worden!"

De Cock: „Aber wir sprechen hier doch über die Qualität von Überwachungsdaten!"

Joan: „Die 2.400 Fälle von AIDS im Endstadium waren HIV-negativ!"

De Cock: „Tja, dann sind sie keine AIDS-Fälle. Sie sind keine AIDS-Fälle in dem Sinne, wie wir über die HIV-Erkrankung diskutieren."

Joan: „Aber in den Dokumenten tauchen sie doch als AIDS-Fälle auf! Sie wurden als klinische AIDS-Fälle nach der für Afrika gültigen Bangui-Definition eingestuft! Fällt Ihnen der Widerspruch nicht auf?"

De Cock: „Doch. Aber jede Fall-Definition, vor allem eine klinische [die auf die Beobachtung von Symptomen aufbaut], ist halt nicht perfekt!"

Joan erinnerte sich in diesem Moment an ein Statement von Dr. Martin Okot-Nwang, einen der führenden Tuberkulose-Spezialisten in Ugandas Hauptstadt

Kampala: „Ein Tuberkulose-Patient, der außerdem HIV-positiv ist, hat genau die gleichen Merkmale wie einer, der Tuberkulose hat, aber HIV-negativ ist: Langandauerndes Fieber, Gewichtsverlust, ständiger Husten. Aufgrund der klinischen Symptome gibt es keine Möglichkeit, zwischen den beiden einen Unterschied zu finden. Man findet nur Gemeinsamkeiten, auch bei einer Blutanalyse."

Joan Shenton fuhr zum ugandischen Gesundheitsminister Dr. James Makumbi. Sie suchte eine Antwort auf die Frage, ob in Afrika Tuberkulose und Malaria AIDS genannt werden. Seine Antwort: „Bei uns arbeiten 700 nicht zur Regierung gehörende Organisationen auf dem AIDS-Sektor. Das ist besorgniserregend, nur ein kleiner Teil von ihnen leistet gute Arbeit. Vom Großteil wissen wir gar nicht, was sie hier im Lande tun und es gibt für uns keine Möglichkeit, ihre Arbeit einer Bewertung zu unterziehen. Wir kriegen von ihnen keine Mitteilungen. Einige arbeiten nur in sehr eingeschränkten Gebieten und haben keine Ahnung, wie es im Rest des Landes aussieht." Spätestens nach diesem Statement kann niemand mehr überrascht sein, wenn ein Mikrocomputer behauptet, 26 Millionen Afrikaner lebten mit HIV/AIDS!

Badru Ssemanda aus Uganda faßt alle diese Widersprüche zusammen: „Manche Menschen versuchen, von AIDS zu leben. Sie glauben, wenn sie ihre Studien veröffentlichen und dabei übertreiben, dann käme Hilfe. Wir brauchen Unterstützung, aber nicht, indem Menschen gebluffft werden. Nicht, indem Todesraten veröffentlicht werden, die nicht der Wahrheit entsprechen!"

Hier endet der Zeitungsartikel von Baffour Ankomah. Er sollte Ihnen nur verdeutlichen, daß „afrikanisches AIDS" in Afrika durchaus kontrovers diskutiert wird. Einer derjenigen Afrikaner, die die HIV/AIDS-Hypothese ebenfalls in Frage stellen, ist der südafrikanische Präsident Thabo Mbeki. Der sprach im Juli 2000, vor der Welt-Aids-Konferenz in Durban, seine Zweifel auch öffentlich aus. Dafür wurde er von der internationalen Presse und vom AIDS-Establishment aufs Heftigste attackiert. Eine Dokumentation der Kontroverse finden Sie im Internet unter www.virusmyth.com.

Nach diesen beiden Einführungen aus westlicher und aus afrikanischer Sicht möchte ich nun das Thema HIV/AIDS von vorn aufrollen. Wie afrikanische Statistiken zustande kommen, das hat der Artikel aus dem New African schon angedeutet. Gemeldete Fälle werden einfach multipliziert. Wie dieser Multiplikator zustande kommt, ist ein UNAIDS-Betriebsgeheimnis. Wesentlich detaillierter werde ich die deutschen Statistiken zu HIV/AIDS auseinandernehmen.

2. „AIDS" in den Entwicklungsländern
Eine Sache der Definition

> **„AIDS"- Definition der Weltgesundheitsorganisation (WHO) (Bangui, 1986) in Entwicklungsländern:**
> Jemand hat „AIDS", wenn 2 Haupt- und 1 Nebenkriterium vorliegen. Bei Krebs, schwerer Mangelernährung, Kaposi Sarcom oder Cryptocokken Meningitis soll die Diagnose „AIDS" nicht gestellt werden. Zitiert aus: Quinn et al., AIDS in Afrika: An epidemiological paradigm, Science, 21.11.1986
>
> | Erwachsene | Kinder |
> |---|---|
> | **Hauptkriterien** | |
> | Gewichtsverlußt mind. 10%
 Durchfall mind. 1 Monat
 Fieber für mind. 1 Monat | Gewichtsverlußt oder langsames Wachstum
 Durchfall mind. 1 Monat
 Fieber für mind. 1 Monat |
> | **Nebenkriterien** | |
> | Husten mind. 1 Monat <br> general. Juckreiz
 Pilzinfektion in Mund od. Hals <br> chron. Herpes <br> general Lymphknotenschwellungen | general. Lymphknotenschwellungen <br> wiederholte gewöhnliche Infektionen
 Mund- und Rachenverpilzung <br> anhaltender Husten <br> gen. Dermatitis <br> gesicherte HTLV-III [HIV] Infektion der Mutter |

In den Industrieländern ist „AIDS" zu 85 bis 95 Prozent ein Problem von Schwulen und Drogensüchtigen. In Afrika hingegen ist es überwiegend ein heterosexuelles Problem. Warum, weiß keiner der „AIDS"-Offiziellen. Schaut man sich die für Afrika gültigen „AIDS"-Definitionen an, so ahnt man allerdings schnell, was sich hinter dem Phänomen „AIDS in Afrika" verbirgt. AIDS ist in Afrika – jeder Kontinent hat eine eigene AIDS-Definition – sehr leicht diagnostizierbar. In Afrika sind es gleich drei verschiedene AIDS-Definitionen. Zwei Definitionen verlangen einen ELISA-Test, der aus Geldmangel nur sehr selten durchgeführt wird. Die gebräuchlichste ist die dritte, die Bangui-Definition im grauen Kasten oben.

Es reicht aus, z.B. 10 Prozent Körpergewicht verloren zu haben, einen Monat unter Durchfall zu leiden und zu husten – Verdacht auf TBC – und schon hat man AIDS, natürlich ohne HIV-Antikörpertest! Die Symptome, die „AIDS in Afrika" diagnostizierbar machen, tauchen bei sehr vielen Armutskrankheiten auf. Folglich grassiert „HIV" in Afrika besonders in den ärmsten Gegenden, wo ein Gesundheitssystem gänzlich fehlt, wo es kaum sauberes Trinkwasser gibt. In Afrika werden Krankheitsbilder einfach umdefiniert: Früher waren es Cholera, Typhus, Malaria, jetzt ist es AIDS.

In den meisten afrikanischen Ländern wird durch die WHO mehr Geld für die Bekämpfung von „AIDS" zur Verfügung gestellt, als einige Staaten für das Gesundheitssystem insgesamt auszugeben in der Lage sind. AIDS-Tests werden nur stichprobenartig durchgeführt, sie sind zu teuer; die Ergebnisse werden dann hochgerechnet.

Grundlage dieses Hochrechnens sind WHO-Stichproben, die bevorzugt in Gebieten gemacht werden, in denen andere Seuchen sehr häufig vorkommen. Hier besteht die Gefahr der Kreuzreaktion, auf die im Kapitel über die Tests ausführlich eingegangen wird. Dann testet man die dortige Bevölkerung durch, vergleicht den Anteil „HIV-Positiver" mit den in der ganzen Region gemeldeten Fällen, und schon hat man einen Multiplikator. Dieser wird dann benutzt, um in der Sub-Sahara aus 645.676 gemeldeten Fällen stolze 10,5 Millionen hochzurechnen.

In Asien wurden Anfang der 90er Jahre die gemeldeten „AIDS"-Fälle sogar mit dem Faktor 84 (!) multipliziert, wohl weil im Sexparadies Thailand einfach nicht genug Menschen erkrankten. Dann publiziert man plötzlich nicht die gemeldeten, sondern einfach nur geschätzte Fallzahlen, und schon spielt sich die „AIDS"-Epidemie dort ab, wo sie nach der „HIV/AIDS"-Hypothese ja auch grassieren müßte.

Doch nicht nur die Praxis des Hochrechnens an sich ist merkwürdig, auch die technischen Methoden. Eine Untersuchung ergab, daß der ELISA-Test („Such-Test") bei 65 Prozent der getesteten Leprakranken positiv reagierte; der Westernblot, der „Bestätigungstest", gar zu 77 Prozent. Tuberkulose-Erreger sind Lepra-Erregern sehr ähnlich, auch hier sind falsch-positive Reaktionen wahrscheinlich. Auch bei Malaria sind solche Reaktionen nachgewiesen.

AIDS in Afrika: Gewichtsverlust, Durchfall und etwas Herpes, und schon gibt es einen neuen „AIDS"-Fall. „AIDS" – eine Krankheit ohne eigene Symptome, eine Summe aus 30 möglichen anderen Krankheiten – wird ausgerechnet über „ihre" Symptome diagnostiziert.

In Afrika, südlich der Sahara, betrug der „Bevölkerungsüberschuß" etwa 100 Millionen Bewohner pro Jahr während des letzten Jahrzehnts! Und das trotz der verheerenden Verbreitung von AIDS, die ganz offen als passives Instrument der Bevölkerungspolitik gesehen wird. Denn der WHO-Weltbevölkerungsbericht konstatiert, daß nach Ansicht vieler Bevölkerungsexperten „AIDS" „die Geburtenplanung in den Drittweltländern mehr gefördert hat als alle früheren Programme."[6]

Wie sicher können WHO-Zahlen in bezug auf die Fälle von „HIV+" und „AIDS" in den meisten Staaten südlich der Sahara sein, wenn dort die durchschnittlichen jährlichen Ausgaben pro Kopf der Bevölkerung für die Gesundheitsversorgung 6 US-Dollar betragen? Ein einziger kompletter „HIV-Test", (2 x ELISA-Test, 1 x Westernblot) kostet bei weitem mehr als 6 Dollar und wird deshalb nicht flächendeckend eingesetzt.

Statt dessen werden von der WHO den Gesundheitsbürokratien der einzelnen Länder bestimmte Mittel für die „AIDS-Aufklärung" zugewiesen. Je mehr „AIDS" dort vorkommt, um so mehr Geld gibt es. Als Gegenleistung werden von den betroffenen Ländern die von der WHO geschätzten Zahlen über die Verbreitung von „HIV-Infektionen" und „AIDS-Fällen" akzeptiert. Lediglich in Südafrika wehrt sich Präsident Mbeki gegen dieses Diktat der WHO. Mit dem Erfolg, daß seinem Land während der Welt-AIDS-Konferenz in Durban, Südafrika, das Sterben jedes zweiten Jugendlichen an AIDS prognostiziert wurde.

In den auf den WHO-Zahlen beruhenden Meldungen in den Medien werden in der Regel die spekulativen „HIV-Infektionen" und „AIDS-Erkrankungen" pauschal und verfälscht als „AIDS-Fälle" in Afrika gemeldet. So kommen dann die manipulierten Zahlen über bis zu 20 Millionen „AIDS-Fälle" in Afrika, etwa 90 Prozent der weltweit gemeldeten „AIDS-Fälle", zustande. Alles aber ohne irgendeine substantielle Erkenntnisgrundlage[7].

Die Darstellung von „AIDS" in Afrika als „völkermordende Seuche" in unseren westlichen Massenmedien wiederum verstärkt die Angst vor „AIDS" in unserem Bewußtsein. Das wirkt sich dann umsatzsteigernd in bezug auf „AIDS-Tests", „Anti-HIV-Medikamente" und Zeitungsauflagen hierzulande aus. So wird das „arme Afrika" passiverweise als Umsatzmotor für den reichen Westen benutzt. Als Dank verkauft z.b. GlaxoWellcome AZT in Afrika zum halben Preis. Die WHO und UNAIDS sind übrigens wenigstens so korrekt, in ihren veröffentlichten „Statistiken" von „geschätzten AIDS-Fällen" zu schreiben. Daß Journalisten, die Sensationen vermelden müssen, um ihre Geschichte zu verkaufen, dann das Wort „geschätzt" weglassen, ist in der Logik der Nachricht als Wirtschaftsgut mit einem bestimmten Marktwert begründet.

Aber nicht nur Afrika, sondern die gesamte sogenannte Dritte Welt ist ein Schwerpunkt rational unverständlicher Willkür der „AIDS-Wissenschaftler".

Ein Beispiel aus Südamerika, auch hier ist die CDC, eine Unterabteilung des Amerikanischen Verteidigungsministeriums, wieder mit dabei.

Die „Caracas-Definition" für Südamerika, die der Bangui-Definition sehr ähnelt, ist allerdings noch etwas absurder: Hier braucht man den Patienten nicht einmal mehr zu wiegen, um per „Gewichtsverlust" eine „AIDS"-Diagnose stellen zu können; es reicht der Augenschein. Verfasser des unten wiedergegebenen Pamphlets: CDC, Panamerikanische Gesundheitsbehörde und Universität Rio de Janeiro.

Zitat: *„Es gab den allgemeinen Wunsch, auf den bisherigen Erfahrungswerten aufbauend, eine neue Definition einzuführen, da die WHO-Definition unbefriedigende Ergebnisse liefert und wegen der geforderten Symptome außerhalb von Afrika möglicherweise nicht anwendbar ist (...). Obwohl AIDS-Patienten in Brasilien sehr häufig Fieber haben, konnten Durchfall und Gewichtsverlust, welche einen willkürlichen Wert übersteigen, nicht oft genug beobachtet werden, um die Kriterien der WHO zu erfüllen. (...) Um der Schwierigkeit aus dem Weg zu gehen, das Normalgewicht feststellen zu müssen oder viele Patienten zu wiegen, erlaubt die Caracas-Definition, Untergewicht klinisch zu diagnostizieren, ohne dabei den Patienten wiegen zu müssen."*[8]

Besser kann man es nicht auf den Punkt bringen, wie zynisch die „AIDS-Wissenschaft" mit Menschenleben umgeht: Es soll überprüft werden, ob ein Mensch an einer tödlichen Krankheit leidet. Angesichts einer so folgenschweren Untersuchung ist das Wiegen eines Menschen, welches Sekunden dauert, offensichtlich ein unzumutbarer Zeitaufwand.

1. *„allgemeiner Wunsch (...) unbefriedigende Ergebnisse"*: Wer wünscht sich hier eine Neudefinition? Offenbar die Ärzte und Wissenschaftler! Und warum und für wen sind wenige „AIDS"-Fälle „unbefriedigend"? Für die Menschen wohl eher nicht, die wollen ja kein „AIDS"; nur für Immunologen, Virologen und andere, die mehr WHO-Gelder für die „Bekämpfung von AIDS" und endlich auch genügend Fälle haben wollen, um wichtig zu sein. Viele „AIDS"-Fälle befriedigen „AIDS-Wissenschaftler", wenige Fälle sind unbefriedigend.

2. *„WHO-Definition (...) außerhalb von Afrika nicht anwendbar"*: Deutlicher geht es kaum! Hier geben die Herren offen zu, daß die „AIDS"-Definition für die dritte Welt (Bangui) mit Schwerpunkt Afrika darauf zugeschnitten ist, afrikanische Besonderheiten (Seuchen, extreme Armut, Unterernährung, schmutziges Trinkwasser) zu „AIDS" umzudefinieren. Wendet man diese Definition in Ländern an, die nicht ganz so arm und durchseucht sind, dann sind die Ergebnisse unbefriedigend, weil unterm Strich zuwenig „AIDS" dabei herauskommt. Es heißt dann, die Definition, sie sei „nicht anwendbar", man will eine neue Definition, zugeschnitten auf den südamerikanischen Seuchenmarkt.

Offensichtlich gibt es in Südamerika zu wenig Seuchen, ist die Armut nicht groß genug, gibt es zuviel sauberes Trinkwasser, als daß man mit der Bangui-Definition „zufrieden" sein könnte, um damit ausreichend viel „AIDS" herbeidefinieren zu können.

Die Macher der Caracas-Definition geben dies ganz offen zu, indem sie davon sprechen, daß „Durchfall und Gewichtsverlust (...) nicht oft genug beobachtet werden konnten".

Wo der Wunsch nach „AIDS"-Fällen so groß ist, da wird wahrscheinlich so mancher Patient wegen Untergewicht zum „AIDS"-Fall, der sich eigentlich gar nicht untergewichtig findet.

Theoretisch verlangt die Caracas-Definition übrigens einen HIV-Antikörpertest. Aber ob der in Costa Rica, Haiti und in anderen ärmeren Ländern tatsächlich gemacht wird, ist sehr fraglich, das wäre doch unbefriedigend. Und ob die Ärzte in den Favelas von Rio, wenn sie schon keine Waage benutzen müssen, einen zeitraubenden und teuren „HIV-Antikörpertest" machen wollen, oder machen können, dürfte sehr unwahrscheinlich sein.

Den folgenden Artikel hat Dr. Christian Fiala verfaßt und zur Verfügung gestellt. Fiala, Gynäkologe aus Wien, hat in Afrika gearbeitet und beschäftigt sich seit vielen Jahren mit den Widersprüchlichkeiten der HIV/AIDS-Hypothese. Fiala hat ein Buch veröffentlicht, das man gelesen haben muß:

Christian Fiala, „Lieben wir gefährlich", Deuticke Verlagsgesellschaft, Wien, ISBN: 3-216-30293-8

3. AIDS in Afrika am Beispiel Ugandas

Von Dr. Christian Fiala
(Dr. Fialas Referenzen finden sich im Anhang des Buches)

**Jeder macht was er will, keiner macht was er soll.
Aber alle machen mit.**

Um die gegenwärtige Situation von HIV und Aids in Uganda sowie die Berichte darüber zu verstehen, ist ein kleiner Ausflug in die äußerst tragische und turbulente Geschichte des Landes unabdingbar.

Bis zu seiner Unabhängigkeit im Jahr 1962 galt Uganda als Musterbeispiel britischer Verwaltung, weit besser gestellt als das heutige Kenia oder Tansania, und für Winston Churchill war das Land am Anfang des Jahrhunderts schlichtweg „die Perle Afrikas", wie der angesehene Historiker Phares Mutibwa in seinem Standardwerk der Geschichte Ugandas schreibt.[1] „Uganda hatte damals eine der stärksten und vielversprechendsten Wirtschaften Schwarzafrikas. Es produzierte genügend Lebensmittel, um die Bevölkerung zu ernähren und der Export der landwirtschaftlichen Produkte zusammen mit Textilien und Kupfer brachte mehr ein, als für alle Importe aufgewendet werden mußte."[2]

Auch das Gesundheitswesen war für damalige Verhältnisse beispielgebend. Ein Indikator dafür ist die Einführung eines organisierten Blutspendewesens bereits im Jahr 1958. Innerhalb kurzer Zeit hatte sich diese Art der Medizin im ugandischen Gesundheitswesen fest etabliert. Das erklärt sich aus der großen Verbreitung von Infektionskrankheiten in dieser Region, die unter anderem eine chronische Blutarmut in weiten Teilen der Bevölkerung zur Folge haben. Kommt es dann zu einem stärkeren Blutverlust ist das Leben des Betroffenen sehr rasch akut gefährdet und nur mit einer schnellen Bluttransfusion zu retten. Das trifft besonders zu für Kinder bei den häufigen schweren Malariaanfällen und für Frauen bei Blutungen nach einer Geburt. Aber auch bei Verletzungen nach Unfällen oder kriegerischen Auseinandersetzungen ist eine Bluttransfusion häufig die einzige lebensrettende Maßnahme.

So organisierte alleine die Blutbank in der Hauptstadt Kampala Anfang der 70er Jahre für die Krankenhäuser der damals etwa 350.000 Einwohner um die 14.000 Blutspenden jährlich. Der Großteil davon kam entweder von Verwandten der Patienten oder von bezahlten Blutspendern, die vor dem Eingang des Krankenhauses oder an bekannten Orten, wie zum Beispiel dem Busbahnhof, angeworben wurden. In den meisten Fällen wurde das Blut nicht auf mögliche Infektionserreger untersucht.[2]

Die Organisation war für damalige Verhältnisse vorbildlich und auf Autonomie ausgerichtet. Die Blutbank verwendete sterilisierte Flaschen und die Nadeln wurden bei Bedarf immer wieder geschliffen. Eine zentrale Blutbank für das ganze Land gab es damals jedoch noch nicht, so daß außerhalb der Hauptstadt Kampala jedes Krankenhaus für seine Bluttransfusionen selbst verantwortlich war.

Ein anderes wesentliches Merkmal der europäischen Medizin ist die Verabreichung von Spritzen, entweder für eine Therapie oder als Impfung. Dies bedeutete besonders bei der Behandlung und Vorbeugung der weitverbreiteten Infektionskrankheiten einen wesentlichen Fortschritt. Zu den häufigsten Krankheiten zählen Durchfall, Lungenkrankheiten sowie Syphilis, Gonorrhöe und andere sexuell übertragbare Infektionen. Die Tatsache, daß nicht sterilisierte Spritzen Krankheitserreger übertragen können, wurde damals wenig berücksichtigt. Genaue Untersuchungen über die Art und Weise, wie Spritzen damals sterilisiert wurden, liegen nicht vor. Lediglich aus Anekdoten ist bekannt, daß teilweise Hunderte von Menschen mit der gleichen Nadel geimpft wurden und teilweise immer noch werden. [22, 23]

Derzeit werden „jedes Jahr weltweit über 12 Milliarden Injektionen" verabreicht, wie die WHO in einer Publikation bestätigt, „mindestens ein Drittel davon wird ohne ausreichende Sterilisation gegeben, womit möglicherweise Krankheiten übertragen werden." Besonders in Afrika ist die Situation besorgniserregend, weil dort „mehr als 80 Prozent der Einmalspritzen mehrfach verwendet werden."[21] Und in Tansania wurde in einer neueren Untersuchung bei zwölf Prozent der Spritzen, welche zur Verwendung hergerichtet waren, noch Blutreste des vorherigen Patienten gefunden. [20]

Dann ereignete sich das, was die Ugander als die „zwei verlorenen Jahrzehnte" bezeichnen. Gemeint ist damit die Zeit zwischen 1966 und 1986, in der es unter wechselnden Diktatoren zu einer Kette von wirtschaftlichen Fehlentscheidungen, Massenhinrichtungen, Bürgerkriegen und einem Krieg mit dem Nachbarland Tansania kam. In dieser Zeit kam etwa eine Million Menschen gewaltsam um. (1980 gab es etwa 12,6 Millionen Einwohner[18]) Ferner wurde das Land so gründlich zerstört, daß es danach zu einem der ärmsten der Welt gehörte. So betrugen die staatlichen Ausgaben für Gesundheit am Ende dieser Periode noch etwa 9 Prozent dessen, was zwanzig Jahre vorher ausgegeben worden war.[2] Im Jahr 1986, als endlich Frieden und politische Stabilität in dem total zerstörten Land einkehrte, kam es zu einem weiteren denkwürdigen Ereignis.

Durch die Bangui-Definition wird jemand als AIDS-krank erklärt, wenn er zum Beispiel länger als einen Monat Durchfall, starke Gewichtsabnahme und zum Beispiel generalisierten Juckreiz oder Husten hat und sich mit den vorhandenen Möglichkeiten keine andere Ursache dafür nachweisen läßt. Ein HIV-Test ist nach dieser Definition ausdrücklich nicht notwendig und wird auch heute noch aus Geldmangel nur selten durchgeführt. Auch in dem Meldeformular für AIDS-Kranke des ugandischen Gesundheitsministeriums ist nicht einmal vorgesehen, daß ein HIV-Test gemacht wird. Das heißt, die Krankheit AIDS, die nach den Worten von Professor Luc Montagnier, dem Entdecker des HIV, „keine typischen Symptome hat", wird in den Entwicklungsländern ausschließlich aufgrund von Symptomen diagnostiziert. [7] Die geforderten Symptome sind nicht gerade ein seltenes Ereignis in einem Land, das zwanzig Jahre systematischer Zerstörung hinter sich hatte. Und so kann es nicht wirklich verwundern, daß Uganda in der Folge zu dem Land mit der höchsten AIDS-Rate erklärt wurde.

Dazu kommt, daß Uganda, ebenso viele andere Länder Afrikas, die WHO-Definition weiter abänderte. So kann Tuberkulose in Uganda ganz offiziell zu einer AIDS-Diagnose führen. Damit wurde die AIDS-Statistik zwangsweise erhöht. Im Nachbarland Tansania ging man anfänglich den entgegengesetzten Weg. Dort wurden die Kriterien für eine AIDS-Diagnose zunächst enger gefaßt. Es waren zwei Haupt- und zwei Nebenkriterien notwendig. Dies hätte eigentlich zu weniger AIDS-Fällen führen müssen als in Uganda. Allerdings erfüllten nicht alle gemeldeten „AIDS-Fälle" auch tatsächlich diese Kriterien.

So schreibt das Tansanianische Gesundheitsministerium in seinem Bericht vom August 1990: „Von den 1.987 neu gemeldeten Fällen, haben lediglich 667 (33,6 Prozent) die erwähnten Kriterien erfüllt. [...] Obwohl 1320 Fälle (66,4 Prozent) genaugenommen keine AIDS-Fälle sind, haben wir sie dennoch als solche gezählt, da wir davon ausgegangen sind, daß diejenigen, die sie gemeldet haben, einfach einen Fehler beim Ausfüllen der Formulare gemacht haben."[6] In weiterer Folge wurde einfach die Definition der Krankheit AIDS geändert. Seit einigen Jahren gilt dort die sogenannte „single sign criteria" Definition. Das bedeutet, daß ein kranker Mensch dann als AIDS-Fall gezählt wird, wenn er eines der erwähnten Symptome hat, und sein Arzt davon überzeugt ist, daß es sich dabei um AIDS handelt.

Beide Länder begründen dieses Vorgehen damit, daß die WHO-Definition zu ungenau sei und an die nationalen Bedingungen angepaßt werden müßte. Dabei ist es vollkommen absurd anzunehmen, eine Infektionskrankheit würde diesseits oder jenseits einer willkürlichen politischen Grenze unterschiedliche Symptome hervorrufen.

Unter diesen Voraussetzungen kann es nicht verwundern, daß Uganda in den Jahren nach 1986 einen starken Anstieg an „AIDS-Fällen" hatte. So waren beispielsweise die Hälfte der Betten auf der Internen Station in der Makarere

Universitätsklinik in Kampala mit AIDS-Patienten belegt. Das heißt diese Patienten hatten Fieber, Durchfall oder Gewichtsverlust sowie eines der aufgeführten Nebenkriterien und wurden ohne HIV-Test als AIDS-Patienten deklariert. Es kann auch nicht verwundern, daß es viele derart kranke Menschen gibt, in einem Land, in dem die durchschnittliche Lebenserwartung wegen der vielen Infektionskrankheiten und den schlechten hygienischen Verhältnissen bei ungefähr 50 Jahren liegt.

Nachdem einige Jahre mit dieser Definition gearbeitet worden war, wollten sich noch zwei andere, ebenfalls international arbeitende Gesundheitsorganisationen profilieren und versuchten sich an der Quadratur des Kreises, nämlich die „Krankheit ohne typische Symptome" dennoch anhand solcher zu diagnostizieren. Die US-amerikanischen Centers for Disease Control und die Pan American Health Organisation stellten unabhängig voneinander fest, daß die WHO-Definition in der Praxis unbrauchbar war. Sie produzierten neue Definitionen. [4,5] Diese beiden Definitionen wurden jedoch nicht in Zusammenarbeit miteinander oder mit der WHO erstellt, sondern in Konkurrenz zueinander. So können die Entwicklungsländer seither auswählen, nach welcher der drei unterschiedlichen Definitionen sie AIDS mittels klinischer Symptome diagnostizieren möchten. Es steht ihnen aber auch frei, sich für eine der beiden unterschiedlichen Definitionen der Industrieländer, USA oder Europa, zu entscheiden.

In den internationalen Statistiken werden jedoch alle Meldungen über AIDS-Kranke in einen Topf geworfen, obwohl deren Anzahl nach den unterschiedlichen Definitionen vollkommen verschieden und nicht annähernd vergleichbar sind.

Interessanterweise sind diese wichtigen Details in der Öffentlichkeit und auch den meisten Ärzten nicht bekannt. Eigentlich könnte man die ganze Diskussion bereits hier abbrechen und alle Aussagen über AIDS in Afrika als Spekulation bezeichnen. Aber sehen wir uns trotzdem an, wie die Meldungen aus Afrika verarbeitet werden. Die WHO „glaubt, daß das HIV in Afrika im wesentlichen sexuell übertragen wird."[15] Diese Aussage ist in mehrfacher Hinsicht bemerkenswert. Erstens ist nach mehr als 15 Jahren eindeutig, daß es in Europa keine Epidemie unter der heterosexuellen Bevölkerung gibt. Es ist daher nicht einsichtig, warum dies ausgerechnet in Afrika stattfinden sollte. Zweitens wird häufig das angeblich besondere Sexualverhalten von Afrikanern angeführt. Abgesehen davon, daß bereits die ersten christlichen Missionare dieser Überzeugung waren, gibt es für diese Ansicht keinerlei wissenschaftliche Begründung. Vielmehr kam eine der wenigen Untersuchungen über dieses Thema zu dem Ergebnis, daß Amerikaner weltweit führend sind, was die Häufigkeit von Partnerwechsel angeht, gefolgt von Frankreich, Australien und Deutschland.

Südafrika liegt hingegen ebenso wie Thailand abgeschlagen im hinteren Mittelfeld.[8] Aber es gibt ja eine lange christliche Tradition, über das angeblich so ausschweifende Sexualleben der Afrikaner zu phantasieren.

Alle in Afrika gemeldeten AIDS-Fälle werden von der WHO in Genf notiert. Da sicher eine unbekannte Zahl nicht gemeldet wurde, multipliziert die WHO die gemeldeten Fälle, um zu einer Schätzung der „tatsächlichen" Zahl zu kommen. Dabei fällt auf, daß dieser Multiplikationsfaktor jedes Jahr höher wird. Im Jahr 1996 hat die WHO die Gesamtzahl aller gemeldeten Fälle aus Afrika noch mit 12 multipliziert. Im Jahr 1997 bereits mit 17. Der WHO wurde in den letzten eineinhalb Jahren 116.000 neue AIDS-Fälle aus Afrika gemeldet. Im gleichen Zeitraum hat sie ihre Statistik der geschätzten Fälle jedoch um ganze 5,5 Millionen erhöht, wobei sie gemeldeten Fälle mit dem Faktor 47 multipliziert hat.[18, 19]

Geht man von der Zahl derjenigen Fälle aus, die aufgrund der ausgeführten Definitionen gemeldet werden, so ergibt sich lediglich eine einzige Aussage: Die meisten Menschen in Afrika sterben an Symptomen, ausgelöst durch bekannte und behandelbare Infektionskrankheiten wie Malaria, Lungenentzündung oder Durchfall als Folge der schlechten hygienischen Bedingungen. Die bekannten Horrorszenarien entstehen ausschließlich in den Köpfen der Statistiker durch unhaltbare und steigende Multiplikationen.

Hinzu kommt, daß die Statistiken meist alle Fälle seit Beginn der 80er Jahre aufaddiert, also kumuliert darstellen. Diese Art der Darstellung ist absolut ungewöhnlich in der Medizin, da sie unbrauchbare Resultate liefert. Sie muß zwangsweise ansteigen, auch wenn jedes Jahr nur noch wenige neue Fälle hinzukommen. So schreibt das Deutsche Ärzteblatt unter der Überschrift „Kumulative Verwirrung": „Kein Mensch denkt daran, die Erkrankungszahlen an Mumps, Tuberkulose oder Scharlach aufzuaddieren von dem Tage an, an dem das Seuchengesetz erlassen wurde." Folgerichtig sei der einzige Sinn einer solchen Darstellungsform: „Große Zahlen bringen großes öffentliches Geld."[11]

Es verwundert also nicht, daß die offiziellen Berichte der WHO jedes Mal eine kurz bevorstehende Katastrophe ankündigen. Verwunderlich ist nur, daß fast alle Journalisten und Medien dies brav weiter verkünden, ohne eine einzige kritische Frage zu stellen.

AIDS-Waisen

Die Geschichte der AIDS-Waisenkinder ist mit Sicherheit die zynischste seit der Entdeckung des HI-Virus. Und sie wirft ein bezeichnendes Licht auf die Art der Berichterstattung über AIDS: Offensichtlich ist alles ohne Einschränkung erlaubt, was der Bevölkerung ein Gefühl der Bedrohung vermittelt.

„*Ungefähr 830.000 Kinder leben mit HIV/AIDS. Aber die Auswirkungen der HIV-Epidemie sind viel schwerwiegender, als die bereits große Zahl an infizierten Kindern vermuten läßt. Das Waisen-Projekt in New York schätzt in einer Studie, daß in sieben Ländern insgesamt mehr als eine Million Kinder unter 14 Jahren durch AIDS zu Waisen geworden sind. 95 Prozent dieser einen Million Kinder leben in Kenia, Ruanda, Uganda und Sambia. [...] Wenn wir von der vorsichtigen Schätzung ausgehen, daß die Zahl der bereits verwaisten Kinder in Uganda etwa 10 Prozent der HIV-infizierten Mütter entspricht, so bedeutet dies, daß alleine in diesem Land mehr als drei Millionen Kinder von den Auswirkungen der Epidemie betroffen sind.*"

So beschreibt die WHO die Situation mit dramatischen Worten in ihrer Pressemitteilung vom 28. November 1996. In Uganda gibt es derzeit ungefähr acht Millionen Kinder unter fünfzehn Jahren. Wenn drei Millionen von ihnen wegen AIDS verwaist sind, so besteht kein Zweifel, daß AIDS nun auch unschuldige Kinder in einem unvorstellbaren Ausmaß betrifft. Ein derartiger Befund kann nur sprachlos machen.

Diese Sprachlosigkeit wird nur noch übertroffen von dem Erstaunen über einen anderen WHO-Bericht zu dem gleichen Thema: „Pflege und Unterstützung von Kindern HIV-infizierter Eltern" lautet der unscheinbare Titel. Auf Seite zwei steht folgender unerwarteter Hinweis: ***„Der Inhalt dieses Dokuments darf ausschließlich denjenigen Personen zugänglich gemacht werden, an die es ursprünglich adressiert wurde. Es darf in keiner Weise weiter verteilt oder vervielfältigt werden und sollte in keiner Literaturliste aufgeführt oder erwähnt werden."***

Es werden dann einige Fakten zu AIDS-Waisen aufgeführt, die man sich eigentlich in den Presseaussendungen der WHO erwartet hätte. „*Es herrscht Verwirrung darüber, was mit dem Begriff Waisenkind gemeint ist. (...) Studien der WHO und anderer Organisationen, in denen die Zahl geschätzt wurde, haben verschiedene Definitionen angewendet.*" Und im weiteren Verlauf werden einige davon weiter erklärt: „*Die UNICEF definiert ein Kind dann als Waisenkind, wenn seine Mutter verstorben ist. Für die WHO ist jedes Kind ein Waisenkind, das beide Eltern oder nur die Mutter verloren hat. (...) In der Uganda Studie wurden, entsprechend der maßgebenden ugandischen Waisendefinition, alle diejenigen Kinder als Waisen gezählt, die einen oder beide Elternteile verloren haben.*"

Verloren heißt hier jedoch nicht verstorben, sondern abwesend, weshalb die WHO auch eine weitreichende Einschränkung macht: „Einer der verwirrenden Aspekte ist das Ausmaß, in dem die Abwesenheit eines Elternteils in machen Gesellschaften den Normalfall darstellt."

Das bisher Gesagte würde schon ausreichen, um alle Angaben zu diesem Thema mit größter Skepsis zu hinterfragen. Schließlich hätten auch Deutschland und Österreich mit den vielen alleinerziehenden Eltern eine große Anzahl von „Waisenkindern", würde man die Uganda-Definition anwenden. Aber die Autoren kennen offensichtlich die Geschichte Ugandas und wissen daher von der bereits erwähnten wichtigen Einschränkung bei der Interpretation der Zahlen aus diesem Land: „In der Uganda-Studie wurde nicht untersucht, was zur Verwaisung der Kinder geführt hat. In manchen Gegenden geschah das auch durch Krieg." Damit weisen die Autoren auf die zwanzig Jahre Terrorherrschaft von 1966 bis 1986 hin, in der es auch zu Krieg und Bürgerkrieg gekommen ist. In dieser Zeit wurde nicht nur das Land gründlich zerstört, vor allem wurden etwa eine Million Menschen getötet. Es sollte nicht notwendig sein, darauf hinzuweisen, daß dadurch eine große Anzahl an Kindern verwaist ist. Im Jahr 1980 hatte Uganda um die 12,6 Millionen Einwohner.[18]

Die Menschen in Afrika und insbesondere in Uganda benötigen nach dieser langen Zeit des Leidens unsere Hilfe und Unterstützung. Hierfür ist es weder hilfreich noch zielführend, wenn falsche Daten und absurde Definitionen eingesetzt werden, um uns zu täuschen und von den tatsächlichen Problemen des Landes abzulenken. Die gegenwärtige Situation führt dazu, daß große Mittel aus den begrenzten nationalen Budgets und von den Hilfsgeldern aus dem Ausland in Kampagnen u.a. über Treue in Beziehungen und für den Kondomverbrauch investiert werden. Dabei ist es in Europa eindeutig, daß die zweitausendjährige Manipulation durch die christliche Sexuallehre keine anhaltenden Änderung des Sexualverhaltens zur Folge hatte. Und auch unser Kondomverbrauch hat sich in den letzten zehn Jahren trotz der unzähligen Kampagnen kaum verändert. Es ist deshalb nicht einsichtig, warum sich ausgerechnet das Sexualverhalten der Menschen in Afrika durch Kampagnen ändern sollte.

Angesichts der Armut in den meisten Ländern Afrikas, mehr als die Hälfte der Menschen hat keinen Zugang zu sauberem Trinkwasser[16], ist die europäische Fixierung auf eine angeblich heterosexuell übertragbare AIDS-Epidemie in Afrika als zynisch zu bezeichnen.

Ferner ist es unverständlich, warum die WHO in Publikationen, die nicht allgemein zugänglich sind, das Gegenteil von dem schreibt, was in ihren Pressemitteilungen steht.

4. Irrationales aus der Welt der Schulmedizin: „AIDS" in Abwesenheit von „HIV"

Erinnern wir uns mal an die „AIDS"-Präventions-Spots im Fernsehen. Da hieß es doch immer: „Der AIDS-Test gibt eine Antwort", „Der AIDS-Test gibt Sicherheit". Doch was für eine Antwort, was für eine Sicherheit gibt er uns? Betrachten wir das Schema rechts, erstellt nach Richtlinien von RKI und CDC, dann gibt es plötzlich „AIDS"-Diagnosen auch bei negativem Antikörpertest. Auch in Deutschland können „HIV-negative" Menschen, also Patienten mit negativem HIV-Test, einem „Viral Load" von null, gleich direkt als AIDS-krank diagnostiziert und damit zum Tode verurteilt werden. Ein angeblich spezifischer Test, der so genannte HIV-Antikörpertest, wird hier von der Schulmedizin selbst ad absurdum geführt: Es gibt „AIDS" in Abwesenheit von „HIV"!!!

Beispiel: Ein Mann kommt zum Arzt, hat eine PCP, eine Pilzinfektion der Lunge[76,77], die fälschlicherweise als Protozoen-Befall interpretiert wird, sowie wenig Immunzellen vom Typ T4. Der Arzt macht einen „HIV-Test". Der ist negativ. Trotzdem ist der Patient, folgt der Arzt den Empfehlungen von CDC und RKI, jetzt plötzlich gleich „AIDS"-krank. Gleiches gilt nicht nur für PCP. Auch Herpes, Bronchitis oder Lungenentzündung und andere Krankheiten führen bei niedrigen T4-Werten zu einer „AIDS"-Diagnose.

Das rechts stehende Flußdiagramm wurde nach der gültigen WHO/CDC-Definition aufgestellt. Zur Ergänzung findet sich im Anschluß an das Diagramm eine RKI-Tabelle, die aufzeigt, welche Diagnosen in Abwesenheit von HIV eine AIDS-Diagnose ermöglichen, oder bei HIV-Test-Positivität der reine Verdacht auf eine andere Erkrankung zu einer „AIDS"-Diagnose führt.

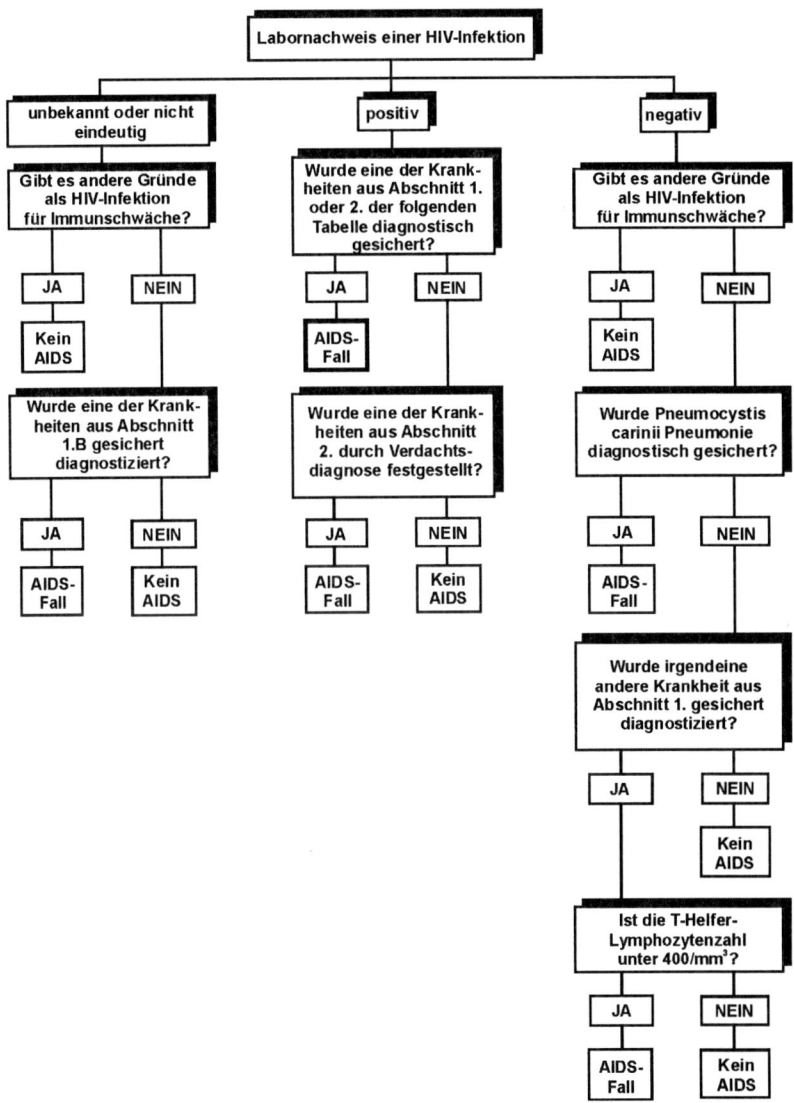

Erweiterte AIDS-Falldefinition für die epidemiologische Überwachung in Europa zum 1. Juli 1993

Von mir überarbeitete Fassung. Ich habe lediglich verquaste Formulierungen und Fremdwörter übersetzt, Anmerkungen in Zahlen nach der Tabelle

Krankheitsbilder, die nach der Falldefinition für die epidemiologische Überwachung in Europa bei Jugendlichen (>12 Jahre) und Erwachsenen zur Diagnose AIDS führen

Krankheitsbilder/Erreger	Die Diagnose AIDS wird gestellt:	
	1. Wenn eine der Erkrankungen unten gesichert diagnostiziert wird. Ein positiver HIV- Test wird nicht benötigt	2. Bei klinischen Verdacht auf eine der folgenden Erkrankungen und positivem HIV- Test
Pilzerkrankung der Luftröhre, Bronchien, Lunge	ja	
HIV- bedingte, nicht- entzündliche Hirnveränderung[1](Enzephalopathie)	ja	
Herpes Simplex-Virus bedingte chronische Geschwüre[1](1 Monat), Bronchitis, Pneumonie, Ösophagitis	ja	
durch Histoplasma capsulatum[III] hervorgerufener Pilzbefall innerer Organe	ja	
Befall v. Isospora-Parasiten	ja	
Pilzinfektionen der Speiseröhre		ja
Zunehmende Demenz (Schwachsinn) oder wachsende motorische Fehlfunktionen, wenn keine andere Kranheitsursache als HIV in Frage kommt.	ja	
Verschiedene Infektionen durch Cryptococcus-Pilze	ja	

Anmerkungen zu dieser Tabelle:
Die Übersetzung der Fachbegriffe erfolgte mit dem Roche Medizin Lexikon auf CD-ROM, Version 3.5. Ich mußte Vereinfachungen vornehmen, ansonsten bräuchte ich ca. 3 Seiten, um die erwähnten Krankheiten ausführlich zu beschreiben.

Diagnose	Diese Erkrankung führt zu „AIDS"-Diagnose ohne HIV- Nachweis	Verdacht auf diese Erkrankung führt zu „AIDS"- Diagnose bei HIV- Infektion
Kaposi-Sarkom		ja
Pilzbefall durch Coccidioides immitis[IV] der inneren Organe	ja	
Hefepilzbefall außerhalb der Lunge	ja	
Chronischer Hefepilzbefall (Cryptococcoidose) des Darmes	ja	
Lymphknotenschwellungen (Lymphome), meist mit Sarkom (Tumor)	ja	
Lymphome des Gehirns	ja	
durch Mycobakterien (Mycobakterium avium complex) hervorgerufene Erkrankungen in- oder außerhalb der Lunge		ja
Tuberkulose	ja	
Mykobakterien, andere und nicht klassifizierte Typen, in oder außerhalb der Lunge	ja	
Pneumocystis carinii[V] Lungenentzündung durch Pilzbefall der Lunge		ja
Mehr als eine Lungenentzündung in den letzten 12 Monaten	ja	
Progressive multifokale Leukenzephalopathie (eine Hirnerkrankung)	ja	
Salmonellen-Septikämie, wiederholt	ja	
Befall von Toxoplasmose- Erregern des Gehirns		ja
Wasting-Syndrom, HIV-Kachexie: Auszehrung, Kräfteverfall; Durchfall über mehr als 30 Tage	ja	
Eindringender Krebs am äußeren Muttermund	ja	
Zytomegalie-Virus (CMV)-Erkrankung (anderer Organe als Leber, Milz oder Lymphknoten)	ja	
Zytomegalie-Virus- Infektion (CMV) der Netzhaut		ja

Zu I. Die erste Merkwürdigkeit ist, daß beispielsweise Herpes zusammen mit einem „HIV-Nachweis" gleich zu einer „AIDS"-Diagnose führt. Man könnte die Absurdität dieses Verfahrens kurz so darstellen:

> Herpes und „HIV" = „AIDS"
> Herpes ohne „HIV" = Herpes

Das Roche Medizin-Lexikon schreibt zu Herpes Simplex: *„Herpes-Simplex-Virus (...) allgemein verbreitetes (= ubiquitäres), sämtliche Gewebe befallendes (pantropes), fakultativ aber Haut-, Nervengewebe bevorzugendes (ektodermo- bzw. neurotropes) Virus der Gruppe der Herpesviren."*

Ich finde es einfach nur merkwürdig, daß ein „allgemein verbreitetes Virus" ein Indikator für eine sehr seltene und tödliche Krankheit wie „AIDS" sein soll. Verlangen Sie hier bitte keine Erklärung von mir, sondern fragen Sie das RKI!

Zu II. Als solche Degenerationen gelten Demenzen (geistiger Verfall, Verblödung), bei denen keine andere Ursache gefunden und deshalb bei jungen Menschen HIV als einzig mögliche Ursache angenommen wird.

Jetzt mal ganz langsam:

a. Ein Patient hat körperlich bedingte Demenz, ist ansonsten symptomfrei.

b. Der Arzt macht HIV-Tests, die sind negativ.

c. Der Arzt findet keine andere Ursache für die Demenz

d. Der Arzt erklärt den Patienten für an „AIDS" erkrankt.

Zu III. Histoplasma capsulatum kommt nicht nur bei Menschen, sondern auch bei Haustieren sehr häufig vor. Hat ein Hund „AIDS", auch wenn er noch nie Analverkehr mit einem anderen Rüden hatte, aber von diesen Pilzen befallen ist?

Zu IV. Diese Erkrankung kommt lt. dem Roche-Lexikon in Amerika vor. Offensichtlich vergaß das RKI beim Abschreiben der CDC-Fallerweiterung, diese US-spezifische Erkrankung aus der Fallerweiterung für Europa/Deutschland herauszustreichen.

Zu V. Im Roche-Lexikon steht zur PCP: *„Lungenparasit bei Ratten, Mäusen, Hunden u.a. Haus- u. Wildtieren; an AIDS Erkrankten."* Diese Pneumonie ist die häufigste Todesursache bei „AIDS"-Kranken: Zirka 95 Prozent der Todesfälle gehen auf ihr Konto. Die PCP gilt irrtümlicherweise als Protozoenbefall, wie RKI und das Roche Lexikon zeigen, obwohl nachgewiesen wurde, daß es eine Gruppe diverser Mikropilze ist, die sich in der Lunge ansiedeln[76,77]. Zur Bedeutung dieses Irrtums später mehr.

Das tabellarische Phänomen „AIDS in Abwesenheit von HIV" ist nicht mit dem schulmedizinischen „HIV"-Modell vereinbar, denn die Grundpfeiler der HIV/AIDS-Hypothese lauten:

a. HIV ist die alleinige Ursache von AIDS
b. Die HIV-Tests können eine HIV-Infektion nachweisen.

Mindestens einer dieser Grundpfeiler kann jedoch nicht richtig sein! Wenn „HIV" die Ursache von „AIDS" wäre, der Test eine „HIV-Infektion" nachweisen könnte, warum braucht man dann Möglichkeiten, auch bei negativem Test, also in Abwesenheit von „HIV", eine „AIDS"-Diagnose stellen zu können? So etwas macht doch nur einen Sinn, wenn der „HIV-Test" eben *nicht* in der Lage ist, eine Infektion nachzuweisen! Die Menschen, die zum „AIDS"-Fall gemacht werden, aber nicht mit „HIV" infiziert sind, haben aber angeblich die gleiche Krankheit wie jene, die „AIDS" haben, aber mit „HIV" infiziert sind. Demzufolge kann „AIDS" sowohl bei einer „HIV-Infektion" vorkommen, aber auch, wenn man sich nicht infiziert hat. „AIDS" – eine „Infektionskrankheit", die man sich auch ohne Infektion holen kann!

„HIV" ist, und das löst das Rätsel auf, wie die gesamte Theorie der Retroviren ein folgenschwerer Irrtum der Virologie. Kein Retrovirus wurde auch nur einziges Mal in einem menschlichen Organismus nachgewiesen. Das Märchen von den Retroviren – darum geht es später in Teil II.

5. Die epidemiologische Realität von „HIV" und „AIDS"

Churchill hatte recht, als er sagte: „Traue keiner Statistik, die du nicht selbst gefälscht hast." Schaut man sich die AIDS-Wissenschaft an, so mag man den konservativen britischen Ex-Premier fast für einen Propheten halten. Denn die von jeher trickreichen Statistiker, die mit ihren Kurven und Diagrammen alles und bei Bedarf auch das jeweilige Gegenteil beweisen können, übertreffen sich bei „HIV/AIDS". Auch wenn es ihnen hier stets darum zu gehen scheint, die Zahlen für „HIV" und „AIDS" nach Können zu maximieren.

Ihr simpler Trick: Als „AIDS-Fälle in Deutschland für das Jahr X" wird immer die Gesamtzahl aller jemals gemeldeten „AIDS"-Fälle plus der tatsächlichen Neuerkrankungen im Jahr X publiziert.

Das ist ungefähr so, als würde man unter „Anzahl der Toten im Straßenverkehr für das Jahr 1996" alle dazu rechnen, die insgesamt seit der Erfindung des

Rades im Straßenverkehr umgekommen sind. Eine Grafik der dpa (Deutsche Presse Agentur), die eigentlich einen Rückgang der jährlich gemeldeten „AIDS"-Fälle ab 1990 zeigen müßte, sieht aber so aus:

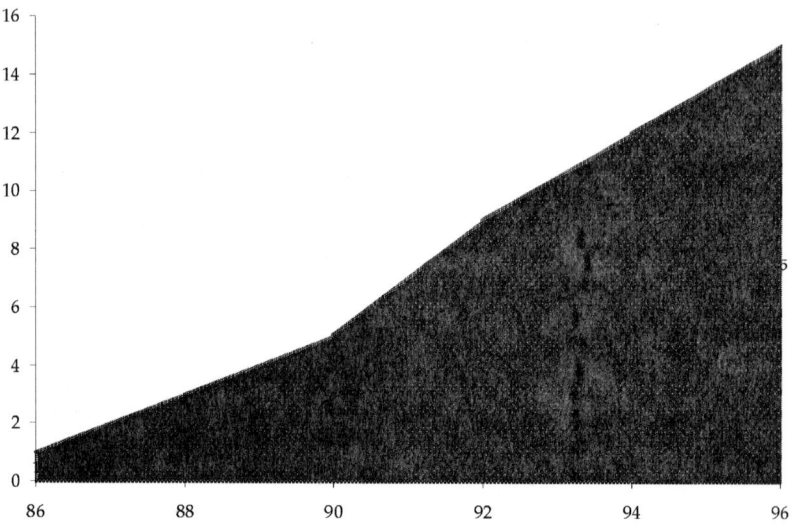

Die AIDS-Fälle werden, absolut einmalig bei einer angeblichen Infektionskrankheit, „kumuliert" dargestellt, also gesammelt. Jeder AIDS-Fall der Vergangenheit wird jedes Jahr neu gezählt, immer wieder. Auch dann, wenn der Mensch inzwischen tot oder wieder symptomfrei ist.

An jedem ersten Januar um null Uhr und null Sekunden eines jeden Jahres gibt es bereits zahllose „AIDS"-Fälle für das neue Jahr zu vermelden, und zwar sämtliche bisherigen. Ein Anwachsen der „AIDS-Fälle" gegenüber dem Vorjahr ist somit garantiert, kommt auch nur ein einziger neuer Fall in den nächsten 365 Tagen hinzu.

Setzt man die dpa-Werte übrigens in eine neue Grafik und stellt ihnen die vom RKI weiter hinten im RKI-Heft 17/97 versteckten Zahlen über die tatsächlichen neuen Fälle bei, so offenbart sich das Mißverhältnis zwischen Realität und Panikmache:

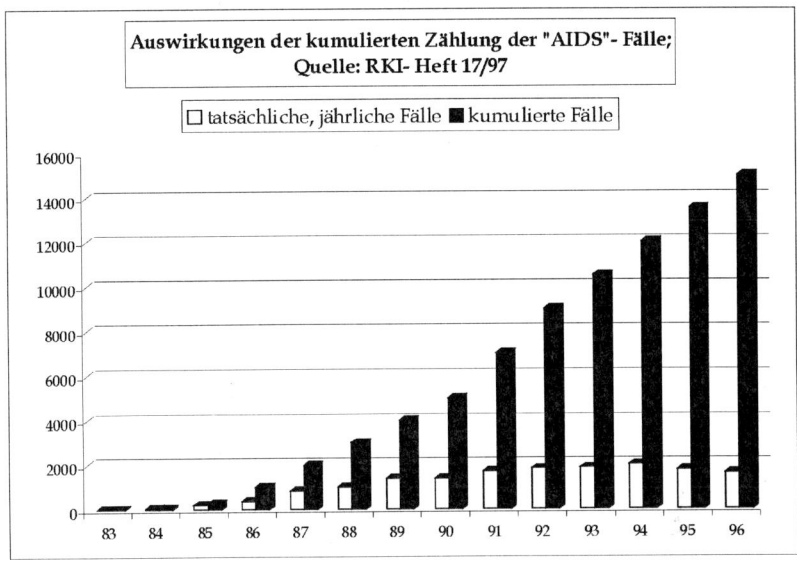

Aber es wird nicht nur mit den Zahlen im großen, sondern auch im Detail gespielt, um „AIDS" als wachsende Bedrohung darzustellen: Christine Maggiore hat in ihrem Buch „What if everything you thought you knew about AIDS was wrong?" (Hrsg: Heal, Los Angeles) weitere Beispiele erwähnt, wo mit vorhandenem Zahlenmaterial so lange herumgespielt wird, bis man ein nicht vorhandenes Anwachsen der „AIDS"-Fälle präsentieren kann:

„Beispielsweise fiel die Anzahl neuer AIDS-Fälle [in den USA] 1995 in allen Risikogruppen. Neue Fälle verminderten sich gegenüber dem Vorjahr bei Frauen um zwei Prozent, bei Schwarzen um sieben, bei Heterosexuellen um fünf, bei Babys um 22 und bei jungen Erwachsenen um drei Prozent[4]. Doch in den Medien wurde ein alarmierendes Ansteigen der AIDS-Fälle propagiert, bei besonderer Betonung eines Ansteigens neuer Fälle unter Frauen! Wie war dies möglich? Die Zahl neuer Fälle war hier schließlich von 14.801 (1994) auf 13.764 (1995) gefallen! Dies ist eine Verminderung um mehr als 1000!

Und das war der Trick: Diese 13.764 Fälle des Jahres 1995 hatten einen Anteil von 18 Prozent an der absoluten Zahl der AIDS-Fälle (73.380). Die größere Zahl von AIDS-Fällen bei Frauen im Jahr 1994 (14.801) war gleich eines kleineren prozentualen Anteil (17 Prozent) an der Gesamtzahl von 78.863. Macht also, in der Logik von CDC und der meisten Medien, einen

Anstieg der Fälle zwischen 1994 und 1995 um ein Prozent. Indem man die absoluten Zahlen ignorierte, konnte man ein zweiprozentiges Absinken der absoluten Zahl der Neuerkrankungen von Frauen als einprozentiges „Anwachsen" der AIDS-Fälle unter Frauen behaupten."
Dieses statistische Geschick, diese Manipulationen, beschränken sich nicht auf Medien oder AIDS-Organisationen in den USA. In Kanada, einem Land mit sehr wenig AIDS-Fällen, betreiben die AIDS-Gruppen und Reporter ihr eigenes Spiel mit der geringen Zahl der Betroffenen: Nehmen wir die 1.369 Fälle des Jahres 1995. Davon waren 111, also acht Prozent Frauen. Ein Jahr später, 1996, fiel die Gesamtzahl neuer Fälle um 50 Prozent auf 712. Medien, wie auch AIDS-Organisationen ignorierten diese positiven Neuigkeiten nicht nur, sie stellten sie als schlechte Entwicklung dar: 67 der 712 Fälle waren Frauen, 44 weniger als im Vorjahr. Die geringere Anzahl von Frauen wurde hier mit der geringeren Gesamtfallzahl verrechnet. Ergebnis: Ein Absinken von insgesamt 44 Fällen wurde als Anwachsen um 1,4 Prozent verkauft.[5"]

Dieses Beispiel scheint auf den ersten Blick etwas mager zu sein, von den Zahlen her. So groß sind die Unterschiede nicht, mag man da denken. Es kommt aber nicht nur auf die Größe der Zahlen an, wichtig ist die Frage, warum bei einem Absinken der absoluten Zahlen plötzlich so gezählt wird, daß „AIDS" trotzdem scheinbar immer mehr wird.

Ich möchte hier nicht mutmaßen, warum sich Regierungsbehörden, die CDC in den USA und das RKI in Deutschland, gerade die Zählweise aussuchen, die am besten geeignet ist, um eine „Seuche" künstlich zu schaffen und sie mittels statistischer Spitzfindigkeiten zu düngen.

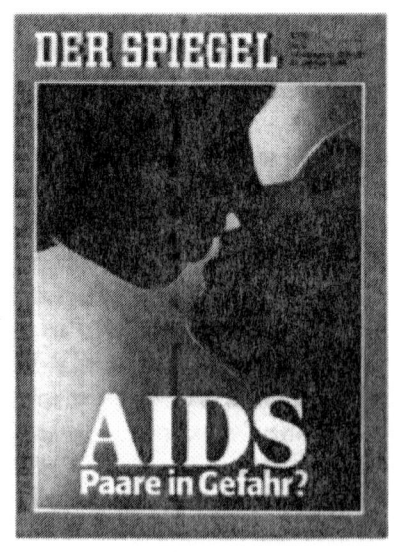

Doch was ist mit Regierungsbehörden los, wenn sie in einer Situation, in der die nackten Zahlen auf ein Abebben von „AIDS" hindeuten, plötzlich anders zählen, von konkreten Zahlen nichts mehr wissen wollen und auf prozentuale Anteile ausweichen, um ein Anwachsen der „AIDS"-Fälle zu vermelden?

Die „große Seuche" schleicht langsam auf leisen Sohlen davon und was passiert? Statt uns allen ein bißchen Entwarnung zu geben, wie z.b. es ist doch nicht so infektiös, die BRD wird nicht durch „AIDS" entvölkert, statt die existente positive Tendenz öffentlich zu machen, die schon vor Einführung der angeblich lebensverlängernden „Cocktails" einsetzte, wird etwas betrieben, was der ehemalige Kanzler Helmut Kohl wohl als „Miesmacherei" bezeichnet hätte. Denn diese große Seuche ist offenbar, um in seiner Terminologie zu bleiben, „hausgemacht".

Seltsam an dieser „Seuche" und dem Virus, das sie verursacht, ist nur die Tatsache, daß das „HIV" es in fast 20 Jahren nicht wie alle anderen Erreger geschafft hat, aus der Bevölkerungsgruppe, in der es anfänglich auftauchte, in die Allgemeinbevölkerung auszuscheren.

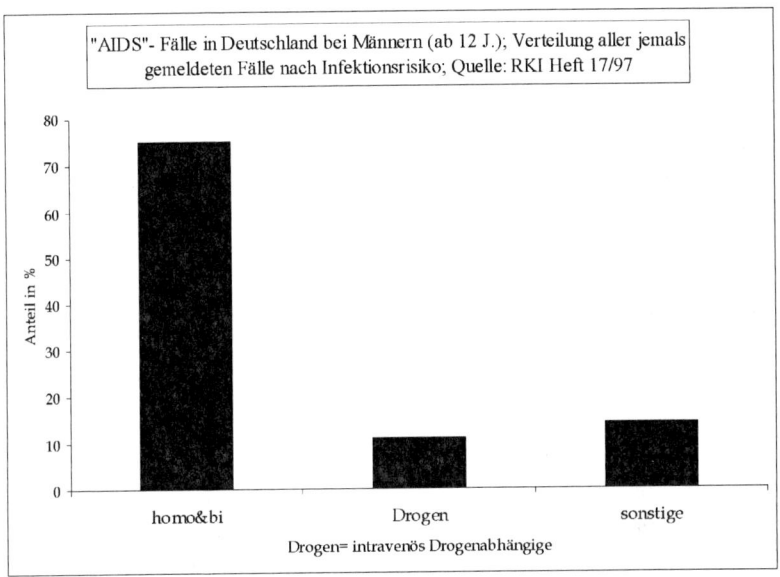

„AIDS" ist bei Männern fast ausschließlich ein Problem von Schwulen und i.v. Drogensüchtigen. Wer als Mann weder schwulen Verkehr hat noch intravenös drogensüchtig ist, läuft nach Zahlen des RKI kaum Gefahr, von „AIDS" betroffen zu werden. 85 Prozent der männlichen „AIDS"-Fälle sind homo-, bisexuell oder i.v. drogensüchtig.

Ist Mann außerdem noch weder Bluter und hat auch niemals Blutkonserven bekommen, dann liegt das „HIV/AIDS"-Risiko nahe Null, denn diese beiden Gruppen stellen den Großteil der „sonstigen" „AIDS"-Fälle.

Warum ist „AIDS" bei Männern kein ernsthaftes Problem der drogenfreien

Heteros geworden? Ganze 80 „AIDS"-Erkrankungen gab es 1996, die angeblich auf heterosexuellen Sex zurückgehen!

Wer hat die Präservative hergestellt, die die Seuche verhindert haben? Die Deutsche Latexindustrie war es nicht – 4,2 Kondome pro Jahr und männlichem Geschlechtsorgan können doch nicht ein Ausbreiten der „Seuche" verhindert haben! Und daß eine Steigerung um 0,2 bis 0,3 verkaufter Kondome seit „AIDS" ausreicht, jetzt den gesamten schwulen Anal- und Oralverkehr (OV) abzudecken, erscheint nur schwer möglich. Ebenso unwahrscheinlich, daß die Schwulen schon vor „AIDS" Kondome benutzt haben.

Jedes Virus, jeder Krankheitserreger verläßt seine anfängliche Risikogruppe, wenn er Berührungsmöglichkeiten mit anderen Bevölkerungsteilen bekommt. „HIV" müßte demzufolge von schwulen Männern auf bisexuelle Männer übertragen worden sein. Gibt es keine Bisexuellen, keine Ehemänner, die nachts in Parks herumstreifen und auf Autobahnparkplätzen und in Saunen ihren Spaß haben und eine erworbene Infektion an ihre Frauen oder Freundinnen weitergeben?

Über die Bisexuellen und ihre weiblichen Partner müßte dieses Virus dann langsam in alle Bevölkerungsschichten vordringen. Rezeptiver, also passiver Analverkehr ist zwar bzgl. existenter Erreger infektiöser als Vaginalverkehr. Die Vagina aber hat, im Unterschied zum Enddarm, keine „Schutzwand", bei ihr muß keine Verletzung erfolgen, damit eine Infektion erfolgen kann. Und gegen

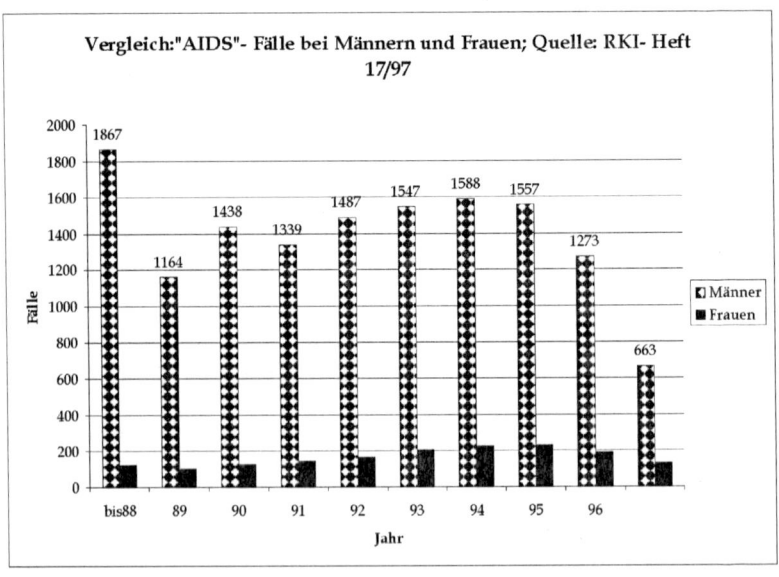

ein absolut tödliches Virus kann sich die Immunität der Vagina nicht wehren. Folge: Deutlich mehr Frauen als Männer müßten infolge Vaginalverkehrs mit „HIV" infiziert sein.

Abgesehen davon haben doch auch Frauen mit Männern Analverkehr. Aber offenbar, ohne HIV zu begegnen!

Heterosexueller GV spielt bei der Verbreitung von „HIV" keine Rolle. Das unterstreichen Studien in angesehenen Fachzeitschriften, wie die von Padian, die eindeutig die heterosexuelle Übertragung von HIV als selten und bedeutungslos bezeichnen.[72]?

Frauen haben aber eigentlich laut CDC ein größeres Risiko, sich zu infizieren. Trotzdem sind sie extrem selten betroffen. Offenbar bevorzugt dieses Virus in den Industrieländern schwule oder drogensüchtige Menschen als Wirt. In den USA beispielsweise kommt „AIDS" zu 95 Prozent bei Männern vor, in Deutschland bei 82 Prozent. In den Entwicklungsländern aber sind Männer wie Frauen gleichermaßen betroffen. „AIDS" ist übrigens die einzige „Infektionskrankheit", die in Industrieländern bei einem Geschlecht viel häufiger vorkommt als beim anderen.

Aber auch wenn Frauen infiziert sind, dann prägen sie „AIDS" deutlich seltener aus, als dies bei infizierten Männern der Fall ist:

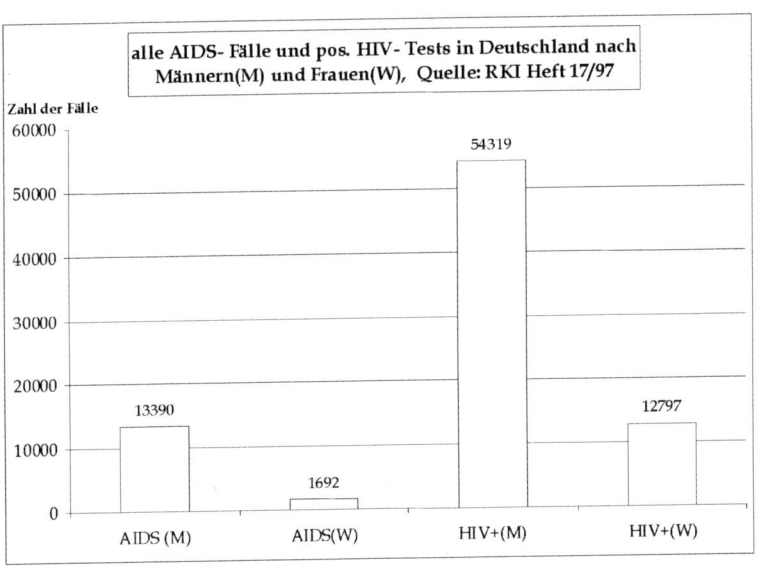

Bei „HIV-Infektionen" haben wir ein Verhältnis Männer/ Frauen von 4,2 : 1, bei „AIDS" von 7,9 : 1. 19 Jahre nach den ersten „AIDS"-Fällen ist dies nicht mehr dadurch zu erklären, daß am Anfang fast ausschließlich schwule Männer betroffen waren!

In den USA sind die Differenzen noch extremer, weil dort sowohl männliche als auch weibliche Rekruten routinemäßig getestet werden, die einen repräsentativen Querschnitt der Gesamtbevölkerung darstellen. Seit 1985 wurden über eine Million männlicher und weiblicher Rekruten im Alter zwischen 17 und 19 auf „HIV-Antikörper" untersucht.[71] Bei beiden Geschlechtern waren konstant jeweils 0,03 Prozent antikörperpositiv. Bei den „AIDS"-Fällen der 17-bis 24-jährigen in den USA jedoch gibt es zehnmal mehr Männer. Das ist mit der „HIV/ AIDS"-Hypothese nicht vereinbar. Warum sind junge Männer und junge Frauen von „Positivität" gleichermaßen, von „AIDS" aber fundamental unterschiedlich betroffen? Weil offensichtlich noch andere Faktoren als „HIV" bei „AIDS" eine Rolle spielen müssen oder „HIV" gar nichts damit zu tun hat!

Die erste „AIDS"-Definition enthielt außer dem Kaposi-Sarkom (KS), einem Epitelkrebs, nur wenige und seltene Krankheiten. Ein Drittel der „Positiv"-Fälle der ersten Jahre wurde durch eine KS-Diagnose als „AIDS"-krank definiert. Vom 1.1.1982 bis 1.1.1997 wurden in Deutschland vom „AIDS-Zentrum" insgesamt 2.736 Kaposi-Sarkom-Fälle erfaßt. Davon entfielen 2.505 KS-Fälle auf die Kategorie „Homosexuelle". Die übrigen KS-Fälle entfielen auf „heterosexuelle Risikogruppen" und die Kategorie „keine Angaben zur Risikogruppe".

Da lesbische Frauen nicht zu den Risikogruppen gehören, „AIDS" bei ihnen nicht in der Literatur erwähnt wird, können die o.g. „homosexuellen" Kaposi-Fälle (fast) ausschließlich Männern zugeordnet werden. Das heißt, daß Kaposi bei „AIDS"-kranken Frauen (so gut wie) nie auftaucht. Was wiederum bedeutet, daß unter den ersten „AIDS"-Fällen wenig Frauen sein konnten, denn Kaposi war nach der PCP (Pneumocystis carinii Pneumonie, eine Entzündung der Lunge) die häufigste Erkrankung „AIDS"-Kranker. Das änderte sich erst später, mit der Erweiterung der „AIDS"-Definition auf andere Krankheiten.

Leider zählt das RKI hier nicht ordentlich, sonst hätte ich genauere Zahlen. Nur bei Frauen nämlich verzichtet man darauf, die „opportunistischen Erkrankungen", die zum Tode führen, einzeln aufzulisten. Täte man das, so könnte ja ich und jeder andere nachrechnen, wie viele „AIDS"-Fälle bei Frauen heute auf Kosten der obskuren neuen Definition von „AIDS" zustande kommen.

Mit der Neudefinition von 1993 wuchs die Gefahr für Frauen rapide, zum „AIDS"-Fall gemacht zu werden. Beispielsweise wurde die Diagnose „Krebs des Muttermundes" als „AIDS"-definierende Krankheit eingeführt. „AIDS-definierend" bedeutet, daß eine Diagnose dieser Krankheit zur Diagnose von „AIDS" führt. Bei manchen Krankheiten geht das nur bei „HIV-Positivität", bei anderen auch ohne den „Nachweis" einer „HIV-Infektion". Folglich verdoppelten sich die Neuinfektionen bei Frauen von 1993 auf 1994.

Auffällig ist, wie unterschiedlich die Fall-Zuwächse in den verschiedenen Ländern ausfielen.

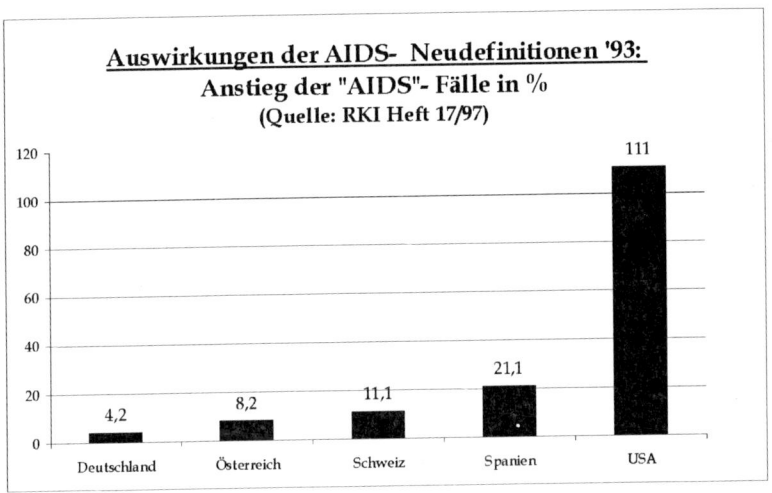

Besonders plakativ sehen die Daten für die USA aus, denn dort ging man 1993 noch einen Schritt weiter: Nicht nur neue „AIDS-definierende" Krankheiten kamen hinzu, auch „Positive", die symptomfrei und gesund waren, wurden als „AIDS-Kranke" definiert, wenn sie ein einziges Mal einen Immunstatus von weniger als 200 T4-Zellen hatten. T-Zellen sind Helferzellen des Immunsystems, die Spannbreite „normaler" bei Menschen gemessener T4-Werte variiert für die Schulmedizin übrigens zwischen 250 und 2500!

Gesund, also symptomlos, und doch irgendwie an „AIDS" erkrankt: Die CDC in den USA machte es möglich. Diese Definitionsänderung war dann in Deutschland selbst dem RKI zuviel, das ja sonst immer fleißig alles aus den USA übernimmt, vor allem, wenn es etwas mit „AIDS" zu tun hat. In Deutschland und, soweit ich weiß, sämtlichen anderen Industrienationen, übernahm man dies nicht. Wer da in den USA plötzlich „AIDS" hatte, hätte nur mit dem Flieger nach Deutschland oder in sonst ein anderes Land kommen müssen – schon wäre er seinen Status als „AIDS"-Kranker wieder los gewesen.

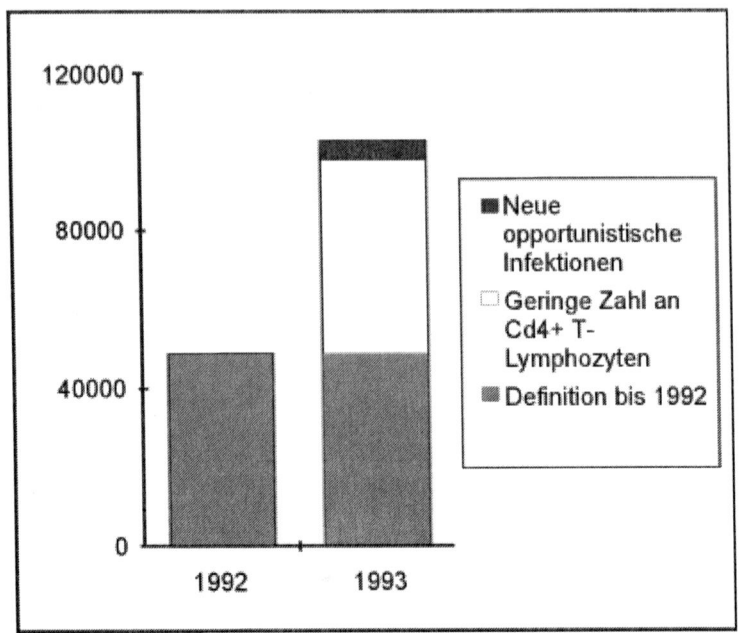

Wie kann man von *einer* Krankheit sprechen, die weltweit so unterschiedlich interpretiert wird? Wie kann jemand, der mit dem Flugzeug einen Interkontinentalflug macht, gestern noch in den USA „AIDS" hatte, plötzlich einen Tag später in Deutschland als „positiv", aber gesund diagnostiziert werden?

In Deutschland übernahm man andere aus den USA stammende Tricks: Nehmen wir noch einmal die Anzahl der Frauen, die angeblich an „AIDS" erkrankt sind. Schaut man sich die absoluten Zahlen jährlicher neuer Fälle an, müßte eigentlich Entwarnung gegeben werden: Es ist ein deutlicher Rückgang zu verzeichnen. Davon war in den Medien wie in den Pressetexten des RKI nichts zu hören: Es hieß und heißt immer noch, „AIDS" würde jetzt besonders häufig bei Frauen auftreten. Das ist Unsinn, wie das nächste Diagramm zeigt:

Die absoluten Zahlen sinken kontinuierlich, doch der prozentuale Anteil der Frauen an allen neuen Fällen geht nicht zurück, sondern wächst relativ seit der Erweiterung der „AIDS"-definierenden Krankheiten von 1993. Dadurch sinkt die Anzahl „AIDS"-kranker Frauen langsamer als die der Männer.

„AIDS" bei Männern wird seltener. Auch „AIDS" bei Frauen wird seltener. In der Logik der „HIVologie" ergibt sich daraus jedoch ein rapider Anstieg der

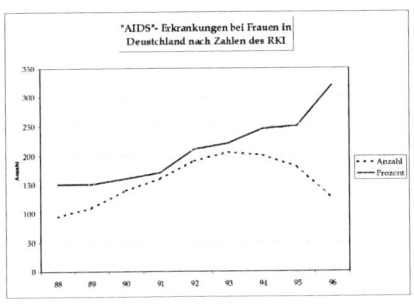

„AIDS"-Fälle bei Frauen. Ein Rückgang wird als Zuwachs verkauft, und der kommt nur zustande, weil man die Definition auf das Absurdeste änderte. Dadurch stieg der prozentuale Anteil der Frauen an der Zahl der Gesamtfälle leicht an. Man konnte nun im Gegensatz zu früheren Jahren statt der ehrlichen absoluten Zahlen plötzlich prozentuale Anteile veröffentlichen. „AIDS" – eine Seuche auf Papier!

Beim männlichen, „HIV-positiven" Teil der Bevölkerung ist „HIV" laut RKI hauptsächlich ein Problem der Mittdreißiger. Sind für „Positivität" und „AIDS" andere Gründe ausschlaggebend als eine Infektion mit „HIV"? Warum hat ein junger Mann ein verschwindend geringes „AIDS"-Risiko im Vergleich zu einem in den „mittleren Jahren". Wohlgemerkt: Das folgende Diagramm zeigt Zahlen von 1996, als der „Erfolg" der neueren „AIDS-Medikamente",so es ihn gibt, noch nicht in die Statistiken durchgeschlagen wäre. Damals ging man von einer viel niedrigeren Lebenserwartung aus.

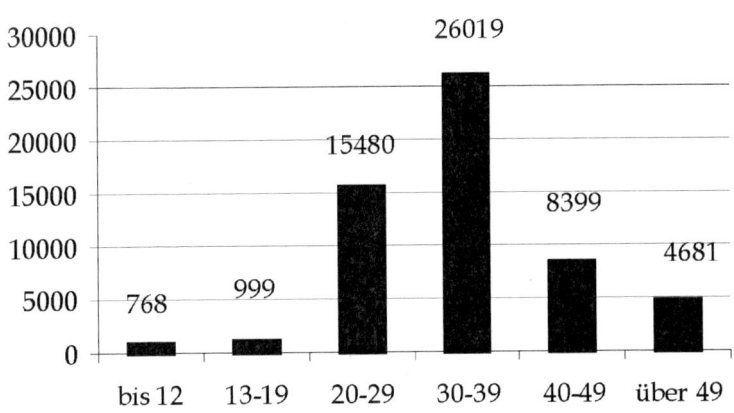

6. Kondome, Safer Sex, Präventionskampagnen und Realität

Sämtliche Horrorszenarien zu „HIV" und „AIDS" sind nicht eingetreten. Nur extrem wenige Menschen sind an der „Seuche AIDS" gestorben, die Krankheit war und ist eine medizinische Rarität. Bleibt die Frage, warum diese „Massenseuche" ausgeblieben ist.

Die „AIDS-Aufklärung" der Bundesregierung behauptet, das Ausbleiben der „Seuche" liege an Safer Sex, also z. B. dem Gebrauch von Kondomen. Da hat die Bundesregierung leider vergessen, einmal bei den Kondomherstellern anzufragen und deren Verkaufzahlen zur Kenntnis zu nehmen: Die Anzahl verkaufter Kondome hat sich durch „AIDS" kaum verändert: Der Durchschnittsbürger kaufte 1994 nur rund 0,2 Kondome pro Jahr mehr ein als zu der Zeit vor „AIDS". Entweder haben die „Gummi-Kampagnen" dazu geführt, daß die Deutschen ihre Kondome jetzt mehrfach benutzen. Oder die heterosexuellen Deutschen haben diese Kampagnen ignoriert, und nur ein paar AIDS-Hilfen treiben die Zahlen durch Kondomverteilung leicht nach oben.

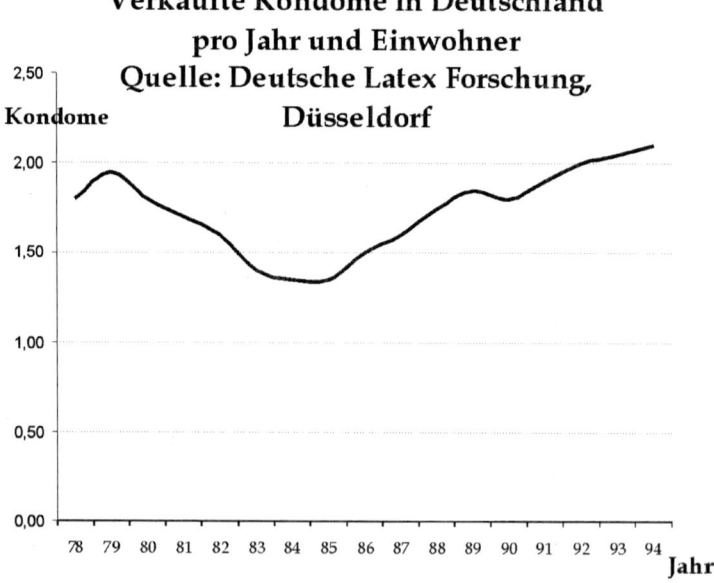

Auch der angebliche „Erfolg" der Präventionskampagnen existiert nur als Wunschdenken einiger Mitarbeiter des RKI, die ihre institutseigenen Heftchen zu „AIDS" nicht lesen. Das RKI hat den wahrscheinlichen Infektionszeitpunkt „HIV-positiv" getesteter Menschen in Deutschland zurückgerechnet. Und was kam dabei heraus? Ein sicherer Beweis aus einer zitierfähigen Quelle, daß die Präventionskampagnen nichts gebracht haben, denn die jährlichen „Neuinfektionen" waren schon auf einem Tiefststand, als man gerade mit den Safer-Sex-Kampagnen begonnen hatte.

Die Graphik stammt aus dem RKI-Heft, ich habe nur das Kreuzchen für den Beginn der Kampagnen eingefügt.

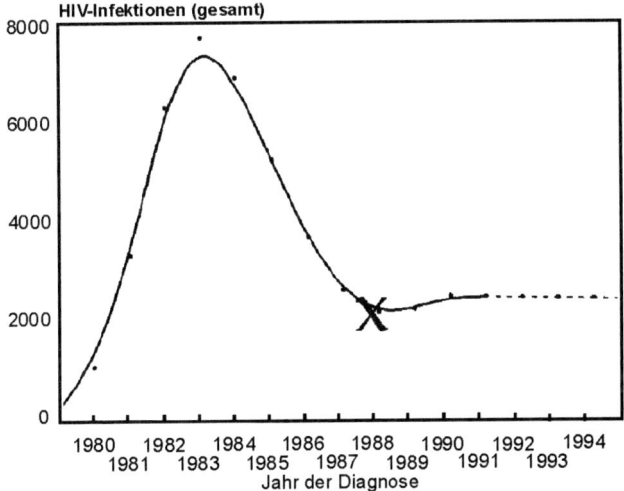

Was soll also, wenn kaum zusätzliche Kondome verkauft wurden, wenn die Präventionskampagnen nichts an den Neuinfektionen änderten, wenn die Menschen immer noch Sex machen und gerade die Heteros nichts von „Safer Sex" halten – was also soll dann die große, tödliche Seuche verhindert haben? Ist „AIDS" am Ende gar keine Infektionskrankheit, die durch Geschlechtsverkehr übertragen wird?

Daß Menschen nach wie vor ungeschützt miteinander schlafen, daß die „Angst vor AIDS" langsam verpufft, stellen „Ärztezeitung" und Dr. Ulrich Marcus, Pressesprecher des RKI, weiter unten gemeinsam fest. Der Originaltext aus dem Artikel ist kursiv gedruckt. Ich habe mir erlaubt, durch Normaldruck auf Widersprüche aufmerksam zu machen.

„ÄRZTE ZEITUNG", 11.3.1998
Trügerische Sicherheit, da HIV-Epidemie ausgeblieben ist?
Geschlechtskrankheiten nehmen wieder zu.

„(...) [Das Auftreten] von klassischen Geschlechtskrankheiten wie Gonorrhöe und Syphilis geht hierzulande nicht mehr zurück, wie es seit den 80er bis in die 90er Jahre der Fall gewesen ist. Im Gegenteil: Heute besteht wieder eine leicht ansteigende Tendenz."

Interessant. Das RKI wird nicht müde zu betonen, daß ein Ausbreiten von „HIV" und „AIDS" durch Safer Sex verhindert wurde. Und dann sagt Dr. Marcus, andere Geschlechtskrankheiten würden jetzt wieder gehäuft auftreten. Wenn das durch ungeschützten GV erklärbar ist, müßten dann nicht auch die seit Jahren konstanten „HIV-Neuinfektionen" ansteigen?

„Eine Ursache für diese Entwicklung ist die teilweise dramatische Zunahme der Zahl dieser Krankheiten in von Deutschen bevorzugten Reisegebieten, wie Dr. Ulrich Marcus vom Robert-Koch-Institut in Berlin auf einer Pressekonferenz zur Internationalen Tourismus-Börse in Berlin gesagt hat.

In Urlaubsgebieten wie Südostasien, der Karibik und Ostafrika seien Maßnahmen gegen Geschlechtskrankheiten oft unzureichend, so Marcus."

Und dort holen sich die Deutschen bei ungeschütztem Verkehr immer weniger „HIV-Infektionen", aber immer mehr Syphilis. Und das, obwohl sich „AIDS" gerade in Reiseländern wie Spanien, Thailand oder Afrika angeblich ganz enorm ausbreitet!

„Besonders dramatisch sei die Situation in den ehemaligen GUS-Staaten, in denen die Inzidenz [das Vorkommen] von Syphilis zwischen 1988 und 1995 um den Faktor 30 bis 40 angestiegen ist."

Während sich also die Russen massenhaft mit Syphilis infizieren, weil sie keinen Safer Sex praktizieren, holen sie sich allerdings so gut wie niemals eine „HIV"-Infektion.

Die Russen holen sich also, nach Dr. Marcus, immer mehr Syphilis, weil sie keinen Safer Sex machen, aber sie holen sich aufgrund von nicht-safem Sex sehr wenig „HIV". Der Bericht der Weltgesundheitsbehörde WHO von 1998 zu „AIDS" schätzt in der Russischen Föderation die Zahl der „HIV"-Infizierten auf 40.000. Das sind deutlich weniger, als in der BRD! Worauf die Schätzungen beruhen, verrät die WHO nicht, in der Russischen Föderation werden kaum „HIV"-Tests gemacht. Und „AIDS" ist dort schwerer zu finden als eine Stecknadel im Heuhaufen: In einem Land mit schlechter medizinischer Versorgung, in dem kaum jemand Zugang zu den angeblich lebensverlängernden „AIDS"-Medikamenten hat, gab es zum Jahresende 1997 ganze 290 AIDS-Fälle.

Es erscheint wenig wahrscheinlich, daß es bei einer besorgniserregenden Ausbreitung anderer Geschlechtskrankheiten durch ungeschützten GV die Russische Förderation auf ganze 290 „AIDS"-Fälle bringen soll. Und warum, angesichts der katastrophalen Ernährungslage und Medizinversorgung, führen so relativ viele geschätzte „HIV"-Infektionen zu so sensationell wenig „AIDS"-Diagnosen?

„Nach Ansicht von Marcus ist die subjektive Wahrnehmung von Risiken bei ungeschütztem Geschlechtsverkehr bei Deutschen zum Teil noch geprägt von einem nachlassenden Bedrohungsgefühl, da die in den 80er Jahren prognostizierte Ausbreitung der HIV-Epidemie ausgeblieben sei. Auch werde oft außer acht gelassen, daß ungeschützte sexuelle Kontakte im Ausland ein deutlich höheres Infektionsrisiko haben können."

Offenbar ist ungeschützter Geschlechtsverkehr nur bei anderen Geschlechtskrankheiten gefährlich, nicht aber bei „HIV". Sonst müßten ja die „HIV-Neuinfektionen" in Deutschland steigen.

„Dies gelte nicht nur für Fernreisen. Die HIV-Infektionsrate sei etwa in Spanien, in Italien und in Frankreich um den Faktor vier bis zehn höher als in der Bundesrepublik. Eine dänische Studie habe ergeben, daß schon die Hälfte aller durch heterosexuelle Kontakte übertragenen HIV-Infektionen im Ausland erworben wurden."

Wir blättern einen Monat zurück:
„ÄRZTE ZEITUNG", 10.2.1998
Viele informieren Partner nicht über HIV-Infektion

„Providence (ple). Nicht jeder, der mit HIV infiziert ist, informiert auch seinen Sexualpartner darüber. In den USA haben sogar mehr als ein Drittel der Befragten in einer Studie zugegeben, innerhalb der letzten sechs Monate vor der Befragung Geschlechtsverkehr gehabt zu haben, ohne ihren Sexualpartnern von der Infektion zu erzählen.

AIDS-Experten in Deutschland schätzen, daß dieser Anteil hierzulande etwa ebenso groß ist. Allerdings gibt es derzeit noch keine Untersuchung dazu.

An der US-Studie von AIDS-Experten der Brown University School of Medicine in Providence im US-Staat Rhode Island nahmen 203 HIV-Infizierte teil, von denen 129 in den vergangenen sechs Monaten vor der Befragung Geschlechtsverkehr hatten und deshalb in die Auswertung einbezogen wurden (Arch. Intern. Med. 158, 1998, 253). Von den 40 Prozent derjenigen HIV-Infizierten, die ihre Sexualpartner über die Infektion im unklaren ließen, gaben mehr als die Hälfte an, mindestens einmal ungeschützten Geschlechtsverkehr gehabt zu haben. Und: Selbst von jenen HIV-Infizierten, die einen einzigen Geschlechtspartner hatten, informierten viele ihre Partner nicht.

Von den 129 HIV-Infizierten sind 46 Prozent Schwarze, 27 Prozent Weiße und 23 Prozent gehören zur Gruppe der Latinos. 69 Prozent der Befragten sind Männer, ein Fünftel von ihnen ist homo- oder bisexuell. 41 Prozent aller Befragten gebrauchen Drogen intravenös."

Also auch hier ist es wohl nichts mit Safer Sex. Möglicher Grund ist der hohe Anteil intravenös (i.v.) Drogenabhängiger bei der Umfrage. Drogensüchtige finanzieren ihre Sucht zumeist über Prostitution, und Kondomverzicht dabei erhöht den Profit. Die Zahl der i.v. Drogensüchtigen, die ungeschützten GV praktizieren, kann man natürlich nur schätzen. Aufgrund der Notwendigkeit, möglichst viel Geld für Drogen heranzuschaffen und der Abneigung von Freiern gegen Latex kann man aber davon ausgehen, daß der Anteil ungeschützter GVs zwischen infizierten Drogensüchtigen und ihren Freiern hoch ist.

Warum nur führt dieser offene Verstoß gegen Safer Sex einer der beiden Hauptrisikogruppen nicht zu einem Ansteigen der Neuinfektionen auf Seiten der Normalbevölkerung, also der Freier, zumeist biedere Familienväter zwischen 35 und 60? Die müßten dann ihre Frauen infizieren, denn das Risiko der Mann-zu-Frau Übertragung ist ja 18 mal höher als das der Frau-zu-Mann-Übertragung!

Aber warum ist „HIV" in dieser Altersgruppe bei nicht Homo-/ Bisexuellen und nicht Drogensüchtigen eine absolute Rarität?

Auch das Gebiet der Ex-DDR bietet Erstaunliches, schauen wir also einmal auf den deutschen Osten:

Auf dem Territorium der Ex-DDR leben mehr als 16 Millionen Menschen. 1989 meldete die Frankfurter Allgemeine ganze vier „AIDS"-Fälle für das Gebiet der DDR. Bis zum 1.1.1997 wurden trotz massiver Wanderungsbewegungen nach Fortfall der Berliner Mauer für das Gebiet der EX-DDR lediglich 252 „AIDS-Fälle" gemeldet.

Bis heute steht auch der Berliner Osten im Vergleich zum Westen ziemlich gut da: In Berlin-West gab es insgesamt 1.616, in Berlin-Ost 194 AIDS-Fälle.

Dabei gab es schon lange vor dem Mauerfall einen schwulen Cruising-Tourismus von West nach Ost. Cruising, das ist das Treffen von schwulen Männern unter freiem Himmel, die spontanen und unkomplizierten Sex suchen. Im „Spartacus Gay Guide", einem Schwulen-Führer, in dem alles verzeichnet ist, was für schwule Männer interessant ist, waren die Treffs und Lokale in Ost-Berlin aufgezählt. Es gab einen schwulen Sex-Tourismus von West nach Ost. Für den promisken Wessi war Ost-Berlin ein zusätzliches „Jagdrevier", die Ost-Jungs waren nicht so cool und abgezockt, galten als körperlich attraktiv: In der DDR gab es einen erheblich intensiveren Sportunterricht...

Doch das sogenannte HIV hatte offensichtlich Angst vor Kommunisten. Unter Ost-Berliner Schwulen gab es keine „Infektionswelle" wie im Westen, obwohl schon ein infektiöser West/Ost-Kontakt Anfang der 80er Jahre gereicht haben müßte, HIV im Osten so zu verbreiten wie im Westen.

Nicht nur Ost-Berlin blieb von „AIDS" fast völlig verschont. Noch extremer sieht es in den anderen Teilen der Ex-DDR aus: In Thüringen gibt es pro Million Einwohner ganze sieben „AIDS-Fälle".

Auch die Zahlen für „HIV-Infektionen" sind so gering, daß sich das RKI zu schämen scheint, diese der Öffentlichkeit zu präsentieren. Dr. Marcus vom RKI kann Zahlen positiver „HIV-Tests" für das Gebiet der Ex-DDR auch auf Nachfrage nicht liefern, behauptete aber trotzdem, diese Zahlen würden steigen.

„AIDS" kommt nicht durch einen Virus zustande, sondern durch die spezifischen Lebensumstände eines Menschen.

Mehr dazu findet sich in Teil IV dieses Buches.

7. „AIDS" und die Medien

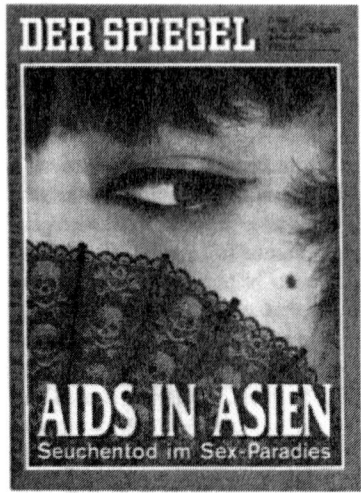 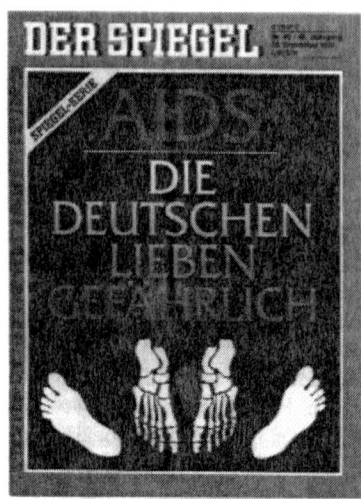

Eine „katastrophale Verbreitung" der AIDS-Fälle sah Johanna L'age-Stehr, Mitarbeiterin des Robert Koch Institutes (RKI), 1985 auf die Bundesrepublik zukommen. Eine bedrohliche Grafik (siehe rechte Seite) gab es zu der apokalyptischen Voraussage, aufgegriffen von „Spiegel" und „Bild der Wissenschaft" gleicht mitgeliefert. Mit einem Lineal sollte man eine Linie fortführen, um zu ermitteln, in welchem Jahr wie viele Bundesbürger in Zukunft an AIDS sterben würden. Dies ist auf der Grafik rechts gemacht worden.

Wären die Prophezeiungen der Professorin des Robert Koch Instituts (RKI) eingetreten, würde kein Deutscher dieses Buch in der Hand halten, es wäre von niemandem gedruckt worden, denn die Bundesrepublik wäre seit dem Jahre 1996 entvölkert, der letzte Deutsche wäre 1996 an AIDS erkrankt und kurz danach gestorben.

Nicht nur das Fortbestehen der Bundesrepublik Deutschland, auch die aktuellen Zahlen des Arbeitgebers der Professorin machen deutlich, wie sehr sie sich irrte. So tauchen in einer RKI-Tabelle insgesamt seit Bestehen von AIDS 1.112 AIDS-Fälle bei Heterosexuellen auf. Ist das eine Seuche, die uns alle bedroht? Warum hat das RKI niemals Entwarnung gegeben, warum hat es die Prognosen von damals nicht öffentlich mit der gleichen Vehemenz dementiert, wie es sie zuvor in die Medien lanciert hatte?

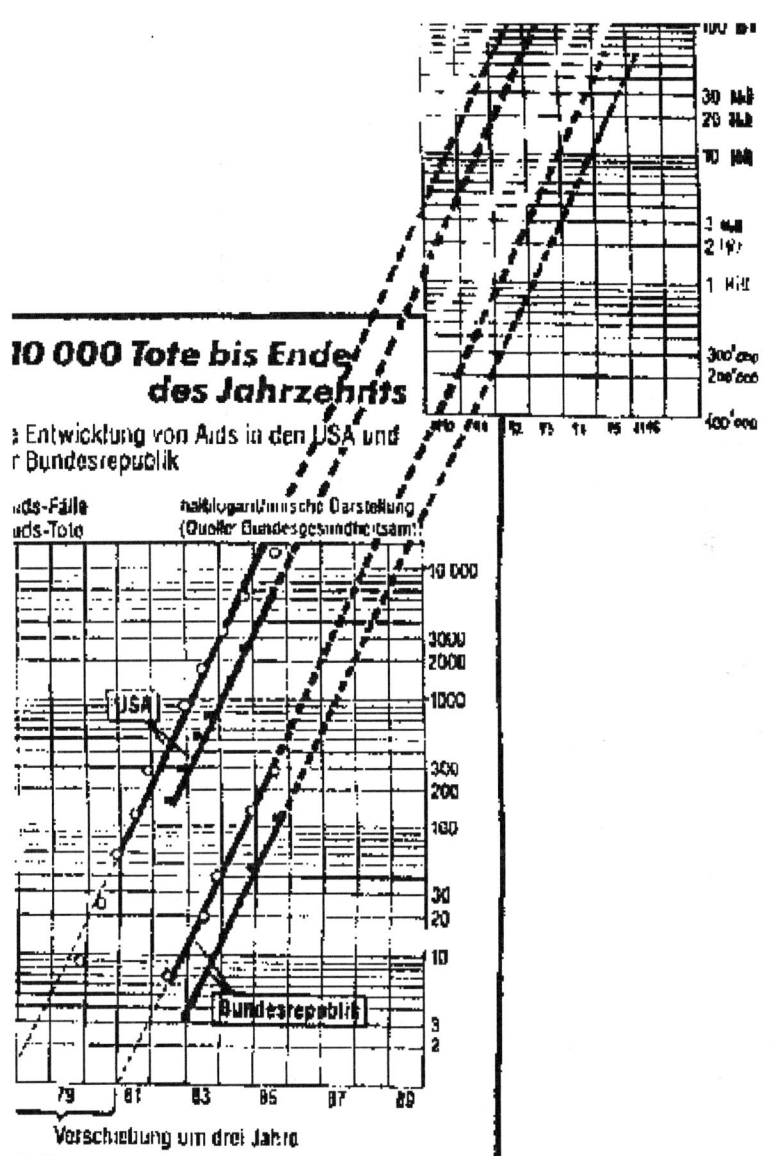

Rund 10.000 „AIDS"-Tote in Deutschland von den Anfängen bis 1998, das sind durchschnittlich 625 pro Jahr! Und seit 1993, damals wurde die Dosis des „AIDS-Medikamentes" AZT drastisch reduziert, nimmt die Anzahl der jährlichen „AIDS"-Fälle rapide ab.

Es sterben mehr Frauen pro Jahr in der Badewanne als nicht drogensüchtige Frauen pro Jahr an „AIDS"! 1996 wurden in Deutschland nach Zahlen des Statistischen Bundesamtes insgesamt 883.000 Todesfälle registriert. Das Robert-Koch-Institut vermeldete damals gerade mal 800 neue „AIDS"-Fälle, ca. 1.600 Menschen verstarben an „AIDS". Das sind natürlich 1.600 zuviel, aber es sind nur 0,22 Promille der gesamten Todesfälle. 0,22 Promille. Soll das eine Seuche sein, mit der der „Spiegel" fast 20 Titelbilder füllte?

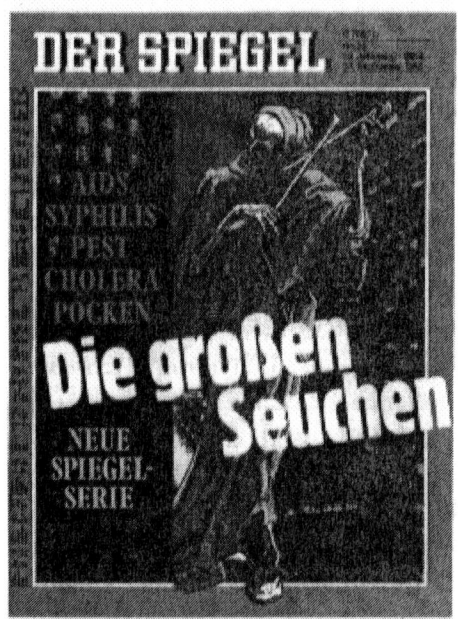

Die Pest beispielsweise, das war noch eine echte Seuche. Zwischen 1347 und 1352 forderte sie in Europa 25 Millionen Tote in nur fünf Jahren! Hätte es den „Spiegel" schon damals gegeben, dann hätte er seine 20 Seuchen-Titelbilder bringen können. 625 „AIDS"-Tote pro Jahr hingegen halte ich nicht für ausreichend, von einer Seuche zu sprechen.

Weiter aus den Zahlen des statistischen Bundesamtes: In jeder Stunde wird in Deutschland bei 48 Menschen der Tod durch eine Erkrankung des Herz/Kreislaufsystems ausgelöst, an akutem Herzinfarkt sterben 10 Menschen pro Stunde. 1,5 Menschen kommen stündlich bei einem Selbstmord ums Leben, das sind 13.140 pro Jahr; siebenmal so viele, wie 1996 an der „Seuche" starben, und das in einem Jahr mit relativ vielen „AIDS"-Toten. Hat schon mal jemand einen Zeitungsartikel gelesen, der in großen Aufmachern warnte, Deutschland würde entvölkert, weil wir uns alle umbrächten?

An nicht natürlichen Todesursachen, darunter versteht das Statistische Bundesamt Unfälle aller Art, verstarben 1997 22.482 Menschen. Halten wir also fest: Die Gefahr an einem Unfall zu sterben, war 1997 ungefähr 124-mal so groß wie die, an „AIDS" zu sterben. Da es nach zurückhaltenden Schätzungen mehr als 100 ungeschützter Geschlechtsverkehre (GV) mit einem Infizierten bedarf, um sich – statistisch betrachtet – zu infizieren, können wir jetzt ganz wild mit den Nächstbesten draufloslieben.

Das sind jetzt zwar meinerseits statistische Spielereien, aber diese Spielereien sollen auch nur verdeutlichen, wie gering die „AIDS"-Gefahr für den Durchschnittsbürger ist.

Laut der amerikanischen Behörde CDC (Centers for Disease Control) braucht eine Frau sogar 1000 ungeschützte GVs mit einem „HIV-positiven" Mann, bis sie „HIV-infiziert" ist. Ich setze mal voraus, daß Deutsche im Bett und darüber hinaus sehr ähnliche Dinge tun wie Amerikaner. Nehmen wir zur Verdeutlichung folgende Rechnung: Da in Deutschland bei 80 Mio. Menschen höchstens 60.000, also jeder 1.333ste „HIV-positiv" ist, bräuchte eine Frau volle 1,3 Millionen ungeschützte Geschlechtsverkehre, bis sie „HIV-infiziert" wäre. Wenn sie seit ihrem 20sten Lebensjahr jeden Tag einmal Sex mit einem anderen Partner hätte, so müßte sie 3.665 Jahre alt werden, bis sie sich mit „HIV" infiziert hätte. Sie hätte also ungefähr 1.500 Jahre vor Kleopatra mit ihren Orgien anfangen müssen.

Noch extremer sind die Zahlen, wenn Mann sich bei Frau infizieren soll: Da braucht es laut CDC satter 18.000 GVs. Ein Mann muß also 65.970 Jahre lang täglich ungeschützt mit einer „HIV-infizierten Frau schlafen, bis HIV-Test-Positivität vorliegt. Da hätte er sich mit Neandertalern als Sexualpartner begnügen müssen...

Betrachten wir „HIV" also realistisch und sehen wir die Gefahr, die von „AIDS" ausgehen soll, mit deutlicher Gelassenheit. Es ist keine Seuche, die uns oder unser Land bedroht, wir brauchen keine Angst zu haben, auch wenn uns die „AIDS"-Aufklärung glauben machen wollte, „AIDS" könne uns alle treffen.

TEIL II:

Von der Erfindung der Retroviren zu Gallos Diebstahl

Das ist die Tragödie der Wissenschaft – das Erschlagen einer schönen Hypothese durch eine häßliche Tatsache.

Thomas Henry Huxley

„Ich kann keinen einzigen Biologen finden, der mir Belege geben kann, die zeigen, daß HIV die wahrscheinliche Ursache von AIDS ist. Bei einem so wichtigen Thema sollte es irgendwo eine Sammlung von wissenschaftlichen Unterlagen geben, Forschungsarbeiten, die dies darlegen und von Leuten geschrieben wurden, die zur Verfügung stehen. Aber diese sind nicht zu bekommen. Wenn Sie einen Virologen danach fragen, bekommen Sie keine Antwort. Ihnen werden vielmehr Wutanfälle entgegengebracht."

Dr. Kary Mullis, Biochemiker, 1993 Nobelpreis für Chemie, in der Sunday Times, 26.4.92, Seite 12

1. Das „Retrovirus HIV" aus Sicht der Schulmedizin

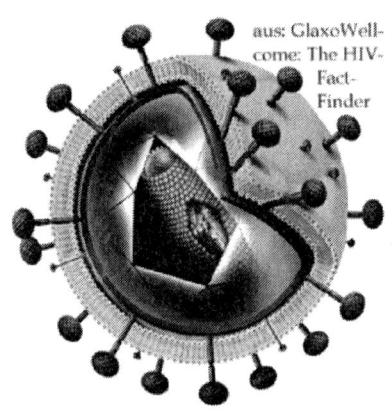

aus: GlaxoWell-
come: The HIV-
Fact-
Finder

In diesem ersten Kapitel möchte ich unkommentiert wiedergeben, was die orthodoxe Wissenschaft über Retroviren und speziell „HIV" zu wissen glaubt. Eigentlich müßte das hier natürlich alles im Konjunktiv stehen:

Die Erbinformation von Retroviren liegt in der Theorie nicht – wie bei der überwiegenden Anzahl der Lebewesen auf der Erde – in Form von DNA (Desoxyribonukleinsäure), sondern in Form der RNA (Ribonukleinsäure) vor. RNA ist das Negativ-Abbild der DNA. Da HIV als Virus kein Lebewesen an sich ist, es hat keinen eigenen Stoffwechsel und kann sich nicht selbst vermehren, besitzt es außer seinem Erbgut und Enzymen nur noch verschiedene Lipid- (= Fett-) Hüllen, die das Erbgut und die Enzyme vor Umwelteinflüssen schützen, gleichzeitig aber auch das Andocken und Eindringen in menschliche Körperzellen ermöglichen.

Deshalb benötigen Viren zur Vermehrung Wirtszellen, in die sie ihre Erbinformation einschleusen können. Dann programmieren sie die Zellen darauf, nicht mehr sich selbst zu teilen, sondern von nun an Viren zu produzieren. Um seine Erbinformation erfolgreich in die Wirtszelle einbauen zu können, muß „HIV" nach der Theorie seine RNA vorher in DNA umschreiben. Dazu besitzt „HIV" ein Übersetzungs-Enzym, die Reverse Transkriptase. Einen Rückwärts-Umschreiber, den „HIV" in die Zelle einschleust.

Das „HIV"-Modell ist kugelförmig. Seine Außenbegrenzung ist die Virushülle, in welche die Oberflächen-Struktureiweiße gp120 und gp41 eingelagert sind. Die Bestandteile des „HIV" werden je nach ihrer chemischen Zusammensetzung mit p (= Protein) oder gp (= Glykoprotein) und des entsprechenden Molekulargewichtes benannt, das dann in Form einer Zahl auftaucht – z.B. p24.)

Unmittelbar unter der Hülle befindet sich die sogenannte Matrix, die aus dem Protein p17 gebildet wird. Der Kernkörper ist von einer Kernhülle aus p24-Molekülen umgeben. Im Kernkörper befinden sich die Reverse Transkriptase (RT) und die RNA, die jeweils in zwei identischen Molekülen vorliegen.

Der Aufbau der RNA, das heißt, die Sequenz ihrer 9.000 einzelnen Ribonukleotid-Bausteine, ist bekannt. Diese RNA enthält Informationen für den Bau von

Strukturproteinen (Hülle, Matrix, Kernkörper, Oberflächenproteine usw.) und für Proteine mit steuernden oder enzymatischen Funktionen. Zusätzlich seien regulierende Gene enthalten, von denen eins ein Regulator-Gen ist, was die Vermehrung des Virus einleiten könne, sobald die in DNA ungeschriebene Virus-Erbinformation in die DNA der Wirtszelle eingefügt sei.

2. Das zentrale Dogma der Genetik: Die Fehlannahme, die „HIV" erst ermöglichte

Ohne einen nobelpreisgekrönten Irrtum wäre „HIV" niemals möglich gewesen. Ursache dieses Irrtums war „Das Zentrale Dogma der Genetik", das in Lehrbüchern wirklich so genannt wird:

$$DNA => RNA => Proteine$$

Eine Naturwissenschaft, die sich eigentlich mit rational Erfaßbarem zu beschäftigen hat und für neue Beobachtungen offen zu sein hat, macht sich einen zentralen Glaubenssatz, grenzt ein Gebiet aus, an dem man nicht rütteln darf.

Die Microsoft Encarta'99 schreibt zum Begriff „Dogma":

Dogma (griechisch: Glaubenssatz, Lehrsatz; Plural: Dogmen); eine verbindliche, genau formulierte Aussage zu einer religiösen Lehre. (...) Dogmen wurden meist in Zeiten doktrinärer Kontroversen formuliert, um die orthodoxen Lehren klar gegenüber abweichenden Lehren abzugrenzen. (...)

Dogmen sind wie alle Lehrmeinungen kulturell bedingt und müssen von Zeit zu Zeit überdacht und neu formuliert werden. (...)

Dogmatismus: Das Verfechten und/oder die Herleitung einer Ansicht oder Lehrmeinung aus einer starren Position heraus; dies kommt vor allem in zwei Aspekten zum Ausdruck: zum einen als Methode des unkritischen Entwikkelns einer Idee oder einer Lehre ohne genaue Prüfung der Bedingungen und ohne Ansehen der Voraussetzungen, die zu diesem Ergebnis führten, oder ohne rationale Begründbarkeit; zum anderen als Festhalten an einem als grundlegend akzeptierten Sachverhalt ohne Berücksichtigung der spezifischen Umstände.

Die Geschichte von HIV beginnt schon 1970. Damals waren Wissenschaftler bemüht, Viren als mögliche Ursache für Krebs zu finden. Bei diesen Untersuchungen kam es zu einer revolutionären Entdeckung in Zusammenhang mit der DNA. Laut Vererbungslehre ist die DNA das chemische Molekül, auf dem die genetische Information des Lebens gespeichert ist. Die so gespeicherte genetische Information wird in die Botensubstanz RNA umgeschrieben (transkribiert), die wiederum den Aufbau der Eiweiße aus anderen Bausteinen, den Aminosäuren, bestimmt.

1970 wurde die Aktivität eines Enzyms (Biokatalysator, biologischer Reaktionsbeschleuniger) in Extrakten von bestimmten Zellkulturen nachgewiesen, das in der Lage war, ein RNA-Molekül in ein DNA-Molekül zurückzuverwandeln, also in umgekehrter (reverser) Richtung arbeitete. Dies widerlegte das zentrale Dogma der Molekulargenetik, wonach der Fluß der genetischen Information nur in eine Richtung gehen konnte, eine Umkehrung wurde für ausgeschlossen gehalten.

Das erste „Gebot":
DNA => RNA => Proteine
war also eigentlich widerlegt.

Dieses 1970 entdeckte Enzym wurde Reverse Transkriptase (RT, umgekehrt arbeitendes Umschreibe-Enzym) genannt[50]. Es wurde angenommen, daß das neue Enzym ein Anzeichen für die Aktivität einer altbekannten, aber bis dato völlig unbedeutenden Virusart ist, die Krebs angeblich verursachten, die sogenannten „Retroviren". Denn die Labor-Zellkulturen, in denen RT nachgewiesen wurde, wurden dazu benutzt, um zu studieren, ob und wie Krebs durch Viren ausgelöst wird.

Es wurde nämlich vermutet, daß das Einschleusen bestimmter retroviraler Gene in die Zellen nach einer unbestimmten Zeit im Stande ist, Krebs auszulösen. Immer und überall, wo von nun an Reverse Transkriptase nachgewiesen werden konnte, folgerte man nun, daß dort Retroviren am Werk seien.

Dies war aber insofern ein schwerer Irrtum, weil sich später herausstellte, daß die Aktivität dieses Enzyms in allen Lebensformen nachweisbar ist, daß Reverse Transkriptase nichts mit Retroviren zu tun hat.[58] Seit 1985 ist bekannt, daß die „Reverse Transkription" eine entscheidende Rolle bei der Aufrechterhaltung der Struktur des kompletten Chromosomensatzes spielt. Sie hilft, Chromosomenbrüche zu reparieren und speziell den Schwund der Endstücke der Chromosomen bei der Zellteilung in Schranken zu halten[57-59;73]. Reverse Transkription ist somit nichts anderes als ein Reparaturmechanismus der DNA[56-59]. Ist das Original (DNA) beschädigt, dann wird deren Kopie (RNA) ins Original zurückkopiert, um die defekten Gensequenzen zu ersetzen.

Diese in der Molekularbiologie allgemein akzeptierten neuen Erkenntnisse werden leider von der Retrovirologie und damit auch von den „HIVologen" ignoriert. Würde man diese Erkenntnisse nämlich anerkennen, dann hätte man den Gegenstand seiner Forschungsarbeit und auch seinen Job verloren. 1970 versuchte man also, vereinfacht gesagt, Krebs im Reagenzglas entstehen zu lassen. Dabei entdeckte man mit der RT einen Widerspruch zum zentralen Dogma der Genetik. Dieses Dilemma löste man sehr geschickt: Man tastete das Dogma nicht an, folgerte aber, ohne irgendein Virus wirklich isoliert zu haben, Krebs werde durch Viren erzeugt. Das Vorkommen reverser Transkriptase wurde damit als spezifisch für Retroviren angesehen und als die einzige Ausnahme vom zentralen Dogma etabliert. Damit wurde die RT ein „sicherer" Hinweis auf die Aktivität von krebserzeugenden Retroviren, die bis heute im menschlichen Körper nie schlüssig nachgewiesen werden konnten.[51] Es handelt sich hierbei um einen Kreisschluß sich selbst bestätigender Hypothesen, ohne die der spätere Pseudonachweis von „HIV" niemals möglich gewesen wäre.

Man nehme also einen Glaubenssatz, finde einen Widerspruch dazu, stelle zwei unbewiesene, einander bedingende Hypothesen daneben und schon hat man so viele „Beweise", daß es Forschungsgelder vom Himmel regnet, vorausgesetzt, man hat sich eine Volkskrankheit wie Krebs zum „Erforschen" ausgesucht.

Auch wenn die Theorie der Retroviren auf schmerzhafte Weise unlogisch ist, zumindest für die Virusforscher hat sie funktioniert. Sie sicherte den beteiligten Wissenschaftlern bis in die 80er Jahre hinein Forschungsgelder in Milliardenhöhe. Als dann die retrovirale Ursachenforschung bei Krebs („War against cancer") wegen Erfolglosigkeit langsam eingestellt wurde, tauchte plötzlich „AIDS" auf, das den gescheiterten Krebsforschern ein neues Terrain, neue Forschungsgelder und ein sicheres Auskommen bis heute bietet. Alle „AIDS"-Forscher der 80er Jahre waren ehemalige retrovirale Krebsforscher. Bis heute wurde für die Erforschung keiner Krankheit so viel Geld ausgegeben wie für die Erforschung von „AIDS" – und nirgendwo sind die Erfolge seltener, wenn es überhaupt Erfolge gibt. Mehr Informationen über Zusammenhänge zwischen HIV- und Krebsforschung finden sich in einem lesenswerten Buch von Prof. Peter Duesberg, „Inventing the AIDS-Virus".

Gerade weil die Entdeckung der RT nobelpreisgekrönt war, hat man an den sogenannten retroviralen Sequenzen festgehalten, obwohl Howard Temin, Nobelpreisträger und Entdecker der RT, schon 1974 publizierte, daß diese Bestandteil ganz normaler Zellen sind[78]. In einer aktuelleren Publikation bestätigt er diese Befunde ein weiteres Mal[79].

Einer der ersten, der die Vermarktungschancen der Idee der Retroviren für sich zu nutzen versuchte, war Robert Gallo. 1975 publizierte er die Entdeckung des ersten menschlichen Retrovirus, HL 23. Diese „Entdeckung" mußte er aber unter Druck zurücknehmen, weil andere Wissenschaftler nachgewiesen hatten, daß Gallo eine Mischung von drei unterschiedlichen Gensequenzen als menschliches Retrovirus fehlgedeutet hatte[80].

Am 8.11.1983 berichtete Barbara McClintock in ihrer Nobelpreisrede, daß sich das Erbgut von Lebewesen dauernd verändere. Besonders unter schockartigen Einflüssen (Gifte, alle Streßfaktoren) würden speziell bei Reagenzglasversuchen mit Zellkulturen neue Gensequenzen entstehen.[82]

Gallo verstand es beim Zusammenköcheln seiner Viren offenbar, die Zellen so vielen schockartigen Einflüssen auszusetzen, daß diese sehr viele neue Gensequenzen produzierten, die er dann als Viren patentieren ließ.

Spätestens ab dem 8.11.1983 waren also Retroviren nichts weiter als eine Hypothese, die jedes einzelne ihrer Standbeine verloren hatte. Doch mit dem „HIV" nahm die Geschichte der Retroviren eine unerwartete Wende.

Daß eine Naturwissenschaft wie die Genetik, eine Untergruppe der Biologie, sich ein zentrales Dogma hält, ist an sich schon absurd. Denn Dogmen sind etwas für Theologen, deren wissenschaftlicher Gegenstand ja nicht auf Wissen, sondern auf Glauben aufgebaut ist.

3. Wie werden existente Viren nachgewiesen?

Der Hauptunterschied zwischen wirklich existenten Viren und den behaupteten Retroviren ist in erster Linie nicht die Art, wie sie ihr Erbgut in das der Zelle einschleusen. Der Hauptunterschied sind die Nachweise, die benutzt werden, wenn ein Forscher behauptet, ein Virus isoliert zu haben.

Isolation bedeutet, vereinfacht gesagt, daß man eine Probe infizierten Gewebes oder Blutes entnimmt, dann die Viren von den übrigen Zellbestandteilen trennt und das gereinigte Viruspräparat mit dem Elektronenmikroskop (EM) analysiert und photographiert. Die EM-Aufnahme eines isolierten, d. h. gereinigten Virus ist beispielsweise im nachfolgenden Photo zu sehen. Es stammt aus „Academic Press" (London).

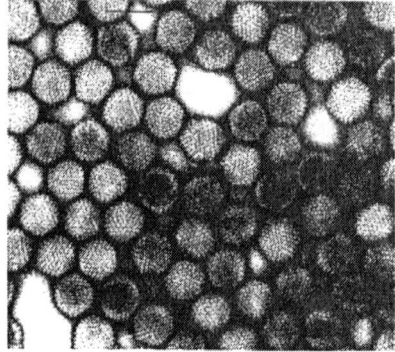

aus: Academic Press, London. Electron Microscopy of Proteins, Viral Structure

In der gesamten wissenschaftlichen Literatur findet sich allerdings keine Publikation, in der ein Retrovirus abgebildet ist, das nach den klassischen Regeln der Virologie aus einer Zellkultur isoliert und gereinigt wurde. Deshalb konnten bisher weder die virale Erbsubstanz noch die viralen Proteine aus einem solchen Präparat isoliert und biochemisch charakterisiert, d. h. direkt sequenziert werden.

Viren waren bis zur „Erfindung" der humanen „Retroviren" ausnahmslos isolierbar, auch wenn das zuweilen mit großen Schwierigkeiten verbunden war. Alle Retrovirologen stießen bei ihren Isolationsversuchen auf das gleiche Problem: Die Partikel, die sie für Retroviren hielten, zerfielen, sobald sie die Zellwand zerstörten, um die Viren von der Zelle zu lösen.

Also behalfen sie sich. Damit die Partikel nicht zerfallen konnten, wurden die angeblich HIV-infizierten Zellen fixiert, d. h. mit „Kunstharz" imprägniert. An-

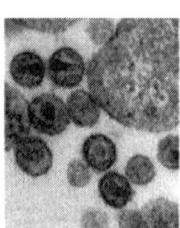 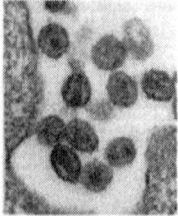

schließend schnitt man die fixierte Zellkultur in extrem dünne Scheibchen und untersuchte diese unter dem EM. Isoliert und gereinigt wurde nichts. Man fand in solchen Ultradünnschnitten unterschiedlich aussehende Partikel, wie sie in allen Zellen in großer Zahl vorkommen. (Photo: Internetseite der Abteilung für Mikrobiologie der Universität von Otago, Neuseeland, http://microbes.otago.ac.nz)

Dabei haben sich die Retrovirologen niemals die naheliegendste Frage gestellt, warum die angeblichen Viren stets zerfallen, wenn sie aus Zellkulturen gereinigt werden sollten. Viren verlassen ja irgendwann ihre Wirtszelle, wenn die Zelle aufplatzt und die Viren freigibt, die sie produziert hat. Die Retrovirologen hat es auch niemals verwundert, daß sie ihre „Viruspartikel" niemals im Blut „nachweisen" konnten, sondern immer nur in Gewebe-Dünnschnitten.

Existente Viren sind ausnahmslos isolierbar, zelluläre Partikel sind es üblicherweise nicht. Sie zerfallen, sobald sie die Zelle verlassen. Alle Zellen enthalten verschiedenste Partikel, die zwar ausschauen wie Viren, aber keine sind. Deshalb besteht die Gefahr, solche Partikel mit Viren zu verwechseln. Natürlich lassen sich Viren auch in Dünnschnitten darstellen, aber dazu verwendet man schon vorher isolierte Viren, bettet sie ein, fixiert und färbt sie, um dann ihre internen Strukturen untersuchen zu können. Dünnschnitte werden also nur benutzt, um mehr über ein Virus zu erfahren, nicht aber, um bislang unbekannte Partikel als Virus nachzuweisen und wissenschaftlich etablieren zu können.

Ein Experiment ist immer so gut wie seine Kontrolle. Im Falle des „HIV" werden in der Literatur keine echten Kontrollexperimente erwähnt. Niemals wurde Zellmaterial gesunder Menschen im Parallel-Isolationsversuch exakt auf gleiche Art und Weise untersucht, wie man es mit den Zellproben „AIDS"-Kranker machte. Partikel, die in „AIDS"-Kranken gefunden und als „HIV" bezeichnet werden, dürfen in gesunden Menschen ohne Infektiosrisiko nicht nachweisbar sein. Nur so kann man den Rückschluß ziehen, daß die „HIV"-Partikel auch „AIDS" auslösen, „AIDS" nur bei Anwesenheit der „HIV-Partikel" zustandekommt. Würden diese Experimente endlich in dieser Form durchgeführt, so würde man in Gesunden aller Wahrscheinlichkeit nach die gleichen zellulären Partikel entdecken, die man bei Positiven bisher als „HIV" definierte.

Ausschnitt aus: „HIV – Realität oder Artefakt", von Dr. Stefan Lanka, erschienen in „raum und zeit", Ehlers-Verlag

„Die Isolation und Aufreinigung existierender Viren ist eine Standardmethode, da Viren einer Art – im Gegensatz zu Zellen und Zellbestandteilen – immer einheitlich groß sind, die gleiche Form besitzen und stabiler als zelluläre Bestandteile sind. Das ermöglicht, sie zu isolieren und in reiner Form darzustellen. Im Kontrollexperiment, das gewährleistet, daß keine Bestandteile der Zelle isoliert werden, wird unter exakt den gleichen Bedingungen versucht, Viren aus nicht-infizierten Organismen zu isolieren. In diesem Kontrollexperiment darf dann auch nichts isoliert werden.

Um ein neues Virus mit Sicherheit zu identifizieren, wäre der erste und einfachste Schritt, isolierte Viruspartikel mit einem Elektronenmikroskop zu fotografieren. Diese müssen dann so aussehen wie die Partikel, die man in den Zellen, Körperflüssigkeiten oder Zellkulturen beobachtete, um sie so von anderen zellulären zu unterscheiden, die wie Viren aussehen, aber keine sind. Die Eiweiße des Virus müssen dann voneinander getrennt und fotografiert werden. Dies erzeugt ein Muster, das charakteristisch für jede Virusart ist. Ein ähnliches Trenn- und Identifikationsverfahren muß auch mit der DNA oder RNA des Virus durchgeführt werden. Erst wenn die Eiweiße und die genetische Substanz, die das Virus ausmachen, sauber identifiziert wurden, ist man berechtigt von einem neuen Virus zu sprechen.

Diese Beweise sind im Fall von HIV bis heute nicht erbracht worden! Kein Foto eines isolierten HIV-Partikels ist je veröffentlicht worden und das gleiche gilt für dessen Eiweiße und sein genetisches Material. Keines der oben beschriebenen Kontrollexperimente wurde bis heute publiziert oder auch nur erwähnt.

Was statt dessen publiziert wird, sind Fotos virusähnlicher Partikel in Zellkulturen. Diese sind chemisch fixiert, in Kunstharz eingebettet und in ultradünne Scheiben geschnitten, damit sie überhaupt fotografierbar sind. Isolierte Viren kann man photographieren, ohne sie zu fixieren und einzubetten, und zwar als Ganzes.

4. Wo findet sich das Photo des isolierten HIV?

Ist das Photo eines kleinen grünen Männchens auf rotem Sand mit einer Sonne im Hintergrund ein Beweis dafür, daß es sich um einen Marsmenschen handelt, wenn „kleines grünes Männchen" neben dem Photo geschrieben steht? Kann es als Photo eines kleinen grünen Männchens vom Mars gelten, wenn das kleine grüne Männchen, weil es zu instabil ist und zerfallen wäre, in Kunstharz gegossen und ultra-dünn geschnitten wird, also nur ein Scheibchen vom Männchen vorliegt, aus dem nicht hervorgeht, daß dies einmal ein Lebewesen war? Kann man einem Wissenschaftler trauen, der weder ein ganzes kleines grünes Männchen photographieren konnte, noch nachweisen kann, daß er ein vermehrungsfähiges Lebewesen geknipst hat. Eine Lebensform, die Nachkommen produzieren kann, auf welche Art auch immer.

Ich würde jetzt nicht soweit gehen, zu behaupten, es gäbe mit Sicherheit keine kleinen grünen Männchen. Ich verlange nur, daß man mir Beweise auf den Tisch legt, wenn man das tut. Sonst werde ich mich weigern, an kleine grüne

Männchen zu glauben. Die Beweislast liegt immer bei dem, der etwas Neues behauptet!

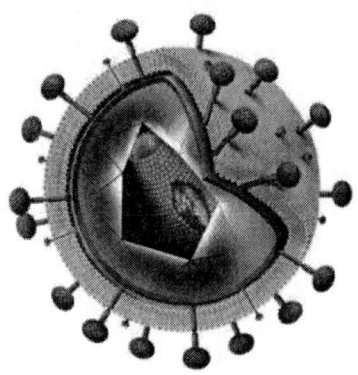

Ein Photo allein ist aber noch kein Beweis. Auch nicht, wenn es einige wenige EM-Aufnahmen von „HIV" gibt, die ausnahmsweise die doch so charakteristischen „Knöpfchen" zeigen, somit in der Galerie angeblicher „HIV-Photographien" schon was Besonderes sind. Das Modell (Bild oben) ist absolut kugelförmig, das angebliche Photo des HIV (Bild unten) der Abteilung für Mikrobiologie der Universität von Otaga (Neuseeland) ist mal kugelrund, mal mehr oval und hat nicht zu übersehende Kerben ähnlich einer Kaffeebohne. Einige Partikel sind abgeschnitten, ein Beweis dafür, daß es sich um einen fixierten Dünnschnitt handelt.

Die kleinen Viecher scheinen zwar auch Noppen zu haben; Viren einer Art sind aber immer gleich groß und gleichförmig, und sie „wachsen" nicht.

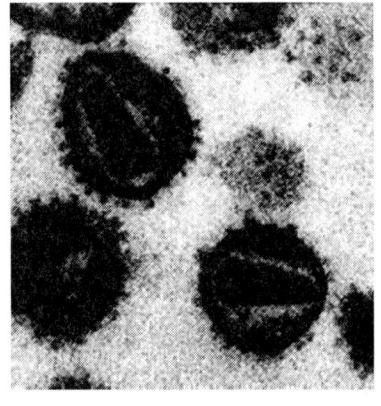

Warum die „HIV-Wissenschaft" im Unterschied zu Forschern, die sich mit existenten Viren beschäftigen, nur fixierte Ultradünnschnitte vorzuweisen hat, verrät sie nicht. Mit der Behauptung, daß ein solches Gemisch aus verschiedenen Partikeln eine bestimmte Virusart darstellt, damit hätte sich ein Virologe alter Schule lächerlich gemacht. Diese Pseudo-Isolationen aber sind seit dem lukrativen Irrtum mit den Retroviren virologisch anerkannt.

Dr. Ulrich Marcus, Pressesprecher des RKI, führt mittlerweile an, daß international für die „Isolation von HIV" andere Regeln gelten würden, als für die Isolation von „normalen" Viren. Auf der RKI-Homepage (www.rki.de) veröffentlich er gar Sätze wie: Bei kritischen Nachfragen zu den HIV-Nachweisen würde „eine wissenschaftlich nicht zu rechtfertigende Meßlatte gelegt." Latte hin, Latte her: Viren wachsen nach ihrer Entstehung nicht. Sie sind, wenn sie die Zelle verlassen, stets gleich groß und zeigen kaum Variationen in ihrer

Form. Strukturell heterogene „Isolate", also Gemische aus verschiedensten Partikeln und Zellbestandteilen, sind in der Virologie, außer bei „HIV" und einzelnen „Sonderfällen" wie Hepatitis B und C, die ebenfalls nicht schlüssig nachgewiesen wurden, absolut unüblich.

Nur wenn eine vollständige Virus-Reinigung durchgeführt wurde, kann man davon ausgehen, daß die aus diesen Präparaten isolierten Proteine und Nucleinsäuren tatsächlich viralen Ursprungs sind. Für die angeblichen, „HIV-spezifischen" Eiweisse und Gensequenzen gibt es keine wissenschaftlichen Beweise.

Schaut man in den Duden oder in ein Buch der Virologie, so wird Isolation beschrieben als: „Eine Sache ist getrennt von allen andersartigen..." Isolieren bezeichnet stets den Prozess, etwas von allem Anderartigen zu trennen. Wie aber kann ein Gemisch etwas Isoliertes zeigen? Ist das nicht ein Widerspruch in sich? Wie kann etwas, das in etwas anderem enthalten ist, von allem anderen getrennt sein?

HIV konnte bisher niemals unfixiert im Elektronmikroskop nachgewiesen werden, obwohl es nach neueren Vorstellungen im Blut manchmal millionenfach pro kleinster Volumeneinheit vorkommen soll. Das sogenannte HIV-Genom wurde aus „Isolationen" zusammengebastelt, die von verschiedenen Forschern über Jahre hinweg vorgenommen wurden. Niemals wurde die bei *einer* Isolation gewonnene virale RNA als Ganzes nachgewiesen. Es besteht der gut begründete Verdacht, daß es sich bei den zusammengepuzzelten RNA-Teilstücken des angeblichen HIV-Genoms um zelluläre Nukleinsäure-Fragmente ganz normaler, nicht von einer Infektion betroffenen Zellen handelt.

Ein gutes Kriterium für die Anerkennung einer Virusentdeckung waren lange Zeit die „Kochschen Postulate". Postulate sind unbedingte Forderungen. Sie sind von Robert Koch Ende des 19. Jahrhundert formuliert worden. Also in einer Zeit, in der man die meisten Krankheitserreger noch gar nicht mikroskopisch beobachten konnte. Seine Postulate setzen voraus, daß eine virale Einheit isoliert werden konnte. „HIV" scheitert demzufolge, bevor man überhaupt anfangen kann, sich um die Postulate zu kümmern, denn es ist ja nicht isolierbar.

Aber auch wenn man es isoliert, von allem anderen getrennt hätte, dann müßte man zeigen, daß es sich vermehren läßt, infektiös ist und krankheitsauslösend wirkt. Folgende biologischen Experimente sind bei Viren anzuwenden: Das Virus sollte sich in dafür geeigneten Zellen vermehren und daraus wieder isolieren lassen. Das vermehrte Virus muß mit dem Ausgangsvirus identisch sein. Damit hätte man bewiesen, ein infektiöses Virus „in der Hand" zu haben. Bei den Retroviren und beim HIV war dies bislang nicht möglich, da nichts isoliert werden konnte. Aus den indirekten Nachweisen mit Hilfe der Reversen Transkription (RT) auf die Existenz dieser Viren zu schließen, das kann man nicht mit der Erfüllung der Kochschen Postulate gleichsetzen!

Die Kochschen Postualte im einzelnen:

1. Der Erreger muß in allen für ihn charakteristischen Krankheitsfällen nachweisbar sein.

2. Der Erreger muß sich aus dem erkrankten Organismus isolieren und in Reinkultur züchten lassen.

3. Dieser isolierte und in Reinkultur gezüchtete Erreger muß im Tierversuch das gleiche Krankheitsbild erzeugen.

4. Dieser isolierte und in Reinkultur gezüchtete Erreger muß bei den infizierten Tieren nachweisbar sein.

Und wie sieht es mit der Erfüllung der Kochschen Postulate in der Retrovirolgie im einzelnen aus?

Postulat 1: Robert Gallo konnte das, was er als „Isolation" von „HIV" (damals HTLV III) bezeichnete, nur bei einem Drittel seiner AIDS-Kranken erfolgreich durchführen. Das heißt, die als HIV bezeichneten Partikel waren nur bei einem Drittel der AIDS-Fälle „nachweisbar". Und diese Quote sieht bis heute nicht besser aus.

Postulat 2: Elektronenmiskroskopische Darstellungen des hoch gereinigten „HIV", wie sie für die allermeisten Viren vorliegen, sind in der Wissenschaftsliteratur nicht zu finden. Kultivierung, die „Anzucht" von „HIV", wird nicht über Feststellung der zahlenmäßigen Vermehrung in einer vorher nicht infizierten Zellkultur mit zuvor isolierten Erregern festgestellt. Statt dessen werden den behaupteten Viruspartikeln samt dem Lymphgewebe, in dem sie enthalten sein sollen, körperfremde Stimulantien sowie Krebszellen zugemischt. Wenn dann die an sich unspezifische „Reverse Transkription" festgestellt wird, gilt dies als Beweis für die Vermehrung von Retroviren. Doch das ist kein akzeptabler Ersatz für eine echte Kultivierung wie oben gefordert.

Auch die Postulate 3 und 4 sollten möglichst noch virusspezifisch erfüllt werden. Da aber „HIV" in der Theorie nur beim Menschen Krankheiten auslösen, möchte ich ausnahmsweise nicht so streng mit den „HIVologen" sein und ihnen nachsehen, daß sie mit ihrem „Humanen Immunschwäche-Virus" keine Tiere infizieren können.

Insgesamt, was die Erfüllung von Kochs Forderungen angeht, muß festgestellt werden, daß für das „HIV" kein einziger Punkt erfüllt ist.

Ich möchte keinesfalls behaupten, daß indirekte Nachweisverfahren generell unstatthaft sind. Aber ein Virus behaupten zu können, ohne irgendetwas festzustellen, das spezifisch und zweifelsfrei auf ein Virus hinweist, das deutet darauf hin, das diese beteiligten Wissenschaftler primär vom Wunschdenken angetrieben werden und sich die Wirklichkeit dann so zurechbiegen, bis diese die Umsetzung ihres Wunschdenkens nicht länger behindert.

5. Der Fall Prof. Helga Rübsamen-Waigmann

– Kurzanalyse ihrer „HIV-Isolation" –

(Rübsamen-Waigmann et al., Isolation of Variants of Lymphocypatic Retrovirusses From the Periphal Blood and Cerebrospinal Fluid of Patients With ARC or AIDS, Journal of Medical Virology, 19; 335-334 (1986)

Eine sehr interessante Arbeit veröffentlichten Helga Rübsamen-Waigmann und ihre Mitarbeiter. Interessant ist diese Arbeit deshalb, weil ihre HIV-Isolation die absurdeste ist, die man in der Wissenschaftsliteratur finden kann. Ihre angebliche „HIV-Isolation" erfolgte im Frankfurter „Georg Speyer Haus".

Und so gingen sie dabei vor:

1. Sie fanden in 20 AIDS-Patienten „virusähnliche" Partikel. In wie vielen AIDS-Patienten sie keine gefunden hatten, verrät die Publikation nicht.

2. Sie verglichen das Blut der 20 mit „anerkannt HIV-positivem Blut".

3. Sie führten einen Westernblot-Antikörpertest gegen das „HIV"-Protein p24 durch.

4. Sie benutzten den DNA-Reparaturmechanismus „Reverse Transkription" als Ersatznachweis für eine Viruskultivierung.

5. Schließlich photographierten sie einen fixierten Ultra-Dünnschnitt und klebten Pfeile auf das Photopapier. Diese Pfeile zeigen auf jene Partikel, welche ungefähr die Größe von Viren haben – letzter Schritt für eine von den Wissenschaftskollegen akzeptierte und publizierte „Virusisolation". Eine „Isolation" per aufgeklebter Pfeile!

Daß diese sogenannte „Isolation" ein Konglomerat aller möglicher Partikel und Zellfragmente zeigt, scheint ein in der Retrovirologie übliches Vorgehen zu

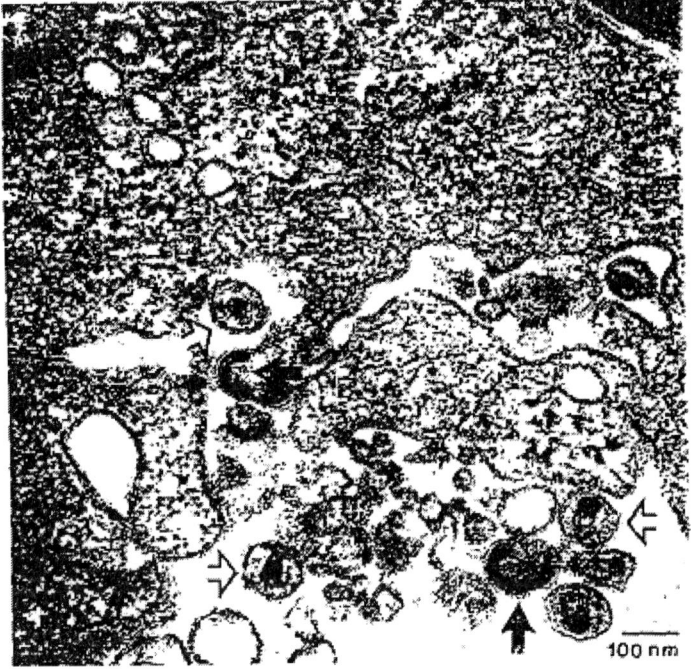

Fig. 2. Electron micrograph of an ultrathin section of cultured PBL infected with isolate 5. Extracellular virus particles show the characteristic morphology of LAV/HTLV-III (open arrows) and viruses budding from the cytoplasmic membrane (solid arrows). The bar corresponds to 100 nm.

sein. Ansonsten wäre diese Arbeit wohl nicht veröffentlicht worden.

In Rübsamen-Waigmanns Arbeit fehlen folgende unabdingbare Beweise dafür,

- daß die gefundenen Partikel in allen AIDS-Patienten nachweisbar sind
- daß sie in gesunden Menschen nicht vorkommen
- daß sie infektiös und vermehrungsfähig sind
- daß sie ein krankheitsauslösendes Potential haben

6. Was das RKI über das Problem HIV-Isolation weiß, aber der Öffentlichkeit vorenthält

Auch für Dr. Marcus vom RKI stellen die Gemisch-Fotos offenbar „isoliertes HIV" dar. Nachfolgend finden sie einen Ausschnitt aus einem Brief von Dr. Marcus. Er beantwortet eine Anfrage von Karl Krafeld vom 14.2.95 an die Bundeszentrale für Gesundheitliche Aufklärung. Krafeld wollte wissen, wo er das Photo eines isolierten HIV finden könne, das den Standards der klassischen Virologie, nicht dem zweifelhaftem Standard der „HIVologie" entspricht.

RKI

Dr. Marcus

Geschäftszeichen: FG 415/um-HIV-AIDS 25 00 94-53   9. März 1995

Betr.: Ihr Schreiben an die BzgA vom 14.02.95

Sehr geehrter Herr Krafeld,

zu Ihrer ersten Frage: Fotografien der isolierten Viren finden sich sowohl in der Science-Veröffentlichung von Montagnier et al. aus dem Jahre 1983 als auch in den Publikationen von Gallo et al. aus dem Jahre 1984 (siehe beiliegende Kopien). Ich möchte Sie darauf aufmerksam machen, daß ich für diese Art von Beschäftigungstherapie weder Bedarf noch Verständnis habe -ich kann meine Zeit mit sinnvolleren Tätigkeiten verbringen als in alten Zeitschriften zu wühlen.

Dr. Ulrich Marcus

(Anlagen)

Das nächste Bild zeigt genau das Photo aus Montagniers Publikation, das Dr. Marcus seinem Schreiben beifügte.

Da das RKI in Person von Dr. Marcus kein isoliertes Virus vorweisen kann, irreführend aber einen „dicken Brocken mit kreisrunden Partikeln" als solches verkauft, muß hier von bewußter Irreführung ausgegangen werden.

Daß das RKI sehr wohl weiß, daß die Partikel neben dem dicken Brocken keine HI-Viren sind, offenbarte der „AIDS-Koordinator" am Dortmunder Gesundheitsamt im Interview mit „AIDS-Dialog NRW. Diese Publikation ist eine „AIDS"-interne Zeitschrift, Gesundheitsämter und auch „AIDS-Hilfen" beziehen sie.

Während das RKI (s.o.) darauf insistiert, daß es Photos des isolierten „HIV" gäbe, gibt Georg Bühmann, „AIDS"-Koordinator beim Gesundheitsamt der

Das einzige elektronenmikroskopische Foto in der Publikation von Montagnier zeigt kleine kreisrunde Partikel und den Teil eines "dicken Brocken", jedoch keine von Fremdbestandteilen gereinigten (=isolierten) Viren!

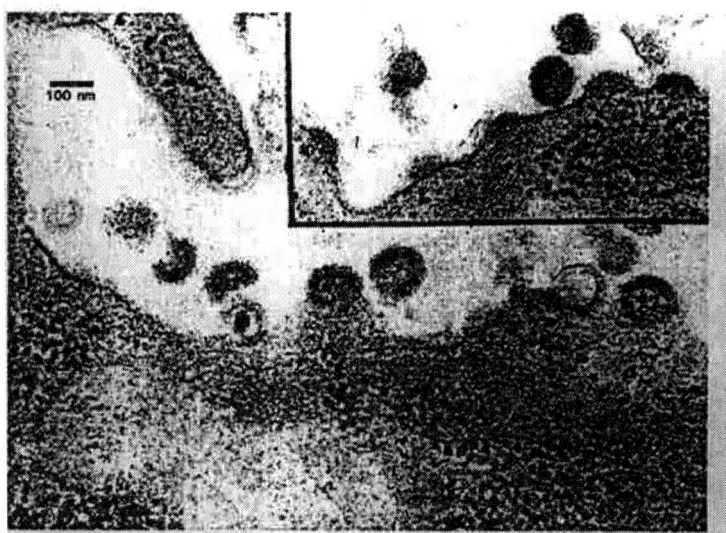

Fig. 2. Electron microscopy of thin sections of virus-producing cord lymphocytes. The inset shows various stages of particle budding at the cell surface.

Stadt Dortmund, zu, daß ihm das RKI keine solche Quelle nennen konnte. Im folgenden Textausschnitt heißt es wörtlich, das die von Krafeld geforderten Beweise: „nur sehr schwierig zu erbringen sind". Das heißt: die Photos gibt es nicht, sonst hätte er ja einfach etwas gesagt, wie: „Die Fotos sind hinlänglich bekannt und finden sich in folgenden Publikationen."

Wer lügt hier? Das RKI oder Bühmann, der sich ja vorher beim RKI nach solchen Nachweisen erkundigte?

AUS: „AIDS-Dialog NRW"

„AIDS – Ein medizinischer Irrtum?"

Aids sei keine Infektionskrankheit, behaupten nachdrücklich selbsternannte Experten in Dortmund – Ein Gespräch mit dem Aids-Koordinator der Stadt Dortmund Georg Bühmann:

Frage: Anfang der 90er Jahre fand der „Kampf" von Prof. Dr. Peter Duesberg gegen die – wie er sie zu nennen pflegt – „Aids-Lüge" nicht nur in den Medien sondern auch bei einigen Betroffenen Gehör. Danach wurde es wieder ruhig. Was ist jetzt los in Dortmund?

Antwort Georg Bühmann: *Herr Duesberg hat Anhänger und Nachfolger in Dortmund gefunden, die sich in Dortmund zur „Initiative Medizin und Menschenrechte zusammengeschlossen haben. Ihrer Ansicht nach ist Aids keine durch den Hl-Virus ausgelöste Immunschwächekrankheit, sondern die Folge einer Streßüberlastung im Immunsystem, die durch andauernd fortgesetzte Entzündungsreaktionen ausgelöst werden. Auslöser für diese Streßüberlastung sind z.b. eine ausschweifende Lebensweise, ungeschützter Analverkehr, Verunreinigungen beim Drogengebrauch und der Gebrauch von Sulfonamiden (z.b. TMP/SMX oder Bactrim) zur Bekämpfung von Geschlechtskrankheiten. Das naturwissenschaftliche Fundament hierzu liefert Dr. Stefan Lanka. Argumentativ sehr geschickt stellt er die gesamte HIV-Theorie in Frage. So lägen bis heute z.b. keine schlüssigen und zweifelsfreien Beweise für die Existenz des Hl-Virus vor. Ebenso sei nicht nachgewiesen, daß es sich bei Aids um eine Infektionskrankheit handelt, daß und wie Hl-Viren das Abwehrsystem zerstören.*

Unterstützung hat das Gesundheitsamt sich fachlich beim Robert-Koch-Institut in Berlin geholt. Dort sind Dr. Lanka und Kollegen bereits hinreichend bekannt. Ihre Ansichten sind jedoch nicht leicht zu widerlegen, da die verlangten Beweise nur sehr schwer zu erbringen sind. Die von Dr. Lanka z.B. geforderte fotografische Aufnahme eines Hl-Virus ist aufgrund der sehr geringen Konzentration des HI-Virus technisch sehr schwierig. Der epidemiologische Beweis, daß HIV Aids verursacht, ist theoretisch angreifbar und die vorliegenden Studien, die eine Faktorenkette von der Infektion bis zur Erkrankung nachweisen, reichen nicht, um diese Kritiker verstummen zu lassen. (...)"

Kontakt: Georg Bühmann
Aids- und Sexualberatungsstelle,
Tel.: 023 1/50-23601 o. -23643
Gesundheitsamt, Hövelstr. 8, 44137 Dortmund

7. Der Blutuntersuchungsausschuß des Deutschen Bundestages über den „HIV-Entdecker" Robert Gallo

In der Öffentlichkeit ist die Tatsache wenig bekannt, daß der seit 1984 gefeierte Robert Gallo in Wissenschaftskreisen eine höchst umstrittene Figur ist. Viele Kollegen werfen ihm geistigen Diebstahl vor.

Der Bluteruntersuchungsausschußbericht des deutschen Bundestages (Dokument 12/8591, Seiten 59-62) beschäftigte sich ausführlich mit der Entdeckung des HIV und der Rolle von Robert Gallo. Es folgen verschiedene wörtliche Wiedergaben des Berichts, unterbrochen von einigen Kommentaren meinerseits:

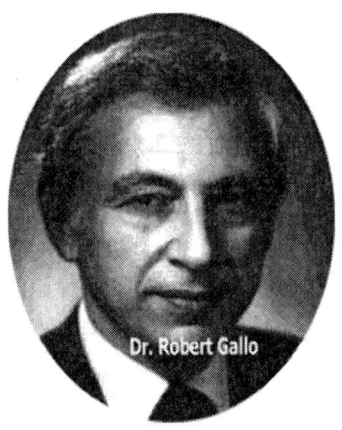

„Im April 1983 behauptete Dr. Gallo vom Nationalen Krebsinstitut, Bethesda, USA, daß [von ihm vor Jahren schon entdeckte] *menschliche T-Zell-Leukämieviren (HTLV) als Ursache von AIDS in Frage kommen. Die Zahl der erfolgreichen Isolierungen aus AIDS-Patienten war jedoch sehr gering. In einer im Mai 1983 erschienenen Publikation der CDC in der MMWR wurde die Theorie, daß HTLV I oder II die Ursache von AIDS sein konnte, mit großer Vorsicht behandelt. (...)"*

Gallos erster Anlauf, Entdecker des „AIDS-Virus" zu werden, war also gescheitert. Seine offerierten Viren wurden nicht akzeptiert. Also bediente er sich beim Konkurrenten Luc Montagnier und dessen „LA-Virus" (lympadenopathy-associated virus; Virus im Zusammenhang mit Lymphknotenerkrankungen).

„Aufgrund der genetischen Variabilität der menschlichen Immundefizienz-Viren (HIV), wie die AIDS-Viren später wegen der Auseinandersetzungen der Gruppen Montagnier und Gallo um das Erstentdeckungsrecht genannt wurden, können Isolate aus verschiedenen Personen genetisch nicht identisch sein. Dies war aber bei LAV 1 und HTLV III der Fall, womit bewiesen war, daß das Labor Gallo das französische Isolat kultiviert und publiziert hatte. Es war ihnen Monate zuvor von Montagnier zum Zwecke der Charakterisierung und Bestätigung zugesandt worden."

Auf Seite 63 finden wir den Beleg, daß Gallo die Forschungen Montagniers, dessen „Virus" er später unter seinem eigenen Namen patentieren würde, zu diffamieren und diskreditieren versuchte:

„(...) in dem er die französischen Ergebnisse hart angriff und als Laborartefakte [künstlich erzeugte, virtuelle Phänomene] *bezeichnete. (...) Dies verhinderte ebenfalls, daß frühzeitig aufgrund der Annahmen der französischen Virusforscher ein Testverfahren zur Erkennung der Antikörper entwickelt wurde."*

Der Bluteruntersuchungsausschußbericht kommt zu dem Schluß, daß Gallo, wohl um die „Jagd nach dem Virus" nicht zu verlieren, ganz gezielt Montagniers Ergebnisse diskreditierte und die Entwicklung von Tests durch sein Verhalten verzögerte.

Seite 62: *„Im Laufe des Jahres 1983 erschienen mehrere ausführliche Beiträge der französischen Wissenschaftler auf mehreren Konferenzen, z. B. in Neapel, in Cold Spring Harbour und in Tokio, in denen das neue Virus detailliert beschrieben wurde und wo gezeigt wurde, daß es auch von Patienten mit AIDS und von Menschen der verschiedenen AIDS-Risikogruppen isoliert werden konnte (vgl. 2.2.3.2.1.8).*

Dr. Francis bekräftigte bei seiner Vernehmung als Sachverständiger vor dem Untersuchungsausschuß, daß die CDC 247 Proben von Patienten u. a. an das Pasteur-Institut geschickt hatte und deren Ergebnisse durch die Untersuchungen der französischen Forschergruppe bestätigt wurden. Daß diese Ergebnisse nur auf Konferenzen vorgetragen wurden und nicht als ordentliche Publikation in einer angesehenen Wissenschaftszeitschrift erschienen, lag daran, daß eine Arbeit der französischen Arbeitsgruppe von den Gutachtern der Zeitschrift „Nature" über ein Jahr zurückgehalten wurde.

Dr. Donald Francis berichtete vor dem Untersuchungsausschuß, er habe über die Untersuchung der an das Pasteur-Institut und das Labor von Dr. Gallo geschickten Blutproben ein Manuskript verfaßt, gegen das Dr. Gallo förmliche Änderungswünsche im Detail erhoben habe, die dann die gesamte Publikation unmöglich machten."

(...) Dies verhindert ebenfalls, daß frühzeitig aufgrund der Annahmen der französischen Forscher ein Testverfahren zur Erkennung der Antikörper entwickelt wurde."

Der von der US-Gesundheitsministerin Heckler 1984 als Entdecker des „AIDS-Virus" hofierte Gallo scheint also nichts weiter als ein Dieb und Wissenschaftsbetrüger zu sein.

Konsequenzen aus Gallos Diebstahl wurden nur bezüglich der Rechte am „HIV" gezogen. Das HIV-Modell selbst wurde niemals in Frage gestellt. Weil Gallo allerdings widerrechtlich die Kulturen von Montagnier benutzt hatte, wurde der Erlös aus dem HIV-Patent zwischen Franzosen und Amerikanern Jahre später brüderlich geteilt. Erst nach der Virusverkündung einigten sich die beiden Gruppen auf eine identische Sequenz der „Genstruktur von HIV", was seitdem keiner Forschergruppe beim HI-Virus mehr gelungen ist. Auch nicht, wenn sie identisches Material aus der gleichen Kultur benutzten. Man sagt dann, das Virus mutiere zu oft und zu schnell. Mit dem Mutieren kann es allerdings erst nach der Einigung auf die eine Genstruktur in Jahre 1985 angefangen haben. In den 6 Monaten zwischen Montagniers und Gallos Veröffentlichungen, in der Zeit bis zur Einigung auf die „HIV-Genstruktur", muß es sich mit dem Mutieren aber ausnahmsweise zurückgehalten haben.

Gallo verlor zwar das Patent am „HIV-Test", aber durch seinen Diebstahl entstand erst das tödliche „Virus". Denn Montagnier hatte immer wieder behauptet, ein Virus gefunden zu haben, daß ein Co-Faktor für die Entstehung von „AIDS" sein *könnte*. Für Gallo war es stets die alleinige Ursache der tödlichen Infektionskrankheit „AIDS". Während Gallo aber behauptete, sein Virus töte Lymphzellen, reichte er beim Patentamt Washington eine lebende, infizierte Zellkultur aus einer Linie ein, die bis heute in vielen Pharmalabors verwendet wird. Und weil sie nicht gestorben sind, werden diese Kulturen, infiziert mit dem tödlichsten Virus der Geschichte der Menschheit, auch heute noch verwendet, vermehrt und kloniert. Auch hier bitte ich um Ihr Verständnis, daß ich nicht erklären kann, warum dieser fundamentale Widerspruch niemandem auffällt.

Mal ganz nebenbei: Montagniers Antrag auf Patentierung seines „LAV" verstaubte monatelang in einer Schublade des Washingtoner Patentamtes. Später hieß es, Montagniers Antrag sei „versehentlich" nicht bearbeitet worden. Gallos Partikel aber wurde schon einen Tag später patentiert, nachdem die US-Gesundheitsministerin Margret Heckler der versammelten Weltpresse Gallo als „den Mann, der mit großer Wahrscheinlichkeit das „AIDS-Virus" gefunden hat", vorgestellt hatte. „Ein großer Tag, der die Überlegenheit unserer Wissenschaft unter Beweis stellt".

Der Jurist Prof. Phillip E. Johnson (University of California, Berkeley; http://www.arn.org/arn/johnson/johome.htm) hat die Vorgänge damals genau beobachtet. Er hat eine Erkärung, warum sich Gallos Idee 1984 durchsetzte:

„Die HIV-Wissenschaft hat wie die kalte Fusion mit einer Pressekonferenz von Wissenschaftlern begonnen, welche sich Ruhm und Forschungsgelder erhofften. Der Unterschied war nur, daß keine weiteren Untersuchungen erfolgten, um die Entdeckung der kausalen Rolle des „AIDS-Virus" zu verifizieren. Heute ist klar, daß damals kein Beweis für die Verursachung von AIDS durch HIV erbracht wurde, weder auf der Pressekonferenz von Dr. Robert Gallo im April 1984, noch in den vier Artikeln, die sein Team einen Monat später in „Science" veröffentlichte. Alles, was Gallo präsentieren konnte, war, daß er in vielen, aber nicht in allen AIDS-Patienten Antikörper gegen ein Retrovirus gefunden hatte, welches er dann HTLV-III nannte. (...) In einer normalen wissenschaftlichen Umgebung wären alle diese Punkte monatelang in Konferenzen und Journalen diskutiert worden, bevor man sich auf HIV als Ursache von AIDS festgelegt hätte. Gallos Logik war wie folgt: „Wir haben Antikörper gegen ein zuvor unbekanntes Virus in vielen AIDS-Patienten gefunden; deswegen verursacht dieser Retrovirus auch all diese verschiedenen Krankheiten, welche wir nun AIDS nennen." Warum merkten die anderen Wissenschaftler nicht, daß diese Argumentation grotesk war?

Es kann keine Entschuldigung für solch ein professionelles Fiasko geben, aber es gibt Umstände, die es teilweise erklärlich machen können. Wissenschaftler gehen üblicherweise davon aus, daß die in wissenschaftlichen Journalen wie „Science" veröffentlichten Arbeiten einer kritischen Prüfung unterzogen werden. In diesem Fall sind die Artikel aber mit Eile zur Veröffentlichung getrieben worden. Diese Eile entsprach den spürbaren Bemühungen der Gesundheitsbehörden und sie entsprach der Notwendigkeit, verlorenes Ansehen zurückzugewinnen, wegen der Erstisolierung des Virus durch die Franzosen, die eine Probe vertrauensvoll Dr. Gallo zugesandt hatten. Nachdem die Entdeckung des „AIDS-Virus" verkündet worden war, wurde das Rennen um ein Heilmittel oder einen Impfstoff, Forschungsgelder und Ruhm in Aussicht, eröffnet. Für die Widerlegung der offiziellen Theorie wurden keine Gelder bereitgestellt.

Hätte jemand versucht, die Rolle des Virus bei AIDS zu überprüfen, dann hätte er wegen der Verschwendung wertvoller Zeit, die für die Suche nach dem Heilmittel besser hätte eingesetzt werden können, wie ein Narr dagestanden. Hätte ein Forscher ernsthafte Gründe gefunden, die Theorie anzuzweifeln, hätte er keinen Ruhm, sondern den Zorn enttäuschter Kollegen geerntet. (...)

Die HIV-Theorie hat sich deswegen so schnell durchgesetzt, weil sie das AIDS-Mysterium so löste, wie es jeder der großen Mitspieler haben wollte. Virologen wie Dr. Gallo, die bei der Suche nach Krebsviren versagt hatten, hatten nun garantierte Forschungsgelder für Jahre. Epidemiologen am CDC (Centers for Disease Control) erlangten wieder Aufmerksamkeit und Prestige. Die Reagan-Administration konnte, nachdem sie angesichts der „Pandemie" wegen angeblicher Tatenlosigkeit in Zugzwang war, auf einen durchschlagenden Erfolg verweisen und die schnelle Entwicklung eines Impfstoffes versprechen. Die Organisationen der AIDS-Patienten konnten auf ein Heilmittel hoffen und ihnen wurde versichert, daß nicht ihr Lebensstil, sondern ein neuer Virus an ihrem Zustand Schuld sei. Pharmakonzerne, allen voran Burroughs Wellcome [jetzt GlaxoWellcome, der Hersteller von AZT] standen bereit, ihr Glück zu versuchen. Keiner hatte Grund zu zweifeln."

Soweit Prof. Johnson.

Seltsamerweise ist Robert Gallo trotzdem einer der meistdekoriertesten Wissenschaftler des 20. Jahrhunderts. Nur das Nobelpreiskomitee erwies sich bislang als resistent gegen ihn. Nicht aber die Paul-Ehrlich-Stiftung, unter dem Vorsitz von Prof. Meissner (Goethe-Universität, Frankfurt) und unter maßgeblicher Beteiligung des langjährigen Gallo-Freundes Prof. Reinhard Kurth (RKI) verlieh sie dem Wissenschaftsbetrüger Gallo 1999 den höchsten deutschen Medizinpreis.

Presseinfo der PAUL-EHRLICH-STIFTUNG
10. AUGUST 1998

Paul Ehrlich- und Ludwig Darmstaedter-Preisträger 1999: Robert Gallo

FRANKFURT. Dr. Robert Gallo, einer der Entdecker des HI-Virus, wird mit dem Paul Ehrlich- und Ludwig Darmstaedter-Preis 1999 ausgezeichnet. Der Direktor des Institute of Human Virology der Universität Maryland, Baltiaore, USA, erhält den mit 120.000 Mark dotierten Preis für seine Entdeckung humaner exogener Retroviren. (...)

Erstmals fanden Robert Gallos Forschungsarbeiten große Anerkennung, als er Interleukin-2 entdeckte, das die in vitro-Kultivierung von humanen T-Lymphozyten ermöglichte. Dies führte zu der Entdeckung humaner T-Zell Leukämie-Viren (HTLV-I und -II). Sie verursachen bestimmte Leukämieformen und waren die ersten isolierten exogenen Retroviren des Menschen. Diese grundlegenden Arbeiten ermöglichten es, daß Gallo als einer der Entdecker des menschlichen Immunschwächevirus HIV, des Erregers von AIDS, in die Geschichte einging. 1984 entwickelte Robert Gallo als erster einen Test, mit dem im Blut von Patienten Antikörper gegen das HI-Virus festgestellt werden konnten. Dieser einfache indirekte Nachweis von HIV-Infektionen ist insbesondere für das Blutspendewesen essentiell, da er die Übertragung von HIV-infiziertem Spenderblut verhindert. Auch auf dem Gebiet der Pathogenese des Kaposi-Sarkoms hat Robert Gallo Pionierarbeit geleistet. Er entdeckte das humane Herpesvirus-B, den Erreger von Ringelröteln. In jüngster Zeit konnten Gallo und seine Forschergruppe Chemokine nachweisen, die von CD8 T-Lymphozyten sekretiert werden, zelluläre Co-Rezeptoren blockieren und damit HIV-Infektionen verhindern.

Dr. Robert Gallo ist ein weltweit angesehener Virologe und Molekularbiologe, führend in der Erforschung der Ätiologie, Pathogenese und Molekularbiologie von Krebs und Immundefizienz verursachenden Viren. Er hat eine naturwissenschaftliche Ausbildung absolviert und ist approbierter Arzt.

Nachdem Robert Gallo 23 Jahre lang das Labor für Tumorzellbiologie beim National Cancer Institute der USA geleitet hatte, wurde er 1995 Direktor des neuen Instituts für Humanvirologie an der Universität Maryland in Baltimore."

Der Preis war u.a. vom Bundesministerium für Gesundheit (BMfG) gestiftet worden. Gesundheitsministerin Fischer war per Einschreiben/Rückschein über die gesamte Kritik an Gallo informiert, der o.g. Bundestagsbericht war ihr per Einschreiben zugegangen. Sie hielt dann aber trotzdem eine Jubelrede auf Gallo. Diverse Dienstaufsichtsbeschwerden gegen den Regierungsangestellten Prof. Kurth, der die Verleihung durchgesetzt hatte, wurden abgeschmettert, ohne inhaltlich auf die Vorwürfe einzugehen.

Rede der Ministerin Fischer vom 14.3.99 anläßlich der Verleihung des PAUL-EHRLICH-PREISES an ROBERT GALLO

Sehr geehrte Damen und Herren,

im Namen der Bundesregierung möchte ich Sie ganz herzlich zur Verleihung des Paul-Ehrlich und Ludwig-Darmstaedter-Preises hier in der Paulskirche in Frankfurt begrüßen.

Die Verleihung von Preisen gehört zu den besonders schönen Aufgaben, die einer Ministerin zuteil werden. Dies gilt insbesondere dann, wenn ein international renommierter Wissenschaftler mit einem der höchsten Medizinpreise, die in der Bundesrepublik Deutschland vergeben werden, gewürdigt wird.

(...) Neben den wichtigen Entdeckungen auf dem Gebiet der Tumorvirologie ist der Name von Robert Gallo beim Blick auf sein bisheriges Lebenswerk unstreitig mit der Erforschung von HIV verbunden. Wir verdanken Professor Gallo die Idee, daß die erworbene Immunschwäche AIDS von einem Retrovirus verursacht wird.

> **Zur Erinnerung aus dem Bluteruntersuchungsausschußbericht:**
>
> „(...) [Es] können Isolate aus verschiedenen Personen genetisch nicht identisch sein. Dies war aber bei LAV 1 und HTLV III der Fall, womit bewiesen war, daß das Labor Gallo das französische Isolat kultiviert und publiziert hatte. Es war ihnen Monate zuvor von Montagnier zum Zwecke der Charakterisierung und Bestätigung zugesandt worden."

Seine Entdeckung der effizienten Vermehrung von HIV in bestimmten Zellkulturen ermöglichte bereits 1984 die Entwicklung eines Testes zum Nachweis einer HIV-Infektion über Antikörper. Dies hat eine relativ schnelle Entwicklung von Präventions- und Therapie-Strategien zur Bekämpfung von AIDS möglich gemacht.

> **Zur Erinnerung aus dem Bluteruntersuchungsausschußbericht:**
>
> „Dies verhindert ebenfalls, das frühzeitig aufgrund der Annahmen der französischen Forscher ein Testverfahren zur Erkennung der Antikörper entwickelt wurde."

Ich bin sicher, die wissenschaftlichen Erfolge von Prof. Gallo sind für viele Wissenschaftler Ansporn und Herausforderung. Dafür haben wir ihm in herausragender Weise zu danken. Ich freue mich, daß Herr Prof. Gallo, der weltweit angesehenen Virologe und Molekularbiologe auf dem Gebiet der Ätiologie und Pathogenese von Tumorviren, in diesem Jahr mit dem Paul Ehrlich- und Ludwig Darmstaedter-Preis ausgezeichnet wird.

Laudatio

auf Herrn Prof. Dr. ROBERT GALLO, gehalten von Prof. KURTH

Mit der Verleihung des Paul Ehrlich- und Ludwig Darmstaedter-Preises ehren wir heute einen der produktivsten und prominentesten Wissenschaftler in der medizinischen Forschung dieses Jahrhunderts: Professor Dr. Robert C. Gallo. (...)

Paul Ehrlichs wissenschaftliche Leistung ist charakterisiert durch prophetische Erkenntnisse und rastlosen Fortschritt, wodurch es ihm gelang, die Wissenschaft der Chemotherapie konzeptionell zu etablieren. Auch Paul

Ehrlichs herausragende Entdeckungen und Visionen in der Immunologie (...) bilden die Grundlage für unser heutiges Verstehen immunologischer Funktionen und für weitreichende Entwicklungen in der Pharmakologie und Chemotherapie. Die langfristigen Auswirkungen der Forschungsergebnisse von Dr. Gallo sind noch nicht absehbar. Es ist bereits ein gutes und ermutigendes Zeichen, daß die Erkenntnisse und Konsequenzen, die sich aus Prof. Gallos wissenschaftlichen Arbeiten ableiten lassen, bereits jetzt zu einer Vielzahl neuer Entdeckungen und praktischer Fortschritte in der Medizin geführt haben.(...)

Gegen Ende seiner Rede verglich Kurth Robert Gallo mit Paul Ehrlich, der sich viele Jahrzehnte nach seinem Tod nicht dagegen wehren konnte, daß ein nach ihm benannter Preis an Gallo vergeben wurde. Kurth sagte in einer Rede wörtlich, „in ihrem Bestreben, Menschen zu helfen und in ihrer Aufrichtigkeit sind Robert Gallo und Paul Ehrlich durchaus vergleichbar."

Die FAZ schrieb dazu am nächsten Tag ungewöhnlich kritisch und überaus trocken: „Am Schluß wagt Kurth einen Vergleich zwischen Paul Ehrlich und Robert Gallo (...) Paul Ehrlich hätte mehr Respekt verdient!"

Interessanterweise hatte Kurth vor der Verleihung gegenüber dem Stiftungspräsidenten Prof. Meissner behauptet, neueste wissenschaftliche Arbeiten würden die Vorwürfe gegen Gallo entkräften. Als ich diese wissenschaftlichen Arbeiten von ihm per Einschreiben/Rückschein anforderte, entpuppten sie sich als Zeitungsartikel, die Gallos Sekretariat selbst zusammengestellt hatte. Entweder hat Kurth also gelogen, oder er kann „USA Today", die „BILD"-Zeitung der USA, nicht von einer wissenschaftlichen Arbeit unterscheiden.

8. Die Labortricks von Robert Gallo

Nachdem ich also den Deutschen Bundestag zwecks einer moralisch-ethischen Bewertung der Person Gallos vorausgeschickt habe, möchte ich nun sowohl auf Gallo als auch auf den heutigen Wissenschaftsbetrieb etwas ausführlicher eingehen.

Erwin Chargaff, ein Molekularbiologe der ersten Stunde, Entdecker einiger Grundlagen der heutigen Gentechnologie (beinahe hätte er dafür einen Nobelpreis bekommen), sagte mir im November 1999 in einen Interview in New York folgendes:

„Die meisten Menschen sind sich nicht darüber im klaren, was unsere Naturwissenschaften jetzt sind. Die heutigen Naturwissenschaften sind eine Bran-

che der freien Marktwirtschaft. Sie können nur existieren, wenn sie auch Innovationen zu bieten haben. Es herrscht ein ungeheurer Entdeckungsdruck, weil sie sonst kein Geld bekommen. Sie werden bezahlt für das Versprechen einer glücklichen Zukunft. Dieses Versprechen haben sie noch kein einziges Mal eingehalten, mit Ausnahme von ein paar Medikamenten. (...) Ich glaube, heutzutage wird in Wissenschaftsjournals sehr viel Mist publiziert. Die Arbeiten sind einfach zu kompliziert geworden, deshalb werden sie nicht wiederholt. Das ist eigentlich ein Bruch des Prinzips von Wissenschaft. Ich glaube nicht, daß alle Arbeiten manipuliert sind, aber es gibt auch Studien, die frei erfunden sind. (...)

Ich weiß nicht, wie viele faustische Naturen in die Naturwissenschaften gegangen sind. Zumindest aber die Medizin hat schon immer gewußt, was gut für sie ist."

Wo Wissenschaft nicht der Erkenntnis dient, sondern ein Mittel zum Zwecke der Erlangung von Ruhm und Wohlstand ist; wo Diebstahl und Betrug nicht geahndet werden, sind übersteigertem Ehrgeiz und unsauberem Arbeiten Tür und Tor geöffnet. Denn hier ist nicht mehr die Suche nach wahrhaftigen Erkenntnissen das Ziel, sondern wirtschaftlicher Profit und persönlicher Ruhm. Wem es gelingt, basierend auf windigen, aber wissenschaftlich akzeptierten Fehlhypothesen wie der Spezifität der Reversen Transkription für Retroviren, eine vermarktbare Idee zu entwickeln, dem winken wissenschaftlicher Ruhm und materielle Güter. Warum Wissenschaftler mitunter Beweise vortäuschen und hoffen dürfen, daß die Ergebnisse ihrer „Forschung" akzeptiert würden, liegt nicht nur an Geldgier, sondern auch an essentiellen Existenzängsten. Wissenschaftler, besonders in den USA, sind stark von privaten Fördermitteln abhängig, die sie akquirieren müssen. Nur so bekommt man eine eigene Abteilung, finanziert sein bestehendes Institut. Und Gelder bekommt man nur, wenn man publiziert, zitiert wird, etwas Neues (er-) findet.

Gallos damaliges Labor für Tumorzellbiologie beim National Cancer Institute der USA kostete mehrere Millionen Dollar pro Monat an öffentlichem Geld. Angesichts der Kürzungen in der Krebsforschung Anfang der 80er Jahre stand er unter großem Rechtfertigungsdruck für den Sinn seiner Arbeit. Er war schon seit zehn Jahren auf der vergeblichen Suche nach infektiösen, krebsauslösenden Retroviren.

Seine Schwester war als Kind an Leukämie gestorben, und Robert wollte wahrscheinlich deshalb Krebsforscher werden. Beim „Nachweis" seines „HL23V" verwandte Gallo, genauso wie er es später beim HIV tun sollte, lediglich Antikörperreaktionen, um „nachzuweisen", welche Partikel in den Kulturen auf ein Virus zurückzuführen seien[53,54]. Doch „HLV23" war ein großer Mißgriff. Es gab kein „HL23V-Retrovirus". Die „Daten" von Gallo entpuppten sich als heiße Luft[51]. Nicht einmal Gallo spricht mehr vom HLV23.

1980 berichtete Gallo von der Entdeckung eines anderen Retrovirus. Es handelte sich wiederum um dieselbe Art von Daten, die er von Leukämie-Patienten gewonnen hatte, und dieses Mal nannte er es HTLV-I. Er behauptete, es verursache eine besondere, sehr seltene Art Leukämie, die Gallo jetzt „Adult T4-Cell Leukaemia" (T4-Zellen-Leukämie bei Erwachsenen) nannte. Er fand diese angeblichen Viren in einigen Japanern und wies sie über Antikörper nach. Die Infektiosität, das krankheitsauslösende Potential und die virale Identität dieser Viren wurde niemals nachgewiesen. Daher ist es Gallo wahrscheinlich lediglich gelungen, genetische Veränderungen in den Opfern der Atombombenabwürfe nachzuweisen und als „Retroviren" zu patentieren. Diese Erklärung kommt von Prof. Peter Duesberg, einem AIDS-Kritiker der ersten Stunde.

Um seine „Leukämieviren" HTLV-I und HTLV-II bei „AIDS" wegen der Krebsart Kaposi Sarkom ins Spiel zu bringen (die CDC hatte in den USA gerade seine These mit großer Zurückhaltung aufgenommen[75]) schrieb Gallo im September 1983 an Prof. Deinhard, damals *der* deutsche Virologe, einen Brief, aus dem ich zitieren möchte. Alle Welt zitterte damals vor dem neuen Todesvirus, das „AIDS" verursachen sollte:

„Seit einer kürzlichen Europareise mache ich mir darüber Gedanken, daß einige Leute den Eindruck erweckten, ich glaube, AIDS werde durch HTLV verursacht. Ich schreibe an Sie wegen Ihrer zentralen Rolle in der Viruskolonie Europa und hoffe, daß Sie mir dabei helfen können, diesen Eindruck zu zerstreuen, wenn er entsteht. [...] Meiner Ansicht nach kommt eine HTLV-Variante am ehesten in Frage und wenn es das nicht ist, handelt es sich um ein noch unbekanntes Virus. [...] Das von Luc Montagnier beschriebene Virus habe ich nie gesehen und ich vermute, daß er ein Gemisch von zweien haben könnte."[75]

Gallo sieht also im September '83 kein für „AIDS" verantwortliches nachgewiesenes Virus. Außer vielleicht einer Variante seiner eigenen „Retroviren" HTLV I/II. Er hatte, wegen der Kaposi-Sarcom-Erkrankungen einiger „AIDS"-Patienten wohl die Chance gewittert, von Krebs auf „AIDS" umzusteigen, um die Mittel für sein Labor auf dem hohen Niveau des „Kampfes gegen den Krebs" („war against cancer") zu halten. Und hier sind wir wieder beim „Zentralen Dogma der Genetik". Wir erinnern uns: Reverse Transkriptase (RT) galt, vom genetischen Zentraldogma geschützt, als Nachweis für Retroviren! Gallo benutzte die Kulturen seines Konkurrenten, um eine rege Produktion von RT nachzuweisen. Da die Kulturen aber nicht daran dachten, RT in signifikanten Mengen zu produzieren, setzte Gallo neben Hydrocortison und anderen Stimulantien wie Interleukin und Leukämiezellen zu. Er nahm Leukämiezellen, weil die sich besonders häufig vermehren.das reichte, um mehr Reverse Transkriptase produzieren, als es Montagnier vermochte.

RT ist ja ein Reparaturmechanimus der DNA. Man nehme also Zellen von „AIDS-Kranken", gebe geschädigte Zellen (z.b. Leukämiezellen) hinzu und vermische das mit Stimulantien. Jetzt wird sehr viel DNA repariert, und das gilt als Beweis dafür, daß in den Zellen der „AIDS"-Kranken ein Virus am Werke ist!

Montagniers Laborverfahren war übrigens ähnlich, nur hatte er keine Leukämiezellen, sondern Embryonalzellen verwendet. Er kannte nicht die „Nützlichkeit" von Hydrocortison und Interleukin und produzierte zu wenig RT, als daß ihm seine Wissenschaftskollegen sein Virus abgekauft hätten. Beide, Gallo und Montagnier, hatten ihren Versuchsgemischen Substanzen zugesetzt, die im menschlichen Körper gar nicht vorkommen, um einen behaupteten Krankheitserreger durch ein unspezifisches, indirektes Verfahren „nachzuweisen".

Weitere Kritikpunkte bezüglich der „Entdeckung" von „HIV" findet man bei einer genaueren Analyse der Vorgehensweisen von Gallo. Ich bediene mich hier des Auszugs einer Argumentation, die Dr. Heinrich Kremer sowohl in „raum und zeit" (Ehlers Verlag, Dietramszell), als auch in „Continuum" (London) veröffentlichte. Dr. Kremers Referenzen sind in die Referenzliste des Buchautors integriert.

Ausschnitt aus:

„Haben Gallo und Kollegen den AIDS-Test maßgeschneidert manipuliert?
von Dr. med Heinrich Kremer, Dr. Kremers Referenzen sind in die des Buches integriert, s. S. 285 ff

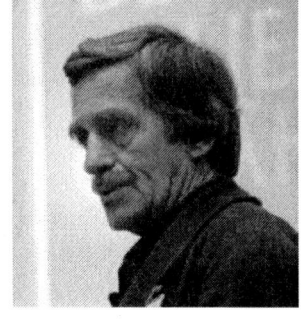

„(...) Gallo und Kollegen haben als ‚Nachweis, Isolation und kontinuierliche Produktion[3]' von „HIV" lediglich mittelbare [nicht direkte] Phänomene wie Reverse Transkription, elektronenmikroskopische Aufnahmen im Ultradünnschnittverfahren und Ansammlungen von Eiweißgemischen an bestimmten Dichtegradienten darstellen können. Diese Phänomene gelten nach den Standardregeln der Virologie nicht als Beweis für die Existenz eines „Retrovirus", da sie auch in Abwesenheit viraler Einheiten unter bestimmten Zellkulturbedingungen produziert werden können.[24-30;31].

Um so dringlicher stellt sich die Frage: Wie haben Gallo et al. in der Zellkultur und im Reagenzglas ein Eiweißgemisch produzieren können, das im „AIDS-Test" als Testsubstrat im Kontakt mit dem Serum von Angehörigen der „Hochrisikogruppen" mit einer gewissen Trefferquote eine Antigen-Antikörper-Reaktion für einzelne Eiweiße zeigte[31]?

Die in einer hochtechnischen Laborsprache geschriebenen Originalpublikationen von Gallo et al. verraten dieses Konstruktionsgeheimnis nicht.

Erst seit 1987, als im gleichen Jahr die Krankheitstheorie „HIV verursacht AIDS" zum Einsatz eines hochgiftigen DNA-Syntheseblockers (Azidothymidin=AZT= Retrovir) als Medikament in der „AIDS-Therapie" geführt hatte, gaben zwei der Forschungspartner von Robert Gallo und Co-Autoren der Originalpublikationen im Science vom 4.5.1984 [3;31-33], Mangalasseril Sarngadharan und Phillip Markham (Mitarbeiter bei Litton Bionetics, Kensington MD, USA), entscheidende Hinweise, mit welchen biochemischen Mitteln Gallo et al. im Labor das Eiweißgemisch, das sie nach selbstdefinierten Konventionen als „HIV-Antigene" bezeichneten, manipuliert haben[28]. Zunächst hatten Gallo et al. Zellmaterial (...) nach den von ihnen selbst definierten Regeln für die Produktion von „Retroviren" laborchemisch bearbeitet. Diese Prozedur erbrachte „von Zeit zu Zeit", aber lediglich vorübergehend[34] die Produktion von unspezifischen Phänomenen als Surrogat für die Existenz eines neuen „Retrovirus". Dann mischten Gallo et al. Lymphozyten von Patienten aus „Hochrisikogruppen" mit besonders teilungsfreudigen Leukämiezellen[3;33]. Dieses Zellgemisch setzten sie der Wirkung bestimmter biochemischer Substanzen aus.

Die Stimulation in vitro konnte erreicht werden durch Mitogene [zellteilungsanregende Substanzen] oder allogene Antigene [hinzugefügte Zellen]. Bestimmte Manipulationen der Kulturbedingungen verbesserten das Ergebnis, beispielsweise die Kokultivation von Patientenzellen mit peripheren weißen Blutzellen, die durch Mitogen stimuliert wurden, von nicht-infizierten Spendern. Die Virusisolation aus kultivierten Zellen wurde gleichfalls wesentlich erleichtert durch Zugabe von Hydrocortison in das Kulturmedium[34].

In Kenntnis des spezifischen Antigen-Autoantikörper-Status der „Hochrisikopatienten" ist es also möglich, in Zellkulturen menschlicher Lymphozyten, kokultiviert mit Leukämiezellen, unter Einsatz spezifischer biochemischer Manipulationen maßgeschneidert eine passende Antigenmischung zum Autoantikörper-Repertoire im Serum von „Hochrisikopatienten" zu triggern.

Der Scheinbeweis, es handle sich bei der Antigenmischung um „retrovirale" Eiweiße, wird dadurch erbracht, daß der Nachweis natürlich vorkommender Reparaturenzyme (Reverse Transcriptasen, besonders zahlreich in Krebs-Zellkulturen zur DNA-Reparatur und Erneuerung der Chromosomenenden produziert, deshalb die Kokultivierung mit Leukämiezellen in der Zellkultur von Gallo et al. [3,33]), sowie der Nachweis von exozytotischen virusähnlichen Partikeln (häufig vorkommende Transportpartikel zum Ausschleusen von Zellmaterial aus mitogen provozierten Zellen) als „Nachweis, Isolation und kontinuierliche Produktion" von angeblichen „Retroviren" fehlinterpretiert wird[30]. Daß es sich bei der sensationellen Entdeckung eines „neuen Retrovirus" durch Gallo et al. tatsächlich um ein Laborartefakt handelt, geht auch aus der ausdrücklichen Feststellung von Gallo et al. hervor, man habe auch „HTLV-I" (isoliert aus T-Zellen von 10 Prozent der AIDS-Patienten) und „HTLV-II" aus der „Retrovirusfamilie" bei „AIDS"-Patienten entdeckt und nachgewiesen [3,33]. Später war von „HTLV-I" und „HTLV-II", isoliert aus T-Zellen von AIDS-Patienten" nie wieder die Rede. Auch sind bei „AIDS-Patienten" keine auffälligen Leukämie-Erkrankungen aufgetreten. Die „Isolation" von „HTLV-I" und „HTLV-II" war ein bloßes Laborprodukt nach den Produktionsregeln von Gallo et al.. Analog gilt diese Feststellung auch für „HTLV-III" (= „HIV").

Gallo et al. haben folglich die Antigenbildung [Antikörperbildung] im Organismus von „Hochrisikopatienten" in der Zellkultur nachgeahmt. Der Unterschied besteht darin, daß in der Zellkultur im Gegensatz zum Organismus von „Hochrisikopatienten" keine Antikörper vorhanden sind, da die B-/Plasmazellen fehlen. Bringt man jedoch das Antigengemisch aus der Zellkultur mit dem Serum von „Hochrisikopatienten" in Kontakt, dann kann es ab einem festgelegten Autoantikörperspiegel zu einer nachweisbaren Antigen-Antikörper-Reaktion kommen. Diese Vorgehensweise ist genau das Prinzip des „Anti-HIV-Antikörper-Tests". Spiegelbildlich binden die artifiziell produzierten Antigene mit den Autoantikörpern, deren Vorhandensein wegen der bekannten [krankheitsauslösenden] Belastungen der „Hochrisikopatienten" zu erwarten war.

Aufgrund der Darstellung der Laborrezepte von Gallo et al., die ihre Labortricks hinter dem Schleier des Patentgeheimnisses versteckt hatten, wird die rational nicht nachvollziehbare Reduktion der Ursache von „AID" auf einen angeblichen neuen infektiösen Erreger[3] und die Bagatellisierung der klinischen Folgen der chronisch-aktiven Hepatitiden durch Gallo et al.[3] als zweckbestimmte Behauptung entschlüsselt.

Offensichtlich mußte ein Erklärungsnotstand postuliert werden, um ein angeblich im National Cancer Institute entdecktes „neues Retrovirus" und ein entsprechendes „Antikörper-Testsystem" unter Patentschutz am Markt etablieren zu können.

Der laborklinische Befund „HIV-positiv", der individuell bei Angehörigen der Hochrisikogruppen abhängig von der Menge und dem persönlichen Reaktionsmuster der Antikörper diagnostiziert werden kann, kann ebenfalls bei Nichtangehörigen der „Hochrisikogruppen" in seltenen Fällen aus sehr verschiedenen Gründen erhoben werden.

Insgesamt jedoch haben sich, im Vergleich zu den horrenden Voraussagen, die Erwartungen von Gallo et al. hinsichtlich der Ausbreitungsdynamik von „HIV" in der realen biologischen Welt nicht erfüllt.

So weit Dr. Kremer in "raum und zeit" (siehe Literaturempfehlungen).

Um die Problematik mit den HIV-Nachweisen noch weiter zu vertiefen, möchte ich hier ein Interview wiedergeben, das Christine Johnson mit Eleni Papadopulos-Eleopulos führte und mir freundlicherweise zur Verfügung stellte.

9. Ist HIV die Ursache von "AIDS"?

Christine Johnson interviewt Dr. Eleni Papadopulos-Eleopulos; Referenzen finden sich am Ende des Buches

(aus „Continuum Magazine" Vol. 5, No. 1, S. 8-19, Ausgabe Herbst 1997, übersetzt von B. Haußer, Im Rauhmaier 1, D-71717 Beilstein.

Eleni Papadopulos hält HIV für nicht nachgewiesen, für nicht existent. In diesem Interview kritisiert sie HIV aus der Sicht der Retrovirologie, nimmt dabei Retroviren als durchaus existent an.

Papadopulos ist Biophysikerin. Sie leitet eine Gruppe von HIV/AIDS-Wissenschaftlern in Perth/ Westaustralien. In den vergangenen mehr als zehn Jahren haben sie und ihre Kollegen viele wissenschaftliche Arbeiten veröffentlicht, welche die HIV/AIDS-Hypothese in Frage stellen. Dieses Interview befaßt sich mit diesen Arbeiten, besonders mit den Ansichten ihrer Gruppe über das AIDS-Virus selbst.

CJ: Eleni, vielen Dank für Ihre Einwilligung zu diesem Interview.
EPE: Keine Ursache.

CJ: Führt HIV zu AIDS?

EPE: Es gibt keinen Beweis, daß HIV zu AIDS führt.

CJ: Warum nicht?

EPE: Aus vielen Gründen. Am wichtigsten: Es gibt keinen Beweis, daß HIV überhaupt existiert.

CJ: Das ist eine ziemlich kühne und unglaubliche Behauptung.

EPE: Das stimmt. Nichtsdestoweniger haben mich meine Forschungen zu dieser Schlußfolgerung geführt.

CJ: Aber haben Montagnier und Gallo nicht das Virus isoliert? Damals in den frühen achtziger Jahren?

EPE: Nein. In den von diesen beiden Forschergruppen in der Zeitschrift Science veröffentlichten Arbeiten findet man keinen Beweis für die Isolation eines Retrovirus von AIDS-Patienten. [1-2]

CJ: Aber sie sagen, sie hätten ein Virus isoliert.

EPE: Es kommt auf die Interpretation der Daten an.[d]

CJ: Vielleicht sollten Sie erklären, wie Sie zu dieser ziemlich radikalen Sicht kommen.

EPE: Ich denke, wir beginnen am einfachsten mit der Frage: „Was ist ein Virus?" Die Antwort lautet ganz simpel: Ein Virus ist ein mikroskopisches Partikel, das sich innerhalb einer Zelle reproduziert...

CJ: Tun das Bakterien nicht auch?

EPE: Sie können es. Aber es gibt einen sehr wichtigen Unterschied: Bakterien sind nicht auf die Replikation innerhalb einer Zelle angewiesen, Viren dagegen sehr wohl. Wissen Sie, was Bakterien aus einer befallenen Zelle oder von einer unbelebten Nahrungs- und Energiequelle aufnehmen, das wird alles innerhalb der bakteriellen Zelle zur nächsten Bakteriengeneration zusammengefügt. So vermehren sich auch unsere menschlichen Zellen. Viren können das aber nicht tun. Das Viruspartikel besteht in Wirklichkeit aus nichts mehr als aus ein paar Proteinen, die um ein Stück RNA oder DNA geschnürt sind, aber ohne die zur Replikation nötige Maschinerie.

CJ: Während also eine Zelle einer Fabrik gleicht, entspricht ein Virus einem Bauplan, der sich eine Fabrik suchen muß?

EPE: Ich kann keinen besseren Vergleich finden.

CJ: Und wie vermehrt sich ein Virus?

EPE: Es muß in eine Zelle eindringen. Dazu verbindet sich die schützende Hülle der Viruspartikel mit der Zellmembran und dann schlüpft das Partikel in die Zelle hinein. Einmal drinnen, wird es mit Hilfe der Zell-Stoffwechselmaschinerie zerlegt. Dann werden mit Hilfe eben dieser Maschinerie getrennte Stücke von neuem Virus synthetisiert. Schließlich werden alle Viruskomponenten zusammengesetzt und die neuen Viruspartikel treten heraus.

CJ: Wo heraus?

EPE: Entweder zerstört das Virus die Zelle oder, wie es bei den Retroviren der Fall ist, die Viruspartikel haben eine friedlichere Weise des Austretens durch Knospung aus der Zellmembran. Aber nicht so bei HIV. Anders als bei Retroviren üblich, wird gesagt, HIV zerstöre die Zellen.

CJ: Gut. Was mit den HIV-Partikeln? Sie behaupten, das seien keine Viren?

EPE: Um die Existenz eines Virus zu beweisen, müssen Sie dreierlei tun. Als erstes Zellen kultivieren und eine Art von Partikeln finden, von dem Sie annehmen, es handle sich um ein Virus. Es ist einleuchtend, daß die Partikel wenigstens einem Virus ähnlich sehen sollten. Zweitens müssen Sie eine Methode finden, wie Sie diese Partikel von allem anderen trennen, also isolieren können. Dann können Sie sie zerlegen und die Bestandteile analysieren. Zum Schluß müssen Sie dann noch beweisen, daß die Partikel getreue Kopien von sich selbst erzeugen kann. Mit anderen Worten: Sie müssen sich replizieren, also vermehren können.

CJ: Kann man nicht einfach durch ein Mikroskop schauen und sagen: Da ist ein Virus in der Kultur?

EPE: Nein, das geht nicht. Darum dreht sich die ganze Virusfrage. Nicht jedes Partikel, der wie ein Virus aussieht, ist auch ein Virus. Man muß beweisen, daß die Partikel, die man als Virus bezeichnet, wirklich Kopien von sich selbst erzeugen können. Keine Replikation – kein Virus. Tut mir leid, aber das ist ein extrem wichtiger Punkt. Niemand, und besonders nicht die Virologen, darf das ignorieren.

CJ: Das erscheint logisch. Ich halte es kaum für möglich, daß man krank wird durch Infektion mit einem Partikel, das sich nicht vermehren kann.

EPE: Genau.

CJ: Was ist dann in der AIDS-Forschung falsch gelaufen?

EPE: Es handelt sich weniger um die Frage, wo die Forschung fehlging. Die Frage lautet eher: Was wurde ausgelassen? Aus irgendeinem unbekannten Grund wurde die jahrzehntealte Methode retroviraler Isolation[6,7], die zum Studium tierischer Retroviren entwickelt wurde, nicht befolgt.

CJ: Jetzt wäre eine nähere Erläuterung über Retroviren angebracht.

EPE: Richtig. Wie Sie wahrscheinlich wissen, soll HIV ein Retrovirus sein. Retroviren sind unglaublich winzige, fast kugelförmige Partikel, die...

CJ: Wie winzig sind sie?

EPE: Hundert Nanometer im Durchmesser.

CJ: Wie winzig ist das?

PE: Ein zehntausendstel Millimeter. Millionen von ihnen würden auf einen Stecknadelkopf passen.

CJ: Wie kann man so etwas Winziges überhaupt sehen?

EPE: Man braucht dazu ein Elektronen-Mikroskop (EM). Damit können wir die Größe und Form retroviraler Partikel erkennen. Sie sind fast rund, haben eine äußere Hülle, die mit Knöpfchen besetzt ist. Diese nagelkopfähnlichen Auswüchse auf dem Virus sind auf Zeichnungen schön zu erkennen. Im Kern der Partikel finden wir verschiedene Proteinen und RNA.

CJ: Wenn HIV also existiert, so ist es ein RNA-Virus?

EPE: Ja. Ein anderer wichtiger Punkt ist der, daß Retroviren ihre RNA – Information nicht direkt zur Virusvermehrung einsetzen. Für die Retrovirologen unterscheiden sich Retroviren von fast allen anderen Viren dadurch, daß sie ihre RNA zuerst in DNA umschreiben. Diese DNA wandert dann in den Zellkern, wo sie sich mit der Zell-DNA vereinigt. Dieses Stück DNA nennt man „Provirus". Es sitzt nun da und „überwintert" vielleicht jahrelang, bis die Zelle irgendwie aktiviert wird.

CJ: Was passiert dann?

EPE: Die provirale DNA wird zurückübersetzt in RNA. Diese rückübersetzte RNA ist es, welche die Produktion der notwendigen Proteine veranlaßt, um neue Viruspartikel zu bilden.

CJ: Warum werden sie Retroviren genannt?

EPE: Weil die Biologen lange Zeit der Meinung waren, daß die Richtung des Informationsflusses in den Zellen aller lebenden Wesen von der DNA zur RNA ginge und dann weiter zu den Proteinen, deren Synthese die RNA veranlaßt. Nennt man diese Richtung „vorwärts", so ist das Verhalten der Retroviren, daß sie nämlich zuerst ihre Information kopieren, „rückwärts" (= retro) gerichtet.

CJ: Verstanden.

EPE: Da gibt es eine weitere Sache. Eines der Proteine innerhalb eines Retrovirus-Partikel ist ein Enzym, das diesen Prozeß katalysiert. Es überrascht daher gar nicht, daß dieses Enzym „Reverse Transkriptase" genannt wird.

CJ: Und damit hat sich's?

EPE: Nun, darum werden sie „Retroviren" genannt.

CJ: Sie erwähnten die jahrzehntealte Methode des Isolierens von Retroviren. Um wieviele Jahrzehnte geht es da?

EPE: Von den Vierzigern bis in die siebziger Jahre. Wissen Sie, Retroviren gehören zu den zuerst entdeckten Viren. Dr. Peyton Rous begegnete ihnen, als er am Rockefeller Center in New York mit bösartigen Muskeltumoren von Hühnern experimentierte.[8] Er konnte sie allerdings nicht wirklich sehen. Das war 1911. Erst durch die Erfindung des Elektronenmikroskopes und der Hochgeschwindigkeits- oder Ultra-Zentrifuge konnte man diese Dinge genauer einordnen und aussortieren.

CJ: Was wurde eigentlich aussortiert?

EPE: Diese Geräte führten zur Methode des Identifizierens und Reinigens von retroviralen Partikeln.

CJ: Das bedeutet das gleiche wie sie zu isolieren?

EPE: Ja. Um Partikel irgendeiner Art zu reinigen muß der Wissenschaftler eine Methode entwickeln, um die Partikel, die er erforschen will, von allem anderen abzutrennen.

CJ: Wie haben das Elektronenmikroskop und die Ultrazentrifuge die Reinigung von Retroviren ermöglicht?

EPE: Das Elektronenmikroskop erlaubte die Sichtbarmachung derart kleiner Partikel. Eine andere, extrem wichtige Rolle spielte die Ultrazentrifuge. Man entdeckte, daß retrovirale Partikeln eine physikalische Eigenschaft haben, durch die es möglich ist, sie von anderem Material in Zellkulturen zu trennen. Diese Eigenschaft ist ihre Schwebefähigkeit bei einer Dichte von 1,16g/ml. Sie wurde eingesetzt, um die Partikel durch einen Prozess zu reinigen, den man Dichte-Gradienten-Zentrifugierung nennt.

CJ: Das klingt kompliziert.

EPE: Die Technik ist kompliziert, aber das Konzept ist ganz einfach. Man bereitet ein Plastik-Zentrifugenröhrchen mit einer Saccharoselösung, also von gewöhnlichem Zucker vor. Doch sie wird so gemacht, daß die Lösung oben leicht ist und nach unten zum Boden hin allmählich schwerer oder dichter wird. Inzwischen züchtet man die Zellen, von denen man annimmt, daß sie ein Retrovirus enthalten. Wenn sie das tun, so werden die Zellen retrovirale Partikel in die Kulturlösung ausscheiden. Wenn man glaubt, daß sich genügend Viren gebildet haben, gießt man eine Probe von der Kulturlösung ab und gibt vorsichtig einen Tropfen davon oben auf die Zuckerlösung. Dann wird das Plastik-Zentrifugenröhrchen mit sehr hoher Geschwindigkeit geschleudert. Dabei werden enorme Kräfte erzeugt, wodurch in dem Tropfen vorhandene Partikel durch die Zuckerlösung getrieben werden, bis sie an eine Stelle gelangen, deren Dichte ihrem spezifischen Gewicht entspricht. Ihre Schwebefähigkeit bei dieser Dichte hindert sie dann daran, noch weiter zum Boden hin zu wandern. Mit andern Worten: Sie wandern durch den Dichtegradienten, bis sie an eine Stelle kommen, wo ihre Dichte oder ihr spezifisches Gewicht mit dem der umgebenden Zuckerlösung übereinstimmt. Wenn sie dort sind, halten sie an, alle miteinander, oder mit dem Jargon der Virologen gesagt, sie machen dort eine Bande (sie sammeln sich dort an, sie „bandieren" dort). Diese Bande kann dann selektiv entnommen und durch ein Elektronenmikroskop fotografiert werden.

CJ: Und sammeln (bandieren) sich die retroviralen Partikeln an einer charakteristischen Stelle?

EPE: Ja. In der Saccharoselösung bandieren sie an dem Punkt, wo die Dichte 1,16g/ml ist.

CJ: Und dann sagt Ihnen die Untersuchung mit dem Elektronenmikroskop, was für einen Fisch Sie gefangen haben?

EPE: Nicht nur das. Es ist der einzige Weg zu wissen, ob man einen Fisch gefangen hat. Oder überhaupt etwas.

CJ: Genau. Und haben Montagnier und Gallo das nicht getan?

EPE: Das ist eines der vielen Probleme. Montagnier und Gallo praktizierten zwar das Dichtegradient-Bandieren. Aus einem unbekannten Grund veröffentlichten sie aber überhaupt kein EM-Foto von dem Material mit 1,16g/ml Dichte, das sie und jeder nach ihnen trotzdem „reines HIV" nennen. Das ist sehr rätselhaft, denn 1973 war das Pasteur-Institut Gastgeber eines Treffens, dem verschiedene Wissenschaftler beiwohnten, die heute zu den maßgebenden HIV-Experten zählen. Auf jenem Meeting wurde die Methode der Retroviren-Isolation gründlich diskutiert. Fotografieren der 1,16g/ml Bande des Dichtegradienten wurde als unbedingt notwendiger Bestandteil der Prozedur erachtet.

CJ: Montagnier und Gallo haben aber Fotos von Viruspartikeln veröffentlicht.

EPE: Nein. Montagnier und Gallo veröffentlichten EM-Fotos von ein paar Partikeln, von denen sie behaupteten, es seien Retroviren, und zwar HIV. Aber Fotos beweisen nicht, daß Partikel ein Virus sind und die Existenz von HIV wurde nicht mit der auf dem Treffen von 1973 vereinbarten Methode nachgewiesen.

CJ: Und worin besteht diese Methode?

EPE: Aus allen Schritten, die ich Ihnen soeben geschildert habe. Das ist die einzige wissenschaftliche Methode, die es gibt: Man kultiviere Zellen, finde Partikel, isoliere diese Partikel, zerlege sie in ihre Teile, definiere ihre Bestandteile und weise dann nach, daß diese Partikel fähig sind, mehr von der gleichen Art mit den gleichen Komponenten zu erzeugen, wenn man sie einer Kultur nicht infizierter Zellen zusetzt.

CJ: Bevor AIDS auf der Bildfläche erschien, gab es also eine wohlerprobte Methode, um die Existenz eines Retrovirus nachzuweisen, aber Montagnier und Gallo befolgten diese Methode nicht?

EPE: Sie wandten einige der Techniken an, aber sie unternahmen nicht jeden einzelnen Schritt. Es fehlt der Nachweis, was für Partikel in der 1,16g/ml-Bande des Dichtegradienten erscheinen. An der Dichte, welche retrovirale Partikeln auszeichnet.

CJ: Aber was bedeuten dann ihre Fotos?

EPE: Montagniers und Gallos EM-Aufnahmen und jedes andere EM-Bild, das bis März 1997 veröffentlicht wurde, ist ein Photo von ungereinigten Zellkulturen und nicht vom Gradienten. Bis heute hat niemand ein Bild von einem Dichtegradienten veröffentlicht.

CJ: Was aber getan werden muß, um die Isolation retroviraler Partikeln nachzuweisen?

EPE: Ja.

CJ: Kann die 1,16g/ml-Bande auch anderes als retrovirales Material enthalten?

EPE: Ja, das ist ein weiterer Grund, warum man eine Fotografie braucht. Man muß sich das Matarial genau ansehen können. Es war schon lange vor der AIDS-Ära bekannt, daß Retrovirus-ähnliche Partikeln nicht das einzige Material darstellen, das seinen Weg an diese Stelle des Dichtegradienten findet. Winzige zelluläre Partikeln, einige erkennbar als interne Zellstrukturen, oder auch nur zelluläre Trümmer können sich bei 1,16g/ml ansammeln. Und einiges von diesem Material kann Nukleinsäuren enthalten und das Aussehen von Retrovirus-Partikeln annehmen.

CJ: Was sind Nukleinsäuren?

EPE: DNA und RNA.

CJ: Es muß aber doch, wenn retrovirale Partikel von den Zellen ausgeschieden werden, ohne daß dabei die Zellen zerstört werden, gewiss möglich sein, zelluläre Kontaminationen (Verunreinigungen) zu vermeiden?

EPE: Wohl, es ist und es ist nicht möglich. Sicherlich waren sich die Tier-Retrovirologen dieses Problems bewußt und haben nachdrücklich darauf hingewiesen, daß mit den Kulturen sanft umzugehen und ihnen regelmäßig Nährlösung zu verabreichen sei, um die Zellen am Leben zu erhalten, so daß sie sich nicht zersetzen. Im Fall des HIV gibt es aber noch zusätzliche Probleme. Es wird uns gesagt, HIV sei zytopathisch, was heißt, es töte die Zellen. Daher kann man kaum behaupten, daß vermeintliche Viruspartikel das einzige seien, was in der Kulturflüssigkeit oder bei 1,16g/ml herumschwimmt. Der andere Unsicherheitsfaktor besteht darin, daß bei vielen HIV-Experimenten die Zellen vom Experimentator absichtlich aufgebrochen werden als Teil des Experiments. Wenn man das weiß, ist es einem völlig schleierhaft, warum jeder HIV-Forscher den entscheidenden Schritt unterlassen hat, eine EM-Aufnahme von einem Dichtegradienten zu machen. [5]

CJ: Könnte das daran liegen, daß die Elektronenmikroskopie hoch spezialisiert und teuer ist?

EPE: Das mag in den Anfangsjahren so gewesen sein, trifft aber jetzt nicht mehr zu. Seit zwanzig Jahren wenigstens wird die Elektronenmikroskopie in den meisten Krankenhäusern täglich eingesetzt, um alle Arten von Krankheiten zu diagnostizieren. Außerdem gibt es viele EM-Fotos von HIV-Kulturen. Nur gab es bis zu diesem Jahr aus einem unbekannten Grund keine Aufnahme vom Dichtegradienten.

CJ: Na schön. Reden wir nun über die Bilder von den Dichtegradienten, die bis veröffentlicht wurden. Was ist darauf zu sehen?

EPE: Zwei Gruppen, eine französisch-deutsche[9] und eine vom amerikanischen Nationalen Krebs-Institut[10], veröffentlichten Bilder von Dichtegradienten. In der französisch-deutschen Studie sind die Bilder von der 1,16g/ml-Bande. Es ist unmöglich zu sagen, von welcher Dichte die Aufnahmen in der amerikanischen Studie aufgenommen sind. Doch wollen wir einmal annehmen, sie seien korrekt von der 1,16g/ml-Dichte der retroviralen Partikel. Als erstes ist zu sagen, daß die Autoren dieser Studien zugeben, ihre Bilder zeigten, daß die große Masse des Materials im Dichtegradienten zellulären Ursprungs ist. Die Autoren beschreiben dieses ganze Material als „nicht-viral", als „Pseudo-Virus" oder als „Mikrovesikel".

CJ: Was sind Mikrovesikel?

EPE: Eingekapselte Zellfragmente.

CJ: Sind auf diesen Aufnahmen irgendwelche virale Partikel?

EPE: Da sind ein paar Partikel, von denen die Forscher behaupten, es seien retrovirale Partikel. Sie behaupten in der Tat, das seien die HIV-Partikel, erklären aber nicht warum.

CJ: Sind da viele von diesen HIV-Partikeln?

EPE: Nein. Die Bande müßte Milliarden von ihnen enthalten und wenn man eine EM-Aufnahme davon macht, müssten sie das ganze Bild ausfüllen.

CJ: Das angesammelte (bandierende) Material enthält also nur einige wenige HIV-Partikel und ist insgesamt stark verunreinigt?

EPE: Ja.

CJ: Wie kommentieren das die Experten?

EPE: Sie sagen, das zelluläre Material würde zusammen mit den HIV-Partikeln gereinigt.

CJ: Sagen Sie mir: die wenigen Partikel, von denen gesagt wird, es seien HIV, sehen sie wenigstens wie Retroviren aus?

EPE: Sie ähneln nur ganz vage retroviralen Partikeln. Gewiß sehen sie mehr nach retroviralen Partikeln aus als alles andere Material. Doch selbst wenn sie exakt wie retrovirale Partikel aussehen, kann man noch nicht sagen, es seien wirklich Retroviren. Selbst Gallo gibt zu, daß Partikel existieren, die bei 1,16g/ml bandieren und das Aussehen und die chemischen Eigenschaften von Retroviren haben, aber doch keine Retroviren sind, weil sie nicht vermehrungsfähig sind.[11]

CJ: Na schön, lassen wir das beiseite. Was ist der Unterschied zwischen diesen Partikeln und echten retroviralen Partikel?

EPE: Gallo und alle anderen Retrovirologen, wie auch Hans Gelderblom, der die meisten elektronenmikroskopischen Studien zu HIV gemacht hat, sind sich einig, daß Retrovirus-Partikel fast kugelförmig sind, einen Durchmesser von 100-120 Nanometer haben und mit „Knöpfchen" bedeckt sind.[12,13] Die von den beiden Studiengruppen als HIV bezeichneten Partikel sind nicht kugelförmig, haben keinen Durchmesser unter 120nm. In der Tat haben viele von ihnen einen über doppelt so großen Durchmesser, wie er für Retroviren angenommen wird. Und keine von ihnen scheint „Knöpfchen" zu haben.

CJ: Aber die Größe wird doch nicht so entscheidend sein? Vieles in der Welt der Biologie hat einen weiten Größenbereich. z.B. Menschen: Es gibt eine Menge Leute, die doppelt so groß sind wie andere. Sie alle sind immer noch Menschen.

EPE: Was für Menschen gilt, das gilt noch lange nicht für Retroviren. Erstens: Retroviren wachsen nicht. Sie werden sozusagen erwachsen geboren. Der korrekte Vergleich besteht daher in erwachsenen Menschen. Es gibt nicht viele 12 Fuß (ca. 3,60m) lange Menschen. Tatsächlich war der nachweislich größte Mann nur knapp 2,70m. Aber hier geht es um mehr als um Größe.

CJ: Was noch?

EPE: Wenn wir annehmen, daß sowohl die französisch-deutsche als auch die US-amerikanische Gruppe ihre Partikel bei der korrekten Dichte gesucht haben, dann müssen die von den beiden Gruppen gefundenen Partikel die gleiche Dichte haben, 1,16g/ml. Mißt man die größten und die kleinsten Durchmesser der Partikel in den EM-Aufnahmen, die sie als HIV bezeichnen und berechnet davon den Durchschnitt – einmal angenommen, sie wären alle kugelförmig – dann sind die französisch-deutschen Partikel 1,14-mal so groß wie echte Retroviren und die amerikanischen 1,96-mal so groß. Mit Hilfe der Durchmesser kann man dann das Volumen berechnen. Nehmen wir 120nm als Obergrenze für den Durchmesser eines retroviralen Partikels, so haben die französich-deutschen Partikel 50 Prozent mehr Volumen als ein echtes Retrovirus und die US-Partikel haben 750 Prozent mehr Volumen. Sie haben also fünfmal soviel Volumen wie die französisch-deutschen.

CJ: Was hat das zu bedeuten?

EPE: Das bedeutet, daß die französisch-deutschen und die amerikanischen Partikel 50 Prozent bzw. 750 Prozent mehr Masse enthalten als echte retrovirale Partikel.

CJ: Wie kommt das?

EPE: Weil Dichte das Verhältnis von Masse zu Volumen darstellt. Wenn das Volumen um einen bestimmten Betrag steigt, muß die Masse, um die Dichte gleich zu erhalten, um den gleichen Betrag steigen.

CJ: OK, aber was wollen Sie damit sagen?

EPE: Es geht darum, daß jedes echte retrovirale Partikel eine feste Menge an RNA und an Proteinen enthält. Nicht mehr und nicht weniger. Wenn das so ist, dann bestehen diese Partikel aus viel mehr Material als ein echtes Retrovirus. Was wiederum bedeutet, daß, wenn diese unterschiedlich großen Partikel wirklich HIV sind, das HIV kein Retrovirus sein kann. Die einzige andere Erklärung wäre, daß die EM-Aufnahmen nicht von der 1,16g/ml-Bande sind. Ist das der Fall, haben wir keine andere Wahl, als die Definition von Retroviren zu verändern und, noch wichtiger, die 1,16g/ml-Bande nicht als HIV zu betrachten. Wenn wir jedoch das tun, dann ist die ganze Forschung am HIV, die diese

Bande benutzte, hinfällig; denn das ist es ja, was jedermann als gereinigtes HIV verwendet hat. Das würde z. B. bedeuten, daß diese Bande nicht zur Gewinnung von Proteinen und RNA zur Verwendung von diagnostischen Verfahren (wie dem HIV-Antikörpertest, Anm. D. Übers.) verwendet werden kann.

CJ: Sie erwähnten, daß den Partikeln die „Knöpfchen" fehlen. Wie schwerwiegend ist dieser Mangel?

EPE: Alle AIDS-Experten sind sich einig, daß die Knöpfchen unbedingt dazu erforderlich sind, damit ein HIV-Partikel an eine Zelle andocken kann. Das gilt als der erste Schritt bei der Infektion einer Zelle. Also: Kein Andocken – keine Infektion. Die Experten gehen alle davon aus, daß die Knöpfchen ein Protein enthalten, das man gp120 (= Glykoprotein 120) nennt, das sozusagen den Haken in den Knöpfchen bildet, der sich auf der Oberfläche der zu infizierenden Zelle (an den "CD4 Rezeptoren") festhakt.[14] Wenn HIV-Partikel keine Knöpfchen haben, wie sollte HIV dann vermehrungsfähig sein?

CJ: Sie meinen damit, es kann sich nicht an der Zelle festmachen, um in sie hineinzudringen?

EPE: Richtig. Und wenn es sich nicht vermehren kann, dann ist HIV kein infektiöses Partikel.

CJ: Das klingt mir nach einem schwerwiegenden Problem. Wie reagieren die Experten auf diese Frage?

EPE: Sie vermeiden sie. Dieses Problem mit den Knöpfchen ist nicht neu. Die deutsche Gruppe lenkte die Aufmerksamkeit schon in den späten 1980ern darauf und wieder 1992.[15,16] Sobald ein HIV-Partikel aus einer Zelle freigesetzt wird, verschwinden alle Knöpfchen. Diese einzelne Tatsache hat vielerlei Auswirkungen. Zum Beispiel sind dreiviertel aller getesteten Hämophilen HIV-Antikörper-positiv. Und die Behauptung besagt, die Hämophilen hätten ihre HIV-Infektion erworben durch die Infusion von kontaminierten Faktor-VIII-Gerinnungspräparaten, die sie zur Behandlung ihrer Blutgerinnungsstörung brauchen. Das Problem besteht darin, daß Faktor VIII aus Plasma gewonnen wird. Das ist Blut, aus dem alle Zellen entfernt sind, was heißt, wenn irgendwelche HIV-Partikel im Faktor VIII vorhanden sind, müssen sie frei in der Lösung schwimmen. Wenn aber zellfreies HIV keine Knöpfchen hat, haben diese HIV keine Möglichkeit, in neue Zellen einzudringen und sie zu infizieren.

CJ: Wie erklären Sie dann HIV-Antikörper und AIDS bei Hämophilen?

EPE: Meine Kollegen und ich haben verschiedene wissenschaftliche Arbeiten veröffentlicht, in denen wir alternative Erklärungen diskutieren, einschließlich einer detaillierten Studie zur Hämophilie in einer angeforderten Arbeit für die

Sonderausgabe 1995 von „Genetica"[17], die der HIV/AIDS-Kontroverse gewidmet war.

CJ: Ich muß bekennen, ich finde es ziemlich schwer zu akzeptieren, daß Hämophile nicht durch kontaminierte Gerinnungskonzentrate infiziert worden sein sollen. Und ich wette, die Hämophilen selber auch.

EPE: Leider ist es doch so. Aber vielleicht kann ich Sie mit einer kurzen und einfachen Erklärung überzeugen. Sagen Sie mir: Wenn ein HIV-Positiver sich verletzt und blutet – wie lange bleibt sein Blut infektiös? Außerhalb des Körpers?

CJ: Nach dem, was ich gelesen habe, höchstens ein paar Stunden.

EPE: Und warum ist das so?

CJ: Weil das HIV austrocknet und abstirbt. Das sagt jedenfalls die CDC.[18]

EPE: OK. Ich will Sie noch etwas fragen: Wie wird Faktor VIII hergestellt?

CJ: Von gespendetem Blut.

EPE: Richtig. Haben Sie schon einmal eine Flasche mit Faktor VIII gesehen?

CJ: Nein.

EPE: Macht nichts. Ich erkläre es Ihnen. Es kommt als ein trockenes, flockiges, weißliches Pulver und wenn es verwendet wird, ist es wenigstens einige Monate alt. Erkennen Sie das Problem?

CJ: Ja. Wenn es trocken und so alt ist, müßte jedes HIV darin längst abgestorben sein.

EPE: Genau. Wie verursacht also Faktor VIII die HIV-Infektion und AIDS bei Hämophilen?

CJ: Ich weiß es nicht, aber ich denke, ich beginne zu sehen, warum Ihre Gruppe nicht gerade gefeiert wird. Vielleicht sollten wir besser nicht in eine Diskussion über Hämophilie geraten. Was meinen Sie, warum waren die meisten HIV-Experten bisher ganz damit zufrieden, das Material von 1,16g/ml Dichte als reines HIV zu betrachten?

EPE: Ich halte es für voreilig zu glauben, diese Bilder führten bei irgendeinem zu einer Meinungsänderung hinsichtlich des 1,16g/ml-Anteils des Dichtegradienten, daß es sich da nicht um reines HIV handelte.

CJ: Nun, wie reagiert Ihre Gruppe auf diese Bilder?

EPE: Aufgrund dessen, was diese Bilder vermitteln, gibt es keinen Grund zur Behauptung, dieses Material sei rein oder es enthalte retrovirusähnliche Partikel oder gar ein richtiges Retrovirus. Oder, und das wäre noch bedeutender, ein spezifisches Retrovirus namens HIV. Und genau das rechtfertigt die Haltung, die wir von Anfang an eingenommen haben. Eine Haltung, die wir schon lange veröffentlichen: Daß es nämlich keine Isolation eines Retrovirus aus AIDS-Patienten oder von Personen aus AIDS-Risikogruppen gibt.

CJ: OK. Lassen wir die Bilder vom März 1997 beiseite. Sprechen wir über das, was man aus dem ableiten kann, was zuvor bekannt war. Wie solide ist das Beweismaterial für die Existenz von HIV von vor März '97?

EPE: Bleiben wir bei Partikeln. Alles Beweismaterial stammt von EM-Aufnahmen von ganzen Zellkulturen. Nicht vom Dichtegradienten. Aufgrund dieses Materials kann man sagen, daß Zellkulturen eine bunte Vielfalt an Partikeln enthalten, von denen manche retrovirusähnlich sein sollen. Das ist alles. Nichts von den Partikel-Daten wurde weiter ausgeführt. Keine Reinigung, keine Analyse und keine Prüfung der Vermehrungsfähigkeit. Verschiedene Forschergruppen, unter ihnen Hans Gelderblom und seine Mitarbeiter vom Robert-Koch-Institut in Berlin, die sich auf diesem Gebiet spezialisierten, haben bei diesen Kulturen nicht nur von einer Art von Partikel berichtet, sondern von einer verblüffenden Menge verschiedener Partikel.[13,19,20] Das wirft verschiedene Fragen auf. Wenn eines dieser Partikel wirklich ein solches Retrovirus ist, das von den Experten HIV genannt wird, um was handelt es sich dann bei den anderen? Wenn die HIV-Partikel aus Geweben von AIDS-Patienten stammen, woher kommen dann alle anderen? Welche dieser Partikel bandieren bei 1,16g/ml? Wenn die HIV-Partikel AIDS verursachen, warum verursacht eines oder mehrere der anderen Partikel nicht auch AIDS? Oder warum sollte es nicht die Erkrankung AIDS oder die Behandlung der Kulturen sein, weshalb diese Partikel auftauchen? Und wenn wir zum HIV kommen: Die HIV-Experten werden sich nicht einmal einig, welches die HIV-Partikel sind. Es gibt drei Subfamilien von Retroviren und HIV wurde von verschiedenen Forschergruppen sowohl unter zwei dieser Subfamilien einklassifiziert als auch drei verschiedenen Spezies zugerechnet.

CJ: Wo führt uns das hin?

EPE: Wir wissen immer noch nicht, was jedes dieser Partikel bedeutet. Wir haben kein bestimmtes Partikel, das als Retrovirus identifiziert wären. Nichts, von dem man dann die Proteine und die RNA nehmen und für Tests zum Nachweis der Infektion bei Menschen einsetzen könnte. Oder um damit Experimente auszuführen; um zu prüfen und zu verstehen, was geschieht, ob es wirklich ein Virus gibt, das AIDS verursacht.

CJ: Also gut. Nehmen wir einmal an, wir hätten ein Bild vom Dichtegradienten und es zeige nichts als Tausende von Partikeln, alle mit der richtigen Form und Größe und mit Knöpfchen, die also wirklich retrovirale Partikel genannt werden können. Was würde ein Wissenschaftler als nächstes tun?

EPE: Die nächsten Schritte wären: die Partikel zu zertrümmern und festzustellen, welche Proteine und RNA sie enthalten; nachzuweisen, daß eines der Proteine ein Enzym ist, das RNA in DNA umschreibt; und schließlich mit weiterem Material aus dem Dichtegradienten nachzuweisen, daß wenn man *reine* Partikel in eine unverseuchte Zellkultur gibt, genau die gleichen Partikel mit den gleichen Bestandteilen entstehen.

CJ: Und wurde das gemacht?

EPE: Nein, aber vielleicht kann ich die Sache besser erklären, wenn ich das bespreche, was gemacht wurde. Einige von Gallos Experimenten von 1984.

CJ: Ist 1984 nicht veraltet?

EPE: Nein, denn damals wurde die beste Forschung in bezug auf HIV-Isolation geleistet. Jene Experimente sind von äußerster Wichtigkeit, denn alles, was in bezug auf HIV geglaubt und gelehrt wird, gründet sich auf das, was damals geschehen ist.

CJ: Alles?

EPE: Ja, jedes Detail für sich. Ob HIV-Partikel isoliert wurden und daher jeder Anspruch auf ihre Existenz. Die HIV-Proteine, die im Antikörper-Test Verwendung finden. Die RNA, die im besonderen zur Diagnostik von HIV-infizierten Kindern eingesetzt wird und jetzt zum Messen der sogenannten „Viral Load" (Viruslast). Und mehr. Doch die Frage ist: sind sie gut genug?

CJ: Gut genug?

EPE: Gut genug, um die Existenz eines einzigartigen Retrovirus mit Namen HIV zu behaupten und daß dieses Virus AIDS verursacht.

CJ: OK. Erzählen Sie uns von den Experimenten Gallos. Warum hat er sich überhaupt für AIDS interessiert?

EPE: 1984 hatte Gallo schon mehr als ein Jahrzehnt mit der Erforschung von Retroviren und Krebs verbracht. Er war einer der vielen Virologen, die sich an Präsident Nixons „Krieg gegen den Krebs" beteiligten. Mitte der 70er Jahre behauptete Gallo, er hätte das erste menschliche Retrovirus in Patienten mit Leukämie entdeckt. Er behauptete, seine Daten bewiesen die Existenz eines Retrovirus, das er HL23V nannte.[11,21] Damals verwandte Gallo, genauso wie er es später beim HIV tun sollte, Antikörper-Reaktionen, um „nachzuweisen", welche Proteine in den Kulturen virale Proteine seien. Nicht lange später behaupteten andere, die gleichen Antikörper in vielen Leuten gefunden zu haben, die keine Leukämie hatten. Einige Jahre später jedoch wurde gezeigt, daß die nämlichen Antikörper ganz natürlich vorkommen und sich gegen viele Substanzen richten, die nichts mit Retroviren zu tun haben.[22,23] Da wurde endgültig klar, daß HL23V ein großer Mißgriff war. Es gab kein HL23V-Retrovirus. Die Daten von Gallo entpuppten sich als Peinlichkeit, HL23V starb aus. Was jedoch für uns interessant ist: die Beweismittel, die gebraucht wurden, um die Existenz von HL23V nachzuweisen, sind gleicher Art wie die Beweismittel, die die Existenz des HIV beweisen sollen. In der Tat waren die Beweismittel für HL23V sogar besser als beim HIV.

CJ: Besser in welcher Hinsicht?

EPE: Nun, anders als beim HIV fand Gallo Reverse Transkriptase in frischem Gewebe, ohne Kulturen anlegen zu müssen. Und er veröffentlichte eine EM-Aufnahme von Dichtegradient-Material, das bei 1,16g/ml zugegen war.

CJ: Und trotzdem entpuppte es sich als falscher Alarm?

EPE: Nicht einmal Gallo spricht mehr vom HL23V. Aber 1980 berichtete er von der Entdeckung eines anderen Retrovirus. Es handelte sich wiederum um dieselbe Art von Daten, die er von Leukämie-Patienten gewonnen hatte und dieses Mal nannte er es HTLV-I. Er behauptete, es verursache eine besondere, seltene Art Leukämie, die Gallo jetzt „adult T4-Cell leukaemia" (ATL, T4-Zellen-Leukämie bei Erwachsenen) nennt. Es gibt in der Tat einige interessante Parallelen und Paradoxien zwischen HIV und HTLV-I.

CJ: Welche?

EPE: Sie sollen die gleichen Zellen infizieren und auf die gleiche Weise verbreitet werden. Jedoch anders als das HIV kam das HTLV-I nicht über das Gebiet hinaus, in dem es entdeckt wurde. Das größte Verbreitungsgebiet von HTLV-I wurde von Afrika und dem südlichen Japan gemeldet und da ist es auch geblieben. In einer längeren Zeit, als wir jetzt mit AIDS haben. Und nicht zu vergessen: Obwohl gesagt wird, dieses Virus verursache Leukämie, entwickeln weniger als 1 Prozent der Virusträger je eine Leukämie, und das selbst nach 40 Jahren. Aber ich schweife ab. Was ich sagen wollte: Viele der ersten AIDS-Patienten hatten einen Krebs, der als Kaposi Sarkom bekannt ist und auch eine niedrige Anzahl von T4-Zellen. Den Zellen also, die bei ATL im Überfluß vorhanden sind. Das war bekannt, weil die Technik, die verschiedenen Arten der Lymphozyten zu zählen, zu etwa derselben Zeit eingeführt wurde, als AIDS erschien.

CJ: Und vom HIV wurde die Hypothese aufgestellt, es töte die T4-Zellen?

EPE: Nun, das war zu früh für HIV. Man kam aber auf die Vermutung, daß sie durch etwas getötet werden. Gallo ging später in der Tat durch eine Phase, wo er dachte, HTLV-I könnte der Schuldige sein, doch diese Theorie war problematisch, weil HTLV-I angeblich Leukämie verursacht und das bedeutet zu viele T4-Zellen. Außerdem gab es im südlichen Japan trotz des häufigen Vorkommens von HTLV-I keine AIDS-Fälle. Weil jedoch unter Homosexuellen mit AIDS das Kaposi-Sarkom so häufig war und weil etwas ihre T4-Zellen zu befallen schien, fuhr Gallo unbeirrt fort mit seinen Versuchen, ein Retrovirus zu suchen, mit dem er alles erklären konnte.

CJ: Was geschah als nächstes?

EPE: Gallo und seine Kollegen machten eine Menge Experimente, die ihren Niederschlag in vier einander fortsetzenden Arbeiten fanden, die im Mai 1984 in der Zeitschrift Science erschienen. Das war ein Jahr, nachdem die Franzosen ihre Arbeit veröffentlicht hatten, auch in „Science". Gallos Gruppe begann mit dem Kultivieren von Lymphozyten von AIDS-Patienten, aber augenscheinlich erzeugte keine der Kulturen genügend Reverse Transkriptase, um Gallo von der Anwesenheit eines Retrovirus zu überzeugen. Zu jener Zeit hatte Gallo einen tschechischen Forscher namens Mikulas Popovic als Mitarbeiter. Popovic und Gallo einigten sich nun darauf, Kulturlösungen von zehn AIDS-Patienten zu mischen und das Ganze einer Kultur von Leukämie-Zellen beizugeben. Die in dieser Kultur verwendeten Leukämiezellen hatten sie vor Jahren von einem Patienten mit ATL entnommen. Nach dieser Prozedur zeigte sich so viel Reverse Transkriptase, daß Gallo und Popovic überzeugt waren, daß sie jetzt ein Retrovirus hatten.

CJ: Sie wollen damit sagen, daß ein Retrovirus nicht in Einzelkulturen von AIDS-Patienten wachsen wollte, wohl aber, wenn die Proben vermischt und dann kultiviert wurden?

EPE: Ja.

CJ: Ist das nicht etwas fragwürdig? Wie kann sich ein Keim so verhalten? Er müßte doch bestimmt, wenn er in einer der Proben vorhanden ist und wenn alle Kulturen gleich behandelt werden, auf alle Fälle wachsen?

EPE: So sollte man meinen.

CJ: Und wenn man alle Proben vermischt, wie will man dann wissen, wer der ursprüngliche Virusträger war? Es konnte ja auch von nur einem Patienten stammen. Wurde Gallo je darüber zur Rede gestellt?

EPE: Das wurde er, und in einer Fernsehdokumentation von 1993 sagte er, es sei ihm gleichgültig gewesen, ob das Virus von einem bestimmten Patienten oder aus einer Gruppe von Patienten stammte.

CJ: Haben Sie nicht gesagt, die verwendeten Leukämiezellen wären ursprünglich von einem Patienten mit Adult-T4-Zell-Leukämie gewonnen worden?

EPE: Ja.

CJ: Dann müssen die Kulturen ja viele T4-Zellen enthalten haben?

EPE: Das stimmt.

CJ: Wenn diese Kulturen aus T4-Zellen bestanden und wenn HIV diese Zellen abtötet, wie konnte man dann von einem zelltötenden Virus erwarten, daß es sich in diesen abgetöteten Zellen immer weiter vermehrt?

EPE: Das ist ein weiteres Problem der HIV-Theorie in Sachen AIDS. Obwohl gesagt wird, HIV töte T4-Zellen und schwäche die Immunabwehr – das ist die Bedeutung von „AID" in AIDS – sind sowohl die leukämische Zell-Linie als auch ihr H9-Klon, den Popovic schließlich erzeugte, unsterblich, selbst wenn sie mit HIV infiziert sind. Das bedeutet, daß die Zellen dem, was sie tötet, nämlich dem HIV, erlauben, unbegrenzt weiterzuwachsen. Der H9-Klon findet weithin Verwendung sowohl zur Forschung als auch kommerziell zur Erzeugung dessen, was als HIV-Proteine betrachtet wird, für den Einsatz bei den Antikörper-Tests.

CJ: OK. Was hat Gallo nun überhaupt gemacht, um zu beweisen, daß er ein neues Retrovirus von AIDS-Patienten isoliert hat?

EPE: Liest man die erste Arbeit, so bestand das, was er Isolierung nannte, aus EM-Fotografien von einigen Partikeln in den Kulturen – nicht vom Dichte-Gradienten – sowie dem Finden von Reverser Transkriptase und der Beobachtung, daß einige bei einem Hämophilen und auch bei Kaninchen vorhandene Antikörper mit einigen der Proteine aus den Zellkulturen reagierten.

CJ: Das wurde als Isolation eines Virus hingestellt?

EPE: Ja.

CJ: Ist das wirklich Isolation?

EPE: Nein. Isolation heißt Trennung von allem anderen. Nicht nur Entdeckung von gewissen Phänomenen. Der einzige Weg, die Existenz eines infektiösen Agens nachzuweisen, besteht in seiner Isolation. Darum geht es in dieser ganzen Debatte.

CJ: Isoliert oder nicht: Wie reagieren Sie auf Gallos Anspruch, seine Kulturen hätten ein Retrovirus hervorgebracht?

EPE: Lassen Sie es mich wiederholen: Hier handelt es sich nicht um eine Isolation. Gallo hat kein Virus isoliert. Es gab keine EM-Aufnahmen von einer

Bandenprobe, die, wie man erwarten müßte, nichts als retrovirale Partikel aufweist. Wie hätte es sie auch geben können? Es gab überhaupt keine EM-Aufnahme von einer Bandenprobe. Nur Bilder von Zellen mit etwa einem Dutzend Partikel in der Nähe, aber keine Trennung (Isolation) und weder eine Analyse, noch der Nachweis, daß diese Partikel sich zu identischen Partikeln replizieren könnten. Was wir nun fragen müssen ist, ob Gallo einen Beweis für seine Behauptung hatte, daß er ein Retrovirus entdeckt habe. Unserer Meinung nach hatte er ihn nicht. Und an dieser Stelle ist es äußerst wichtig festzuhalten, daß das Auffinden von Partikeln und von Reverser Transkriptase kein Beweis dafür ist, daß ein Retrovirus zugegen ist.

CJ: Sie sagten, Retrovirus-Partikel enthielten Reverse Transkriptase.

EPE: Das tun sie. Tatsächlich wurde Reverse Transkriptase in Retroviren entdeckt, aber die Sache hat einen Haken. Dieser Haken besteht aus zwei Dingen: Die Art und Weise, wie das Vorhandensein von RT nachgewiesen wird und die Tatsache, daß RT nicht nur in Retroviren vorkommt.

CJ: RT?

EPE: Reverse Transkriptase. Das Vorhandensein von RT wird indirekt nachgewiesen. Indem man etwas RNA zu einer Kultur gibt und schaut, ob DNA mit der entsprechenden Sequenz erscheint.

CJ: Sie wollen sagen, daß die Anwesenheit von RT aus der Fähigkeit der Kultur, diesen besonderen Trick auszuführen, abgeleitet wird?

EPE: Ja. Sie wird gemessen durch Nachweisen des Vorgangs der Reversen Transkription. Wie viele Enzym-Tests mißt der Test für Reverse Transkriptase, was das Enzym bewirkt, nicht das eigentliche Enzym selbst. Im Fall der RT wird also die Erzeugung von DNA gemessen, die von einem synthetischen Stück RNA, das man der Kultur zugibt, kopiert wird. Das Problem liegt darin, daß RT nicht der einzige Stoff ist, der in der Lage ist, diesen Trick auszuführen, wie Sie es nannten. Andere Enzyme, normale zelluläre Enzyme, können diesen Trick auch ausführen. Tatsächlich machen sie das sehr gut mit der nämlichen synthetischen RNA, die alle HIV-Forscher ihren Kulturen zufügen, und wenn sie in DNA24 kopiert wird, dann behaupten sie, ihre Kultur enthielte HIV-RT und damit HIV. Wenn Sie in der AIDS-Literatur lesen, wird es deutlich, daß manche Forscher, die beanspruchen, sie hätten HIV isoliert, nicht mehr getan haben, als RT festzustellen.

CJ: Das ist sehr beunruhigend.

EPE: Es gibt noch einiges mehr zur RT zu sagen. Zum Beispiel ist laut Nobelpreisträger und Chef der National Institutes of Health in den USA, Harold

Varmus, RT selbst in gewöhnlichen Zellen vorhanden. Ebenso verfügen Bakterien über RT. Und man weiß, daß einige der Chemikalien, die eine notwendige Komponente dieser Kulturen bilden, normale Lymphozyten zur reversen Transkription anregen. Auch leukämische Zellen können den gleichen Trick ohne Hilfe ausführen, d.h. ohne daß sie mit solchen Chemikalien oder Zellen von AIDS-Patienten kultiviert werden.

CJ: Es gibt also viele mögliche Ursachen für RT?

EPE: Ja, und da ist noch etwas. Erinnern Sie sich, daß Gallo und Popovic H9-Zellen verwendeten, um die Existenz von dem zu demonstrieren, was sie als ein neues Retrovirus behaupteten? Doch wie ich zuvor sagte, wenn man der H9-Zell-Linie nachgeht – sie stammt von der HUT78-Linie ab, einer Zell-Linie, die ihr Leben in einem Patienten begann, von dem Gallo sagte, er hätte eine Art Krankheit, die von HTLV-I ausgelöst wird. Wenn diese Krankheit von HTLV-I ausgelöst wird, dann wird sich HTLV-I und seine RT auch in eben diesen Zellen befinden, die Gallo zum Nachweis des Vorhandenseins von HIV verwendete.

CJ: Aber es wird doch gewiß niemand nach einem neuen Retrovirus suchen und dabei Zellen verwenden, die schon ein anderes Retrovirus enthalten?

EPE: Sollte man meinen. Besonders nachdem Gallo ein Jahr zuvor eine Arbeit in „Nature" veröffentlicht hatte, in der er von genetischen Sequenzen des HTLV-I in jener Zell-Linie berichtete, von der die H9-Zellen ihren Ursprung hatten.[25]

CJ: Der Beweis, der RT verwendet, scheint also nicht schlüssig zu sein?

EPE: Das Problem mit der RT ist das gleiche wie mit allen Beweismitteln. Es ist wie bei den Partikeln, die Gallo fotografierte. Sie können Partikel eines Retrovirus sein, die reverse Transkription kann von der RT eines Retrovirus ausgelöst sein, aber „kann" ist kein wissenschaftlicher Beweis. Man konstruiert keine wissenschaftlichen Theorien von etwas, das im Gange sein *könnte*.

CJ: Eleni, wie können Sie die vorhandenen Beweise als hypothetisch ablehnen? Sie sind doch so überzeugend. Wie können Sie der Tatsache ausweichen, daß, wie weit Gallo und wer auch immer sonst noch von der traditionellen Methode der Retroviren-Isolation abgewichen ist, doch Partikel in diesen Kulturen zu finden sind und eine Menge sehr angesehener Leute sie als Partikel eines Retrovirus betrachten.

EPE: Ich respektiere Ihren Standpunkt. Aber Retrovirus-ähnliche Partikel sind praktisch überall zu finden. In den 70er Jahren hat man solche Partikel oft in menschlichem Leukämie-Gewebe gefunden oder in Kulturen von Embryonalgewebe und in den meisten tierischen und menschlichen Plazentas. Das ist bedeutungsvoll, wenn man bedenkt, daß die H9-Zell-Linie von leukämischen Zellen herstammt und auch, weil Montagnier seine EM-Aufnahmen von Kulturen machte, die aus Nabelschnur-Lymphozyten kultiviert worden waren. Es gibt auch eine große Gruppe retroviraler Partikel, die als Typ C-Partikel klassifiziert werden, die man in Fischen, Schlangen, Würmern, Fasan, Wachtel, Rebhühnern, Truthähnen, Baummäusen, Agouti, Bandwürmern, Insekten und auch in Säugetieren findet. Und unter seinen vielen amtlichen Aufmachungen wurde HIV auch als Typ-C-Partikel beschrieben, sowohl von Montagnier als auch von Gallo.[26] Es gibt auch den Bericht über eine Elektronenmikroskop-Studie von O'Hara und Kollegen von Harvard aus dem Jahr 1988.[27] Sie untersuchten vergrößerte Lymphknoten von sowohl AIDS- als auch von Nicht-AIDS-Patienten und fanden „HIV"-Partikel bei 90 Prozent von *beiden* Gruppen. Sie mußten zugeben, daß Partikel allein keine HIV-Infektion beweisen können.

CJ: Na schön. Verlassen wir die Partikel. Was ist mit den Antikörpern, die mit den Zellen in den Kulturen reagierten?

EPE: Es könnte stimmen, aber da haben wir wieder dieses Wort. Es ist einfach nicht möglich nachzuweisen, daß Proteine zu einem Retrovirus gehören oder daß Antikörper von einem Retrovirus hervorgerufen werden, oder zu behaupten, man hätte den Beweis für die Isolation eines Retrovirus, nur weil verschiedene Dinge in einem Reagenzglas miteinander reagieren.

CJ: Können Sie das bitte etwas näher erläutern?

EPE: Laßt uns mit den Daten nicht mehr machen, als innerhalb einer seriösen Wissenschaft erlaubt ist. Die in Gallos erster Arbeit geschilderten Experimente versichern uns, daß gewisse Antikörper, die in einem Hämophiliepatienten und auch in Kaninchen zugegen waren, mit einigen Proteinen in zusammen mit Lymphozyten von AIDS-Patienten kultivierten H9-Zellen reagierten.[1]

CJ: Sind das die Daten?

EPE: Das sind die Daten, mit denen wir zu arbeiten haben. Es kommt darauf an, wie wir die Daten interpretieren. Nun, für das, was Gallo die Isolation von HIV nennt, hielt er die Antikörper für den entscheidenden Beweis. Woher wissen wir das? Aus zwei Gründen. Erstens, wie schon gesagt, Gallo wußte, da sind Partikel, die genau wie Retroviren aussehen, die sich bei 1,16g/ml ansammeln und die RT enthalten, sich aber nicht replizieren. Daher können sie, egal, was sie auch immer sein mögen und egal, wie sie entstehen, keine Viren sein. Zweitens wissen wir es, weil Gallo in einer seiner Arbeiten tatsächlich von der Notwendigkeit spricht, daß man spezifische Mittel braucht, um einen Partikel als ein Virus zu identifizieren. Und damit meinte er spezifische Antikörper oder Proteine. Die Hypothese Gallos ist, daß es ein Virus gibt, das AIDS verursacht, das körperfremd ist und der Patient, der damit infiziert wird, daher Antikörper gegen das Virus entwickelt.

CJ: Dann funktioniert es also sowohl rückwärts als auch vorwärts? Virus produziert Antikörper und Antikörper können eingesetzt werden, um auf das Virus hinzuweisen?

EPE: Nein. Darin liegt das Problem. Antikörper wirken nicht rückwärts. Warum das so ist – darauf kommen wir gleich. Hier ist es wichtig, nicht zu vergessen, welche Frage wir zu beantworten versuchen. Wir versuchen zu definieren, welche Proteine spezifische Bestandteile eines retroviralen Partikels sind. Meiner Ansicht nach gibt es dazu nur einen Weg. Und der ist leicht. Wir definieren virale Proteine auf genau die gleiche Weise, wie wir unsere Arme und Beine definieren. Oder unsere Nieren.

CJ: Bedeutet was?

EPE: Die Teile und Stücke meiner Anatomie sind mein, weil sie Teil von mir sind, ob von innen oder von außen. Wenn eine meiner Nieren krank ist und entfernt werden muß, ist das erste, das der Chirurg zu tun hat, bevor ich auf den Operationstisch komme, sich zu vergewissern, daß ich es bin. Das ist bei Viren nicht anders. Virale Proteine sind die Proteine, die aus Partikeln stammen, die als Viren nachgewiesen sind. So einfach ist das. Wenn man die Proteine eines retroviralen Partikels bestimmen will, muß man zuerst nachweisen, daß man ein retrovirales Partikel hat.

CJ: Antikörper sind zu ungenau?

EPE: Antikörper sind ungenau, aber darum geht es hier nicht. Antikörper sind irrelevant. Man weist Proteine als zu einem Virus-Partikel gehörig nach, indem man die Partikel isoliert und sie dann zerlegt. Man beweist nicht, daß Proteine Bestandteile eines viralen Partikels sind, indem man chemische Reaktionen ausführt an etwas, das eigentlich eine Kulturen-Suppe ist. Das hat nichts damit zu tun. Was ist dann, wenn einige Proteine und Antikörper miteinander reagieren? Es gibt viele Gründe, aus denen diese Reaktionen stattfinden können.

CJ: Zum Beispiel?

EPE: Es gibt viele Antikörper. Antikörper zu dem einen Stoff können mit anderen Stoffen reagieren und tun es auch.[28,29] Die Immunologen nennen das Kreuzreaktionen. Das ist ein Faktum der Natur, das wiederum Probleme schafft, weil ein Antikörper, der mit einem Protein in einer Kultur reagiert, genauso gut ein Antikörper sein kann, der für etwas ganz anderes programmiert war. Etwas, das möglicherweise gar nicht in der Kultur ist. Um es einfach auszudrücken: Antikörper nehmen auch andere Partner an. Mein Kollege Val Turner führte den

Ausdruck „promisk", „nicht wählerisch" ein, um dieses Verhalten zu beschreiben. Die einzige Art und Weise, eine Reaktion, die man sieht, als von einem bestimmten Antikörper mit einem bestimmten Protein verursacht nachzuweisen, besteht darin zu schauen, wie die Reaktionen sich vergleichen lassen mit dem, was man meint, daß sie es anzeigen. Was wir tun müssen ist, die Reaktionen mit dem HIV selbst in Beziehung zu setzen. Antikörper sind spezifisch für HIV, wenn sie nur dann vorhanden sind, wenn HIV zugegen ist.

CJ: Nicht, wenn HIV fehlt?

EPE: 100 Prozent spezifisch heißt, keine Antikörper reagieren, wenn HIV fehlt. Nun aber ist, wie meine Kollegen und ich es sehen, der Einsatz von Antikörpern zum Nachweis der Existenz eines Retrovirus der Haken des Problems. Dies ist ein sehr wichtiger Teil unserer Streitfrage. Daher hoffe ich, daß ich diese so wichtige Botschaft deutlich herüberbringe.

CJ: Ich bin ganz Ohr.

EPE: Überdenken Sie, was bis dahin geschehen ist. Es gibt eine alte, logische, zuverlässige und gemeinverständliche Methode, die Existenz eines Retrovirus nachzuweisen. Sie gründet sich auf nichts mehr als die Definition eines Retrovirus, daß es als ein Partikel eine ihm eigene Größe, Form, Aussehen und Bestandteile hat und die Fähigkeit, sich zu replizieren. Aber aus irgendeinem unbekannten Grund wurde diese Methode in der HIV-Ära aufgegeben. Fragen Sie mich nicht warum, aber es ist so. Statt dessen haben wir eine unvereinbare Sammlung von Daten einschließlich Partikeln, die nicht im Dichtegradienten fotografiert wurden und gewisse Hinweise auf reverse Transkription entweder in der Kultur oder in dem Material, das sich bei 1,16g/ml ansammelt. Keines von ihnen beweist, daß ein Retrovirus in den Kulturen existiert. Das sagt Gallo selbst.

CJ: Ich folge. Fahren Sie fort.

EPE: Da kommt man auf die Idee mit den Antikörpern. Wenn wirklich ein körperfremdes Virus da ist, müßte es Antikörper hervorrufen in den Leuten, die es infiziert. Vielleicht sind diese Antikörper sogar spezifisch, d.h. sie werden nur als Antwort auf HIV erzeugt und sie reagieren mit den Virus-Proteinen und sonst mit nichts. OK. Nehmen wir einmal an, diese unwahrscheinliche Spezifität sei Tatsache und machen wir eine noch unwahrscheinlichere Annahme.

CJ: Ja?

EPE: Sagen wir, was in bezug auf das sogenannte HIV als wahr betrachtet wird, sei auch wahr in bezug auf alle Antikörper. Jeder einzelne je erzeugte Antikörper reagiere nur auf den Stoff, der seine Entstehung veranlaßte und sonst auf nichts. Antikörper gegen den Tuberkulose-Keim würden nur auf Tuberkulose reagieren. Antikörper gegen das Hepatitis-Virus würden nur auf das Hepatitis-Virus reagieren, usw. OK. Wir haben ein paar Gewebekulturen, die von AIDS-Patienten stammen, die mit Antikörpern reagieren, die im Serum von AIDS-Patienten zugegen sind. Was als nächstes? Wir wissen, daß AIDS-Patienten mit vielen verschiedenen Mikroben infiziert sind. Wenn also diese Mikroben oder Teile von ihnen in AIDS-Patienten zugegen sind, so sind sie aller Wahrscheinlichkeit nach auch in von ihnen stammenden Zellkulturen vorhanden. Ist nicht das der Grund, warum Laborarbeiter durch die Arbeit mit diesen Proben gefährdet sein sollen? Wir wissen auch, daß obwohl sie als immungeschwächt bezeichnet werden, jeder dem zustimmt, daß AIDS-Patienten Myriaden von Antikörpern gegen alle möglichen Dinge beherbergen. Einschließlich Antikörper gegen menschliche T-Zellen, die Zellen, aus denen die Kulturen bestehen. Wenn man einige Antikörper von derselben Art Patienten zu diesen Kulturen bringt – auch wenn jeder Antikörper nur auf seinen Partner reagiert – würden Sie nicht erwarten, daß Sie eine Menge Reaktionen sehen zwischen einer Menge verschiedener Dinge?

CJ: Ich verstehe, was Sie sagen wollen. Da alles, was man beobachtet, Reaktionen sind, kann man nicht sagen, was mit wem reagiert.

EPE: Genau. Antikörper reagieren und Dinge „leuchten auf" oder verfärben sich. Aber wer hat den Finger am Schalter? Und für dieses Argument haben wir vorausgesetzt, jeder Antikörper sei nur gegen ein Agens (einen Stoff) gerichtet und reagiere nur gegen dieses eine Agens. Was erst, wenn wir ins wirkliche Leben zurückgehen, wo die Antikörper auch kreuzreagieren?

CJ: Ich vermute, da gibt's ein großes Durcheinander. Es wird schwierig sein zu sagen, wo welche Proteine oder Antikörper herkommen.

EPE: Das ist völlig richtig. Und man darf Herkunft nicht mit Zusammensetzung verwechseln. Ganz gewiss kann man die Herkunft eines Proteins nicht durch eine Antikörper-Reaktion bestimmen. Warum sollte eine Reaktion einem sagen, daß ein Protein eher von einer Partikel stammt als daß es vom Mars kommt? Man kann aber auch nicht die Identität nachweisen. Und zwar deshalb, weil Antikörper nicht rückwärts wirken.

CJ: Gibt es Mikroben in AIDS-Patienten, die wirklich so reagieren können, wie Sie es sagen?

EPE: Ja. Ein gutes Beispiel ist das Hepatitis B-Virus (HBV). Viele, und was die Hämophilen anbetrifft, so gut wie alle AIDS-Patienten sind mit dem HBV infiziert. Und HBV infiziert nicht einfach nur Leberzellen. Es infiziert auch T-Lymphozyten. Und so eigenartig es klingen mag – das Hepatitis B-Virus hat ein

Reverse Transkriptase-Enzym. Und die Leute entwickeln Antikörper gegen dieses Virus...

CJ: OK. Ich verstehe den Gedankengang.

EPE: Es gibt noch mehr zu sagen zu Gallos Experimenten. Als erstes: Das Serum, das Gallo in diesem Experiment verwendete, kam von einem Patienten mit den Initialen „E. T.". Aber ET hatte eigentlich gar kein AIDS: Er war in einem Zustand, den man als „Pre-AIDS" kennt. Dabei hat man vergrößerte Lymphknoten in verschiedenen Körperpartien. Aber Pre-AIDS wird ausgelöst von vielen infektiösen Keimen, die zum Beispiel in Schwulen, intravenösen Drogenkonsumenten und Hämophilen zugegen sind. Und das sogar, wenn nichts von dem, was HIV genannt wird, zu finden ist.

CJ: Das heißt, daß ET möglicherweise gar keine HIV-Antikörper hatte?

EPE: Genau. Und das andere Rätsel sind die Kaninchen.

CJ: Ja. Das wollte ich jetzt auch fragen.

EPE: Gallo behauptet, er hätte ein Serum von Kaninchen gehabt, das HIV-spezifische Antikörper enthielt. Stellen Sie sich nur mal einen Augenblick die Szene in Gallos Labor vor: Sie kultivierten H9-Zellen mit Lymphozyten von AIDS-Patienten und als sie an den Punkt kamen zu bestimmen, welche Proteine in ihren Kulturen von einem vermuteten Virus stammten, greifen sie ins Regal und, sieh und staune, holen eine Flasche herab mit der Aufschrift „spezifische Antikörper gegen HIV". Wie haben sie es fertig gebracht, an diese Antikörper zu kommen? Was ich jetzt anführte, haben sie in der ersten ihrer vier einander fortsetzenden Arbeiten geschrieben, aber da hatten sie schon eine Flasche mit Kaninchen-Antikörpern, die spezifisch für ein Virus waren, das sie gerade zum allerersten Mal zu isolieren versuchten.

CJ: Und wie haben sie das gemacht?

EPE: Sie sagten, sie hätten Kaninchen-Antikörper hergestellt, indem sie Kaninchen wiederholt mit HIV infiziert hätten. Doch wenn sie Antikörper gegen HIV erzeugen wollten, hätten sie die Kaninchen mit reinem HIV[30] impfen müssen. Das wiederum heißt, daß sie HIV schon vorher hätten isoliert haben müssen, um die Kaninchen infizieren zu können. Aber wieso hätten sie das tun sollen, wenn sie doch schon reines HIV hatten! Absurd, nicht war?

CJ: Nun, wenn sie den Kaninchen kein reines HIV spritzten, was haben sie dann injiziert?

EPE: Bestenfalls, wenn sie eine Bandenprobe von dem nahmen, was sie und alle anderen als reines HIV betrachten, kann man annehmen, daß das, was sie injizierten, mit dem zu vergleichen ist, was auf den französisch-deutschen Bildern und denen vom amerikanischen National Cancer Institute zu sehen ist. Nun wird Ihnen jedes Buch über Immunologie sagen, daß Proteine die kräftigsten Antikörper-hervorrufenden Substanzen sind, die es gibt. Und das besonders, wenn man sie direkt in den Blutstrom infundiert. Indem sie also ihr Kulturmaterial den Kaninchen injizierten, selbst wenn sie eine Bandenprobe verwendeten, hätten Gallo und Popovic ihre Kaninchen einer Menge verschiedener zellulärer Proteine ausgesetzt. Die Kaninchen hätten also Antikörper gegen alle diese Proteine entwickelt. Und wenn sie diese Antikörper wieder mit solchem Material, von dem sie injiziert hatten, zusammen brachten, würde es selbstverständlich Reaktionen geben. Das genau ist zu erwarten, aber das macht das injizierte Material nicht zu einem Virus. Und noch weniger zu einem bestimmten Retrovirus.

CJ: OK. Ich verstehe, was Sie sagen wollen. Ihr Argument geht dahin, daß Gallo, bevor er ein Virus hatte, auf keinerlei Weise wissen konnte, ob der Patient ET, andere AIDS-Patienten oder Kaninchen Antikörper hatten, die spezifisch HIV Proteine erkennen würden.

EPE: Ja. Bevor er ein Virus hatte, bestand keine Möglichkeit zu wissen, ob es überhaupt Antikörper gegen HIV gibt. Irgendwo. Um überhaupt über spezifische Antikörper gegen spezifische HIV-Proteine sprechen zu können, muß man zuerst nachweisen, daß die Proteine Bestandteile von retroviralen Partikeln sind, die sich replizieren können. Und der einzige Weg, das zu tun ist, die Partikel zu isolieren und alle weiteren Schritte zu unternehmen, die ich beschrieben habe. Sie müssen zuerst das Virus haben, *bevor* Sie nach Proteinen und Antikörpern suchen.

CJ: Aber was in aller Welt sind dann diese Antikörper in den AIDS-Patienten, die jedermann HIV-Antikörper nennt?

EPE: Was meine Kollegen und ich die ganzen Jahre über geltend machen ist, daß es keinen Beweis gibt, daß es HIV-Antikörper sind. Die einzige Art und Weise festzustellen, ob es HIV-Antikörper sind, besteht in dem Experiment, die Antikörper mit der Virus-Isolation zu vergleichen. Das ist gemeint mit der Verfügbarkeit des Goldstandards: Die bestmögliche Eichung. Die Virus-Isolation ist ein völlig unabhängiges Mittel zur Bestimmung, ob es wirklich spezifische HIV-Antikörper gibt. Man kann sich das HIV als Schiedsrichter vorstellen. Wenn Antikörperexistieren, die spezifisch sind für ein Retrovirus namens HIV, dann werden sie nur reagieren, wenn ein Retrovirus namens HIV zugegen ist. Nichts könnte einfacher sein. Doch nun, obwohl Ihnen das nicht klar sein mag, gibt es ein weiteres Problem: Es mag spezifische HIV-Antikörper geben, aber was ist, wenn es auch unspezifische Antikörper gibt?

CJ: Ich kann mir vorstellen, daß die Leute jetzt verwirrt sind. Können Sie das genauer ausführen?

EPE: Gut. Das Problem bei der Verwendung von Antikörpern besteht darin, daß es zweierlei Arten von Antikörpern geben kann. Die eine Art ist spezifisch, was heißt, sie sind von HIV und von nichts anderem hervorgerufen und sie reagieren nur auf HIV und auf nichts anderes. Die andere Art ist unspezifisch, was heißt, sie wurden durch andere Stoffe oder Reize hervorgerufen und sie reagieren wohl mit diesen Stoffen, aber sie reagieren auch mit HIV. Wenn Sie Serum von einer Person zu den „HIV"-Proteine in einer Kultur oder in einem Testsatz geben und Sie sehen eine Reaktion, wie können Sie sagen, welche Art von Antikörpern die Reaktion bewirkte? Es gibt in der Tat drei Möglichkeiten: Alle Antikörper können von der spezifischen Art sein oder keiner ist von dieser Art. Oder es handelt sich um eine Mischung. Alles, was Sie sehen, ist eine Reaktion. Etwas ändert seine Farbe. Das ist alles. Wie können Sie es bestimmen? Einfach. Sie testen nach Antikörpern in allen Arten von Patienten: Einige mit AIDS, einige, die krank sind, aber ohne AIDS, und auch einige gesunde Personen. Aber in den gleichen Experimenten, zur gleichen Zeit, gebrauchen Sie HIV als Schiedsrichter, um zu beurteilen, welcher Art ihre Antikörper sind. Wenn sich Antikörper zeigen, wenn kein HIV vorhanden ist, dann muß es sich um unspezifische Antikörper handeln.

CJ: Wie steht es mit einem Experiment, das diese Antikörper sortiert?

EPE: Dieses Experiment, das lange vor den HIV-Antikörper-Tests in die klinische Medizin eingeführt wurde, hätte auch bei HIV ausgeführt werden müssen, aber das wurde nie gemacht. Es konnte in der Tat aber gar nicht gemacht werden, weil bis heute niemand das HIV isoliert hat. Es gibt jedoch eine Fülle an Hinweisen, daß Leute, von denen sich alle Experten einig sind, daß sie *nicht* mit HIV infiziert sind, Antikörper haben, die mit dem reagieren, was als HIV-Proteine deklariert wird. Es gibt also nicht-spezifische „HIV"-Antikörper. Und wenn einige nicht-spezifisch sind, wie will man wissen, wie viele es sind? Warum sollten es nicht alle sein? Selbst wenn es nur einen Teil betrifft, wie kann man sie unterscheiden? Die Antwort lautet: Man kann es nicht und das bedeutet, daß keine einzige Person aufgrund eines Antikörpertestes diagnostiziert werden kann. Und es bedeutet auch, daß Wissenschaftler die Existenz des HIV in Frage stellen müssen. Und zwar aus genau dem gleichen Grund, aus dem die Wissenschaftler am Sloan Kettering und am National Cancer Institute die Existenz von HL23V in Frage stellten.

CJ: Ihre Argumentation läuft also hauptsächlich darauf hinaus, daß „HIV"-Antikörper nicht gebildet werden, um das „HIV" zu bekämpfen? Aber man nennt sie doch HIV-Antikörper, und das ist doch seltsam, oder?

EPE: Richtig.

CJ: Was meinen Sie zu der Behauptung, daß HIV AIDS verursacht? Hat Gallo das 1984 bewiesen?

EPE: Um ehrlich zu sein: Gallo hat diese Behauptung in seinen 1984 in „Science" erschienenen Arbeiten nicht direkt aufgestellt. Er sagte, HIV sei die wahrscheinliche Ursache von AIDS. Aber selbst diese Folgerung ist fragwürdig. Selbst wenn Gallos Beleg ein unbestreitbarer Beweis wäre, daß er ein Retrovirus isoliert hätte, so gelang ihm seine Isolation doch nur bei 26 von 72 AIDS-Patienten. Das sind nur 36 Prozent. Und nur 88 Prozent von 49 AIDS-Patienten hatten Antikörper. Dabei wurde meistens der ELISA-Test verwendet, der als am wenigsten spezifisch erachtete Antikörpertest. Niemand diagnostiziert eine HIV-Infektion aufgrund eines einzelnen ELISA. Und wenn das Virus nur in 36 Prozent der Patienten zugegen war, warum hatten 88 Prozent Antikörper? Ich meine, warum waren mehr Patienten mit Antikörpern ohne Virus, als Patienten mit Virus? Und es gab keine Spur von einem Nachweis, daß HIV T4-Zellen tötet, oder daß niedrige T4-Zellzahlen alle diese als AIDS diagnostizierten Krankheiten auslösen könnten.

CJ: Die Beweismittel von 1984 waren „Licht an"?

EPE: Es gab keinen Beweis. Doch zwei Jahre später, als Gallo sich gegen die Beschuldigung verteidigte, er habe das französische Virus verwendet, um seine Version des HIV zu entdecken, war er viel bestimmter in bezug auf seine Arbeiten von 1984. Er sagte, sie lieferten den „eindeutigen" Beweis, daß HIV die Ursache von AIDS sei. Und seine Meinung war 1993 nicht anders. Lassen Sie mich Gallos eigene Worte aus der TV-Dokumentation von 1993 namens „The Plague" (Die Seuche) zitieren:

„Der zwingende Beweis, der die Gemeinschaft der Wissenschaftler überzeugte, daß diese Art Virus die Ursache von AIDS ist, kam von uns. Die maßgebende Anzucht des Virus kam von diesem Labor, hauptsächlich durch Mika Popovic. Die Entwicklung eines sensitiven, brauchbaren Bluttests. Ich glaube nicht, daß wir darüber diskutieren müssen. Ich glaube, die Entwicklung spricht für sich selbst."

(...)

CJ: Wie wäre es, wenn wir diese Studie machten, und zwar blind und zu dem Ergebnis kämen, daß die HIV-Positiven eher AIDS entwickeln als die HIV-Negativen? Was würde uns das sagen?

EPE: Aufgrund unserer gegenwärtigen Daten würde es dasselbe bedeuten, was es in den AIDS-Risikogruppen bedeutet. Gallo und seine Kollegen entdeckten zufällig einen Test, der aus irgendwelchen Gründen eine Neigung zur Erkrankung an gewissen Krankheiten anzeigt, die unter dem Ausdruck AIDS zusammengefaßt wurden. Aber er beweist nicht, daß das Bindeglied zu all diesen Krankheiten ein Retrovirus ist. Das kann nicht bewiesen werden, solange die Existenz des HIV nicht nachgewiesen wird, indem es zuerst isoliert und dann eingesetzt wird, um die Antikörper als HIV-Antikörper zu bestätigen. Selbst dann kann man noch nicht sagen, HIV verursache AIDS, nur weil es in AIDS-Patienten zugegen ist. Eine Assoziation zwischen Virus und Krankheit, gemeinsame Anwesenheit also, beweist keine Ursächlichkeit. Sie können bei einem Bankraub anwesend sein, ohne daß Sie der Räuber sind. Sie brauchen weitere Daten, um die Ursächlichkeit nachzuweisen. In der Tat brauchen Sie aufgrund der AIDS-Definition der CDC nicht einmal HIV-infiziert zu sein, um als AIDS-krank diagnostiziert zu werden.

CJ: Das hört sich wirklich verrückt an.

EPE: Es steht so in der Literatur. Unter gewissen Umständen erfordert es die AIDS-Definition der CDC, daß ein Patient als AIDS-Fall diagnostiziert wird, selbst wenn die Antikörpertests des Patienten negativ sind.[35]

CJ: Wie steht es mit den RNA-Tests. Mit der PCR, der Viruslast (Viral Load) und dergleichen?

EPE: Das ist ein anderes weites Thema, zu dem ich nur eines sagen will: Alle diese Tests gründen sich auf den Vergleich von einem Stück der RNA oder der DNA des Patienten mit einem Teststück RNA oder DNA, das als von einer Partikel namens HIV stammend betrachtet wird. Sie können sich das vorstellen wie bei den Kaninchen-Antikörpern. Da steht eine weitere Flasche im Regal und auf dieser lautet das Etikett „HIV-RNA". Wenn aber nicht eine retrovirale Partikel isoliert, gereinigt und als Virus erwiesen wurde, wie will irgendwer wissen, wo dieses Stück RNA herstammt? Die HIV-Experten sagen selbst, es gäbe etwa einhundert Millionen verschiedene HIV-RNA in jedem AIDS-Patienten.[36] Bei soviel Variationen müßte man denken, daß ein Virus die unwahrscheinlichste Quelle solcher RNA ist. Ich meine: wie kann ein Virus so viele Variationen haben und immer noch das gleiche Agens sein? Immer noch die gleichen Proteine produzieren und die gleichen Antikörper erzeugen? Immer noch alle gleichen Tricks ausführen?

CJ: Sagen Sie mir, Eleni, wenn kein Virus da ist, woher kommen dann alle diese Dinge, die Montagnier und Gallo gefunden haben? Ich nehme doch an, daß Sie zugeben, daß jene etwas in ihren Kulturen gefunden haben?

EPE: Natürlich haben sie etwas gefunden. Sie haben vieles gefunden. Alles, was wir diskutiert haben. Und Ihre Frage ist berechtigt. Unserer Ansicht nach ist es möglich, daß die RT und die Partikel irgendeine Reaktion darstellen, die in Gang gesetzt wird, wenn Zellen von kranken Menschen kultiviert werden. Oder die Wirkung wird von den Chemikalien, die den Kulturen beigegeben werden, verursacht. Wir wissen, daß sowohl normale als auch pathologische Prozesse verbunden sein können mit dem Erscheinen retroviren-ähnlicher Partikel. Darüber besteht überhaupt kein Zweifel. Was genau sind aber diese Partikel? Nun, manche sind nichts mehr als Stücke von zerfallenden Zellen. Andere sehen gewiß mehr gleichartig aus und es ist denkbar, daß sie Virus-ähnlich und selbst Retroviren-ähnlich sein mögen, doch worauf es im Zusammenhang mit HIV wirklich ankommt, ist der Beweis, daß wenigstens eines aus diesen Variationen an Partikeln eine retrovirale Partikel ist. Und selbst wenn wir diesen Beweis hätten, könnten die RT und die Partikel und Proteine immer noch von einem endogenen Retrovirus herrühren.

CJ: Was ist nun das wieder, ein endogenes Virus?

EPE: Anders als im Falle aller anderen infektiösen Agenzien enthält die normale menschliche DNA retrovirale Informationen, die nicht als Folge einer retroviralen Infektion da hineinkam. Die Zelle wurde damit geboren. So gibt es unter unserer ganzen DNA Abschnitte, die aus irgendwelcher retroviraler Information bestehen und die dort vielleicht unser ganzes Leben lang sitzt, bis etwas geschieht. Dann wird die DNA aktiv und bildet RNA, die wiederum Proteine erzeugt. Dieser Prozeß kann noch weitergehen und zum Zusammenbau von endogenen retroviralen Partikeln führen. Man nennt sie endogen, weil sie nicht von außerhalb des Körpers stammen, wie es beispielsweise dem HIV unterstellt wird. Etwas, das von außerhalb eindringt, wird exogen genannt.

Schon lange vor der AIDS-Ära wußte jeder, daß in tierischen Zellen die Erzeugung endogener Retroviren spontan in Gang kommen konnte. Man setze eine Zellkultur an und tue nichts weiter. Man lasse sie einfach einige Tage oder auch einige Wochen stehen und eines Tages fängt sie an, Retrovirus-ähnliche Partikel zu erzeugen. Allem Anschein nach kommen sie aus dem Nichts. Der Prozeß kann beträchtlich beschleunigt und der Ertrag an Partikeln vermehrt werden, manchmal millionenfach, durch Umstände, die eine Zellaktivierung auslösen, die gleichen Umstände, die obligatorisch sind, will man das sogenannte HIV aus Zellkulturen gewinnen. Interessanterweise haben bis 1993 weder Gallo noch Fauci, noch ein anderer bekannter HIV-Forscher [37], zugegeben, daß Menschen die DNA zur Erzeugung von endogenen Retroviren in sich haben. Es wird aber jetzt anerkannt, daß endogene retrovirale DNA etwa 1 Prozent der menschlichen DNA ausmacht. Das ist etwa 3000-mal mehr als die Experten dem HIV-Genom an Größe zumessen. Außerdem können neue retrovirale Genome durch Umstellungen und Rekombination vorhandener retroviraler Genome entstehen.

CJ: HIV könnte also ein endogenes Retrovirus sein?

EPE: Es gibt viele Erklärungen für die Versuchsphänomene, die als Nachweis für die Existenz des HIV hingestellt werden. Wir haben sie alle in einem langen Artikel untersucht, den wir im vergangenen Oktober 1996 für das Continuum Magazin verfaßt haben.[38]

CJ: Kann man endogen und exogen unterscheiden?

EPE: Nein. Endogen erzeugte Retroviren sind der Gestalt nach und biochemisch nicht von exogenen Retroviren zu unterscheiden.

CJ: Wenn HIV ein endogenes Virus ist, warum erzeugen AIDS-Patienten solche Viren und wir dagegen nicht?

EPE: Weil die Patienten krank sind. Sie sind in der Tat krank, bevor sie je AIDS entwickeln. Ihre Zellen sind also krank und ihre kranken Zellen finden in den Kulturen die geeigneten Bedingungen zu ihrer Aktivierung vor. Das ist, was nötig ist, um endogenes Virus zu erzeugen und das ist schon seit Jahrzehnten bekannt. Entweder induzieren die Wirkstoffe, denen die Patienten ausgesetzt sind, die passenden Bedingungen, oder es spielen die Kulturbedingungen eine Rolle. Vielleicht eine Hauptrolle. Ich weiß nicht, was mehr dazu beiträgt, aber das hätte man längst ausprobieren können, wenn die ersten HIV-Forscher ein paar Kontrollexperimente eingeschlossen hätten.

CJ: Um welche handelt es sich da?

EPE: Wenn Sie eine Kultur von den Lymphozyten eines AIDS-Patienten ansetzen, und zwar mit einigen H9-Zellen und all den Chemikalien, die zugesetzt werden, um die Kultur zur Produktion von „HIV" zu veranlassen, dann wissen Sie in Wirklichkeit nicht, ob das, was Sie finden, den Unterschied ausmacht, der die AIDS-Patienten von allen anderen unterscheidet. Was wäre, wenn Sie genau dieselbe Sache bei ähnlichen Patienten finden, die kein AIDS haben? Um sich also selbst zu überzeugen, daß das, was Sie gefunden haben und HIV nennen, nur in AIDS-Patienten zugegen ist und daher etwas mit AIDS zu tun haben kann, müssen Sie eine Kontrolle haben. Dabei handelt es sich um Experimente, die parallel zu Ihrem Hauptexperiment in genau der gleichen Weise unter Verwendung genau der gleichen Materialien durchgeführt werden. Der einzige Unterschied besteht in der einen Variablen, die Sie erforschen wollen.

CJ: Können Sie das näher erklären?

EPE: Eine Kontrolle wäre zum Beispiel eine Kultur von Zellen, die von Patienten gleichen Alters und Geschlechtes und mit den gleichen Umwelteinflüssen, die an AIDS-ähnlichen Krankheiten leiden, aber nicht an AIDS selbst. Noch besser wäre, wenn die Zellen von Patienten mit niedrigen T4-Zellzahlen sind und die unter oxidativem Streß stehen.[3,32] AIDS-Patienten haben diese beiden Abnormalitäten, aber sie sind nicht die einzigen Patienten, die das haben. Man darf auch nicht vergessen, die Chemikalien allen Kulturen beizugeben. Wir wissen bereits, daß eine dieser Chemikalien in normalen Lymphozyten reverse Transkription auslöst. Nun, wenn Sie all das getan haben, werden Sie vielleicht herausbekommen, daß Lymphozyten von New Yorker Männern, die an Nicht-AIDS-Erkrankungen leiden, auch Partikel, RT und Antikörper-Reaktionen entwickeln, wenn man sie kultiviert. Das würde bedeuten, daß man sehr vorsichtig sein müssen wird, ob man diese Daten als etwas speziell zu AIDS Gehöriges interpretieren darf.

CJ: Gab es keine Kontrollen?

EPE: Das ist ein weiteres Problem bei so viel AIDS-Forschung. Kaum einer setzt Kontrollen ein. Und wenn sie es tun, sind sie oft von der falschen Art.

CJ: Ist es möglich, daß man AIDS umgekehrt hat, das Hintere nach vorne? Sie haben schon eine Anspielung darauf gemacht. Könnten die Patienten oder die Kulturen verantwortlich sein für das, was HIV genannt wird, und nicht anders herum?

EPE: Richtig. AIDS zu haben könnte einfach die Ursache für die Entwicklung dieser Abnormalitäten sein. Retrovirologen haben schon selbst die Möglichkeit erörtert, daß Retroviren als Folge einer Krankheit erscheinen und nicht umgekehrt. Ursache und Wirkung zu verwechseln ist in der Medizin nicht neu. Selbst der Nobelpreis wurde schon bei solchen Sachverhalten verliehen.

CJ: Es ist Zeit, zum Schluß zu kommen. Aber ich habe noch mehr Fragen. Erstens: Seit wann vertreten Sie und Ihre Kollegen die Ansicht, daß das HIV vielleicht gar nicht existiert?

EPE: Seit den ersten Publikationen zu HIV. Das war 1983.

CJ: Es ist also nicht etwas, auf das Sie erst vor kurzem gekommen wären?

EPE: Nein.

CJ: Haben Sie diese besonderen Argumente veröffentlicht? In einer Wissenschaftszeitschrift?

EPE: Ja. In meiner ersten Arbeit über AIDS im Jahr 1988. Darin vertrat ich eine nicht-virale Theorie zu AIDS und ich habe einiges darin eingeschlossen von dem, worüber wir heute gesprochen haben.

CJ: Wo wurde das veröffentlicht?

EPE: In „Medical Hypotheses".[3]

CJ: Kein allgemein bekanntes Journal?

EPE: Es ist ein wohlbekanntes Journal für Ideen. In dieser Arbeit habe ich die Diskussion über die HIV-Isolation nicht so offen geführt, wie wir es heute getan haben, aber damals war es so gut wie unmöglich, die Existenz von HIV in Frage zu stellen. Man mußte subtil vorgehen, wenn man überhaupt publiziert werden wollte. Selbst so dauerte es einige Jahre, bis die Arbeit gedruckt wurde. Zuerst reichte ich sie bei einem viel prominenteren Journal ein, wurde aber abgewiesen. Sogar zweimal.

CJ: Welches Journal war das?

EPE: Das ist unwichtig. Dann schrieben Val Turner und ich eine Arbeit, die offen und direkt alle Probleme aufzeigte, die wir heute diskutiert haben. Wir zielten damit auf Ärzte und boten sie einem Journal an, das von praktizierenden Ärzten in Australien gelesen wird.

CJ: Kein Erfolg?

EPE: Kein Erfolg.

CJ: Es hätten also nur die Leute, die „Medical Hypotheses" lesen, erfahren, was Sie vor zehn Jahren gedacht haben?

EPE: Ja.

CJ: Sie erwähnten Ihre nicht-virale Theorie über AIDS. Sagen Sie mir ein wenig darüber.

EPE: Wir gehörten zu den ersten Leuten in der Welt, die die Idee äußerten, daß nicht-infektiöse Faktoren AIDS bei Homosexuellen erklären können und die ersten, die sowohl eine nicht-infektiöse Theorie für alle Risikogruppen als auch einen vereinheitlichten Mechanismus vorschlugen. Überdies sagt unsere Theorie voraus, daß die Faktoren, welche die Entwicklung der AIDS-Krankheiten verursachen, auch verantwortlich sind für die Phänomene, die alle anderen als die „Isolation" eines Retrovirus von AIDS-Patienten deuten.

CJ: Wieviel Reaktion gab es auf Ihre Theorie?

EPE: Leider sehr wenig, aber einige Forschergruppen bestätigten einige unserer Voraussagen einschließlich derjenigen, daß Antioxidantien brauchbar sein könnten für solche Personen, die gefährdet sind, AIDS zu entwickeln.

CJ: Ist es Ihnen gelungen, die allgemeine Gleichgültigkeit Ihren Ideen gegenüber zu überwinden?

EPE: In der wissenschaftlichen Presse haben wir nicht viel Erfolg gehabt, aber einige Homos und einige ihrer Organisationen sind unsere besten Verbündeten geworden. Ohne sie wäre unsere Aufgabe fast unmöglich.

CJ: Wenn Sie ein einzelnes Hindernis nennen müßten, das die Lösung der wissenschaftlichen Probleme in Sachen AIDS behindert, was wäre das?

EPE: Unserer Ansicht nach ist das größte einzelne Hindernis für das Verständnis und die Lösung des AIDS-Problems HIV.

CJ: Würde das erklären, warum Ihre Gruppe so viele Arbeiten gegen AIDS geschrieben hat?

EPE: Das ist ganz richtig. Wir haben in der Tat eine Menge mehr geschrieben, als wir veröffentlicht haben. Leider ist es uns nur gelungen, etwa ein Dutzend Arbeiten in wissenschaftlichen Journalen zu veröffentlichen. Eine der wichtigsten war eine Arbeit, die in Bio/Technology[5] veröffentlicht wurde. Dieses Blatt nennt sich jetzt Nature/Biotechnology. Darin sagten wir geradeheraus, daß es keinen Beweis für die HIV-Isolation gibt. Von dieser Arbeit wurde gewiß Notiz genommen, doch wiederum antwortete niemand auf unsere Ansichten.

CJ: Sie blieben also eine Minorität?

EPE: Wir sind nicht bloß eine Minorität. Wir sind immer noch die einzigen, die je Daten in Wissenschafts-Journalen veröffentlicht haben, die die Existenz des HIV in Frage stellen und Gründe dafür anführen, daß die HIV-Antikörpertests kein Beweis für eine HIV-Infektion sind.

CJ: Eleni, trotz allem, was Sie heute erklärt haben, scheinen praktisch alle Wissenschaftler und Ärzte in der Welt völlig zufrieden zu sein mit den Beweisen, die Sie für nicht akzeptabel halten?

EPE: Das Problem ist nicht eine Frage des Akzeptierens von Beweismitteln. Es geht darum, wie die Beweismittel interpretiert werden. Ich sehe es so: Die meisten Wissenschaftler und Ärzte, die an das HIV und daran, daß HIV AIDS verursacht, glauben, tun das, weil sie die Interpretationen einer verhältnismäßigen Minorität von Experten akzeptieren. Es ist ganz unrealistisch zu erwarten, daß alle, die auf dem Gebiet von AIDS arbeiten, die Daten in dem Maß analysieren, wie wir es getan haben. Was die HIV-Experten selbst betrifft – ich weiß nicht, warum sie die Beweismittel so interpretieren. Da kann ich nur spekulieren. Vielleicht ist es, weil Bilder so eindrucksvoll sind. Es gibt Bilder, die Partikel enthalten, die wie ein Virus aussehen und es gibt Reverse Transkriptase in den gleichen Kulturen, in denen die Partikel sind. Es ist möglich, die Partikel, reverse Transkription, Proteine und die Antikörper, die mit den Proteinen reagieren, gedanklich zu verbinden und das Ganze als Beweis für die Existenz eines Retrovirus zu betrachten. Besonders für einen Retrovirologen. Ich vermute, darin liegt das ganze Problem. Wir dürfen nicht vergessen, daß wir alle subjektiv sind und von unserer eigenen Perspektive aus auf die Probleme schauen.

CJ: Nun, trifft dasselbe nicht auf die Interpretationen der Literatur durch Ihre Gruppe zu?

EPE: Gewiß. Aber verlieren Sie nicht einen sehr wichtigen Aspekt vom Ganzen aus den Augen, der nicht subjektiv ist.

CJ: Was ist das?

EPE: Die Definition, was ein Virus ist und die daraus folgende Methode zum Nachweis der Existenz eines Virus. Eben jene Methode, die 1973 vom Pasteur-Institut gutgeheißen wurde. Niemand kann bestreiten, daß damit eine Methode gegeben ist, die den absoluten Beweis für die Existenz eines Retrovirus bildet. Es kann auch niemand bestreiten, daß niemals nach dieser Methode die Existenz von HIV nachgewiesen wurde. Mit anderen Worten: Obwohl AIDS als einer der schwerwiegendsten Schicksalsschläge, die je die menschliche Rasse getroffen haben, betrachtet wird, hat es niemand für nötig befunden, eine bewährte Methode anzuwenden, um die Existenz der vermeintlichen Ursache dieser furchtbaren Krankheit nachzuweisen. Stattdessen hat sich jeder für eine Reihe nicht-spezifischer Kriterien entschieden und scheint zu glauben, daß, wenn man sie alle zusammen nimmt, sie sich irgendwie in die richtige Antwort verwandeln.

CJ: Hat das nicht auch einen Vorzug? Wenn sie alle Anhaltspunkte für ein Retrovirus sind, dann kommt man doch, je mehr man davon hat, um so näher zur Gewißheit?

EPE: Bestimmt nicht. Was, wenn die wahre Ursache etwas Unerwartetes wäre? Oder etwas, das man nicht kennt oder sich überhaupt nicht vorstellen kann? In diesem Fall werden Sie, je mehr Anhaltspunkte Sie haben, die zu dem passen, was Sie erwarten oder wünschen, daß es das sei, um so eher irregeführt werden. Es läuft alles darauf hinaus, ob Sie sich lieber mit Wahrscheinlichkeiten befassen als mit Fakten. Das meine ich mit „subjektiv sein". Es ist, als ob ein Arzt einen Patienten mit Fieber, Durchfall, Erbrechen, Schwäche und Schock sieht und dann Cholera zur Ursache erklärt. Es kann schon Cholera sein, aber was ist mit den Dutzenden anderer Mikroben, die ein ähnliches Muster erzeugen? Was, wenn Ihr Leben davon abhängt?

CJ: Ich verstehe, was Sie sagen wollen. Glauben Sie, nachdem wir nun gesehen haben, was sich wirklich im Dichtegradienten ansammelt, daß das Blatt sich gegen HIV wenden wird?

EPE: Ich halte diese Fakten schon für einen Wendepunkt. Und zwar um so eher, je mehr Leute von ihnen erfahren. Sie bestätigen was unsere Gruppe seit sehr langer Zeit gesagt hat. In der Einführung zu der französisch-deutschen Arbeit versichern die Autoren klar, daß vor ihren Aufnahmen der 1,16g/ml Dichtegradient als „eine Population relativ reiner viraler Partikel enthaltend betrachtet worden" sei. Das ist unser Punkt. HIV wurde nie isoliert und doch haben in den vergangenen 14 Jahren Wissenschaftler und biomedizinische Hersteller dieses Material verwendet, um Proteine und RNA zu gewinnen, als wäre es pures HIV. Bilder sind beeindruckend, und das gilt für beide Seiten.

CJ: Was sollte Ihrer Meinung nach nun mit der AIDS-Forschung geschehen?

EPE: Ich meine, die traditionelle Methode der Virus-Isolation sollte so schnell wie möglich angewandt werden unter Verwendung von Kulturen mit Zellen von AIDS-Patienten und von geeigneten Kontrollen. Wie ich sagte, müssen wir ein für allemal herausfinden, ob es so etwas namens HIV gibt. Es dauerte vierzehn Jahre, bis wir gerade eine Handvoll Elektronenmikroskop-Aufnahmen von einem Dichtegradienten bekamen. Selbst wenn diese Bilder nichts anderes zeigten als die richtig aussehende Art von Partikeln, vermissen wir immer noch alle anderen Schritte, die notwendig sind, um zu einem Retrovirus zu kommen.

CJ: Welche Schritte sind am wichtigsten?

EPE: Alle Schritte sind wichtig. Bestätigung der Anwesenheit Retrovirus-artiger Partikel in den Kulturen, Reinigung und Analyse dieser Partikel, der Nachweis, daß die Partikel sich replizieren können und der Nachweis, daß die Antikörper im Patientenblut, die mit den Proteinen reagieren, die von den Partikeln gewonnen wurden, spezifisch sind.

CJ: Wenn das nicht der Fall ist?

EPE: Wenn die gleichen Phänomene in den Kontrollkulturen gefunden werden, oder wenn die Partikel, die bei 1,16g/ml bandieren, die falsche Gestalt haben oder nicht infektiös sind, oder wenn die Antikörper von AIDS-Patienten nicht spezifisch für diese Partikel sind, dann dürfen AIDS-Patienten nicht als mit einem speziellen Virus HIV infiziert bezeichnet werden.

CJ: Was bedeutet, daß HIV ein ähnliches Ende nehmen könnte wie HL23V?

EPE: Das ist gut möglich. Die dem HL23V zugesprochenen Proteine wurden in der gleichen Weise bestimmt wie die HIV-Proteine: durch Antikörper-Reaktionen. Als dann die Antikörper als nicht spezifisch entlarvt wurden, verschwand HL23V. Im Fall von HL23V war es verhältnismäßig leicht, weil die Antikörper in so vielen Leuten vorhanden waren, die nie Leukämie bekommen würden. Deswegen mußte man sie als etwas einstufen, das nichts mit Leukämie zu tun hat und das wurde schließlich am Sloan Kettering und am National Cancer Institute erwiesen. Meine Gruppe glaubt, daß die Wissenschaft schließlich akzeptieren wird, daß für HIV-Antikörper das gleiche gilt. Sehen Sie, AIDS-Patienten sind überschwemmt mit Antikörpern gegen so viele verschiedene Sachen, daß ein paar von ihnen leicht reagieren können mit zwei oder drei der zehn Proteine, die auf einem „HIV"-Teststreifen zur Anwendung kommen. Das ist alles, was es braucht, um als HIV-positiv diagnostiziert zu werden. Es gibt jetzt tatsächlich genügend Beweise, daß Antikörper, die sich im Gefolge einer Infektion mit den beiden Mikroben bilden, die 90 Prozent der AIDS-Patienten befallen, mit allen HIV-Proteinen reagieren. Ich meine die als Mykobakterien und Hefen (Candida albicans) bekannten Keime, die zusammen die beiden häufigsten AIDS-definierenden Krankheiten hervorrufen. Wir haben eine Arbeit darüber beim britischen Journal Current Medical Research and Opinion[39] in Druck gegeben. Wenn das der Fall ist, wie kann da einer behaupten, diese Antikörper bewiesen die Infektion mit HIV, oder daß diese Krankheiten durch HIV verursacht würden?

CJ: Eleni Papadopulos-Eleopulos, vielen Dank für die mir gewidmete Zeit.

EPE: Es war mir ein Vergnügen.

Die Referenzliste für dieses Interview findet sich im Anhang des Buches.

Christine Johnson ist Mitglied von „MENSA" und freie Wissenschaftsjournalistin in Los Angeles, USA. Sie ist Wissenschafts-Informations-Koordinatorin von HEAL/Los Angeles, gehört zum Beirat von Continuum Magazin und sie ist Redakteurin bei „Reappraising AIDS". Sie hat einen weiten Hintergrund in Medizin-, Gesetzes- und Bibliotheks-Recherchen. Sie ist von dem Wunsch motiviert, die Wahrheit über AIDS herauszufinden. Ihr besonderes Augenmerk richtet sie darauf, Informationen aus unverständlichen (oder unbekannten) Fachwissenschaftsjournalen für Laien zugänglich zu machen. Christine Johnson, Juli 1997, P.O. Box 2424 Venice, California 90294-2424, USA, Telefon: 001 310 392-2177; Fax: 001 310 273-2972

Fast alle Publikationen von Dr. Papadopulos und ihren Kollegen aus Perth finden Sie im Internet unter: www.virusmyth.com.

TEIL III :
Grundsätzliche Problematik der HIV -Testverfahren

"Der HIV-Test ist nicht standardisiert (...) die Testergebnisse verschiedener Labors können unterschiedlich sein. Das Testergebnis muß interpretiert werden, die Kriterien für diese Interpretation variieren nicht nur von Labor zu Labor, sondern von Monat zu Monat"

New England Journal of Medicine, 317, 238-241

"Der einzige Weg, [beim HIV-Test] zwischen echten Reaktionen und Kreuzreaktionen [Reaktionen auf andere Krankheitserreger oder sonstige Eiweiße] zu unterscheiden, ist der Nachweis über eine HIV-Isolation. Alle Behauptungen einer HIV-Isolation beruhen jedoch auf dem Nachweis von Phänomenen in Laborkulturen, die nicht eine Isolation beinhalten oder nicht für Retroviren spezifiziert sind. (...) Wir wissen nicht, wie viele positive Tests gemacht werden, ohne daß eine HIV-Infektion vorliegt. Der HIV-Antikörpertest verfügt nicht über die Fähigkeit, speziell eine HIV-Infektion nachzuweisen."

Bio/Technology Journal, 11:696-707

1. Zitate aus den Beipackzetteln von „HIV-Antikörpertests"

„Der AIDS-Test gibt Gewißheit!", „Der HIV-Test gibt eine Antwort!" Das waren die Slogans der AIDS-Kampagnen in den 80er Jahren. Doch die Antwort, die der Test in Hinblick auf eine Infektion mit HIV gibt, scheint weit weniger eindeutig, als die Kampagnen suggerieren:

Ein Blick in die Beipackzettel der Tests würde positiv-Getesteten wahrscheinlich einen kalten Schauer über den Rücken fahren lassen:

Sensitivity and Specificity
At present there is no recognized standard for establishing the presence and absence of HIV-1 antibody in human blood. Therefore sensitivity was computed based on the clinical diagnosis of AIDS and specificity based on random donors.
All data in this package insert were obtained with the COMMANDER® System.
The ABBOTT studies show that:
1. Sensitivity based on an assumed 100% prevalence of HIV-1 antibody in AIDS patients is estimated to be 100% (144 patients tested).
2. Specificity based on an assumed zero prevalence of HIV-1 antibody in random donors is estimated to be 99.9%* (4777 random donors tested).
*In these calculations, three samples of the eight total repeatably reactive specimens that confirmed have been excluded.

B. REACTIVITY IN RANDOM DONOR POPULATIONS
The ability of ⊟HIVAB HIV-1 EIA to detect antibody to HIV-1 in blood bank donor specimens is shown in Table II. The data include 4777 serum and plasma samples obtained from blood donors at three geographically distinct blood banks. The number of specimens found repeatably reactive for antibody to HIV-1 by ⊟HIVAB HIV-1 EIA with testing performed in the automated mode using the COMMANDER System was 0.17%. The percent of repeatably reactive specimens obtained from blood donors at three geographically distinct blood and plasma centers was 0.00 to 0.30%.

- „Zur Zeit gibt es keinen anerkannten Standard für den Nachweis der An- oder Abwesenheit von HIV-1-Antikörpern im menschlichen Blut. "[86] (Abbott, siehe Grafik oben)

- „Ein negatives Testresultat schließt die Möglichkeit einer HIV-Infektion nicht aus." Mit falsch positiven Resultaten sei bei einem HIV-Tests zu rechnen, wenn der Betroffene aus einer Bevölkerungsgruppe stammt, in der HIV sehr selten vorkomme, zum Beispiel bei Blutspendern.[87] (Roche)

Diese Sätze bekommen Patienten und auch Ärzte nicht zu Gesicht. Die Beipackzettel landen in den Laboratorien, wo mit den Tests das Blut auf den HIV durchleuchtet wird.

„Da wird doch nicht nach medizinisch-naturwissenschaftlichen Kriterien diagnostiziert", so Christian Fiala, Gynäkologe aus Wien. Seit vielen Jahren recherchiert er Widersprüche der offiziellen HIV/AIDS-Hypothese. „Die Hersteller geben selbst zu, daß ihre Tests nicht standardisiert sind. Die Tests basieren nicht auf gesichertem Wissen, sondern auf vermuteten Annahmen." Ob jemand nun HIV-positiv diagnostiziert würde oder nicht, hänge davon ab, ob seine sozialen Daten nun eine Infektion wahrscheinlich erscheinen ließen oder nicht. „Hat man vor dem Test angegeben, man sei homosexuell, dann ist der Test im Zweifelsfalle positiv. Hat man einen Blutspenderausweis, dann ist man bei gleichem Testergebnis negativ, dann hat der Test halt falsch reagiert."

Lesen wir weiter bei Abbott. In einer englischen Packungsbeilage heißt es sinngemäß:

Die Sensitivität des Testes basiere auf der Annahme, daß sich in jedem AIDS-Patienten Antikörper gegen HIV finden ließen. Sensitivität bedeutet, daß jede Blutprobe, die Antikörper gegen HIV enthält, vom Test erkannt wird. Die zweite wichtige Fähigkeit der Tests ist die Spezifität. Soll heißen, daß alle Proben, die keine Antikörper gegen HIV enthalten, nicht positiv getestet werden können. Auch hier offenbart der Abbott-Test in seiner Packungsbeilage Erstaunliches: Die Spezifität des Tests basiere auf der Vermutung, daß HIV-Antikörper nur in 0,1 Prozent von gesunden Blutspendern vorkämen.[86]

Diese Annahmen stehen in fundamentalen Widerspruch zu den ersten Veröffentlichungen des HIV-Forschers Robert Gallo, der auch die ersten HIV-Tests entwickelte und patentieren ließ. Gallo fand das Immunschwächevirus zwar in keinem einzigen Blutspender. Er fand es dafür häufiger in gesunden Müttern von AIDS-Kranken, als in diesen selbst.

Nach diesem kleinen Anriß der Testproblematik möchte ich das Wort meinem Kollegen Huw Christie und seinem Interviewpartner Dr. Turner überlassen. Das folgende Interview ist der beste Text, den ich zur Problematik der „HIV-Antikörpertest" kenne.

2. Können Antikörpertests eine HIV-Infektion nachweisen?

Von Huw Christie. Zuerst erschienen in „Continuum", Vol.5, Nr.2, 172, sinngemäße deutsche Übersetzung: Michael Leitner

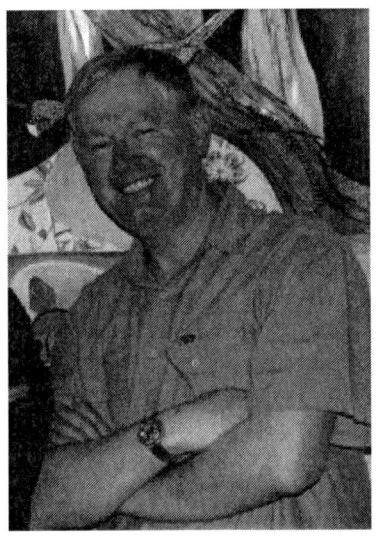

Dr. Valendar F. Turner (VFT) ist Mitglied der "Perth Group", einer Gruppe von HIV/AIDS-Kritikern um Eleni Papadopulos. Er graduierte an der Universität Sydney im Jahre 1969, ist Mitglied der Königlichen Australisch-Asiatischen Chirurgen-Vereinigung und der Australisch-Asiatischen Vereinigung für Notfallmedizin. Er arbeitet am Royal Perth Hospital im West-Australien.

Zahlen in Klammern beziehen sich auf Referenzen dieses Artikels. Sie finden sich am Ende des Buches.

HC: Einen schönen ‚Guten Tag' nach "downunder".

VFT: Guten Morgen, Huw.

HC: Die Veröffentlichungen der Perth Group[1-13] scheinen sich mit jeder einzelnen Facette von HIV und AIDS zu befassen. Ich möchte mich heute aber auf die Antikörpertests konzentrieren.

VFT: Fein.

HC: Ich bin besonders daran interessiert, daß dieses Thema so einfach und klar aufbereitet wird, daß es auch ganz normale Menschen verstehen können, die keine Fachleute auf diesem Gebiet sind, die nicht Eure Veröffentlichungen der letzten 10 Jahre gelesen haben. Oder sie vielleicht auch nicht ganz verstanden haben. Ich denke, es ist nicht einfach, eine wissenschaftliche Arbeit zu lesen, in der steht, Papadopulos und Kollegen lehnen HIV-Antikörpertests (HIV-AK-Tests) als Nachweis einer HIV-Infektion generell ab.

VFT: Ich weiß, aber das ist nun mal unsere Interpretation der Daten und Fakten.

HC: Könntest Du vielleicht mit einem Überblick beginnen?

VFT: Selbstverständlich. Zuerst laß uns die Bedeutung der Worte „Antikörper" und „Test" klären. In diesem Kontext hat „Test" zwei mögliche Bedeutungen. Die erste wäre, man macht einen Versuch, der die Anwesenheit oder Abwesenheit einer Substanz oder den Zustand einer Sache klären soll. Beispielsweise, ob ein Patient eine Blinddarmentzündung hat, ob eine Frau schwanger ist. Die zweite Bedeutung von „Test" wäre, man tut etwas, um festzustellen, ob etwas aussagekräftig ist: Entwickelt man einen Bluttest für Schwangerschaften, muß man prüfen, wie gut er funktioniert.

HC: Und was ist mit Antikörpern?

VFT: Antikörper sind Eiweiße, die von Immunzellen, den sog. B-Lymphozyten produziert werden. Nicht zu verwechseln mit T-Lymphozyten, das sind jene Immunzellen, die angeblich von HIV zerstört werden, was eine Immunschwäche verursachen soll. Die aktuelle Theorie der Antikörperproduktion ist, daß jedes B-Lymphozyt und seine geklonten Nachkommen nur einen einzigen, sehr spezialisierten Typ von Antikörpermolekülen herstellen.

HC: Was bringt B-Lymphozyten dazu, Antikörper herzustellen?

VFT: Wenn eine B-Zelle einer Substanz begegnet, die als Antigen bekannt ist, vom Körper bereits als „fremd" identifiziert worden ist. Dann werden Antikörper hergestellt. ANTIbody GENerating. Antigene sind immer lange Moleküle, häufig sind es Eiweiße. Eiweiße sind die stärksten Antigene, verursachen die stärkste Produktion von Antikörpern. Besonders dann, wenn sie auf direktem Weg in den Blutkreislauf gelangt sind.

HC: Wie bringt das Antigen die B-Zelle dazu, Antikörper zu produzieren?

VFT: Früher war man der Meinung, B-Zellen würden von den Antigenen regelrecht instruiert, wie man Antikörper zu bilden habe, etwa so, wie ein Rezept oder eine Formel abgelesen wird. Fast wie, wenn man zu zweit einen Kuchen backt: Der eine hat das Rezept und liest es vor, der andere rührt den Teig. Doch dieses Modell ist überholt. Die aktuelle Theorie ist, daß jede B-Zelle bereits weiß, wie sie den Kuchen zu backen hat, aber jede Art B-Zelle hat nur das Rezept für jeweils einen speziellen Kuchen. Jede ist programmiert, einen ganz speziellen, einzigartigen Antikörper zu produzieren. Davon natürlich zahllose Exemplare, aber immer völlig identische.

Man nimmt an, alle B-Zellen zusammen hätten ein Repertoire von über einer Million einzelner Antikörpermoleküle. Es kommt nur darauf an, daß ein Antigen auf die richtige B-Zelle trifft und schon greift das Schlüssel-Schloß-Prinzip:

Durch das Erkennen des Antigens teilt sich die B-Zelle, um sich zu vermehren; Antikörper werden produziert, um das Antigen zu bekämpfen, in dem sie sich chemisch an das Antigen binden.[14]

HC: Was sonst veranlaßt die Produktion von Antikörpern?

VFT: B-Zellen können auch nicht-spezifisch stimuliert werden. Das heißt, man gibt dem Immunsystem einen Reiz, einen Grund zu reagieren und eine Auswahl an B-Zellen fängt an, sich zu teilen und Antikörper zu produzieren. Nach unserem Wissensstand kommt eine solche Reaktion nicht gerade selten vor. Der einzige Weg, darüber genaueres zu erfahren, wäre ein Test auf Antikörper gegen alles, was nichts mit der künstlichen Stimulation des Immunsystems zu tun hat.

HC: Was ist der Zweck der chemischen Bindung der Antikörper an das Antigen?

VFT: Angeblich neutralisieren Antikörper die unerwünschten Effekte von Antigenen.

HC: Sind Keime, sind Bazillen Antigene?

VFT: Ja, aber mit einigen Einschränkungen. Antikörper und Antigene müssen an ganz bestimmten Stellen ihrer Molekularstruktur anbinden. Es ist, wie wenn Du Deine Großmutter umarmst: Deine Arme sind nur ein kleiner Teil von Dir und umklammern nur einen kleinen Teil Deiner Großmutter.

Beim Antikörper nennt man die Arme den „anbindenden Teil" („combining side"), beim Antigen nennt man den umarmten Teil der Großmutter den ‚Antigen-Bestimmer' („antigenic determinator"). Auf jedem Antigen befinden sich viele mögliche Stellen, die als Antigen-Bestimmer dienen können und eine jede von ihnen kann das Klonen jeweils einer Art von B-Zellen auslösen, die jeweils eine Art Antikörpermoleküle für das Anbinden an einer der Antigen-Bestimmer herstellen.

HC: Also sind die Antikörper, die gegen einen Bazillus entwickelt werden, eine Mixtur aus vielen verschiedenen Molekülen, zugeschnitten auf ganz Unterschiedliche Teile des Bazillus?

VFT: Richtig. Der technische Begriff für diese Antikörperreaktion ist „polyclonal".

HC: Wie regt man das Immunsystem zur Antikörperproduktion an?

VFT: Durch die Freisetzung von Drogen, infektiösen Partikeln oder Fremdeiweißen. Alles Dinge, denen die klassischen HIV/AIDS-Risikogruppen ausgesetzt sind. Natürlich können diese 3 Faktoren als konventionelle Antigene wirken, bei nur einer Sorte B-Zelle den Prozeß des Klonens und der Antikörperproduktion auslösen, sie können aber auch andere B-Zellen stimulieren. Daraus können obskure Reaktionen resultieren, ein gutes Beispiel dafür ist das Epstein-Barr-Virus (EBV), das Pfeiffersches Drüsenfieber verursacht.

HC: Was ist daran obskur?

VFT: Das Virus aktiviert eine Reihe von B-Zellen, die wiederum Antikörper produzieren. Einige Antikörper sind darauf programmiert, mit den roten Blutkörperchen von Pferden zu reagieren, andere sind Antikörper gegen Schafsblut. Dies sind offensichtlich keine Antikörper, die spezifisch gegen EBV produziert werden, sie sind etwas völlig anderes. Man mag sich wundern, warum wir solche Antikörper produzieren können, aber es ist so. Als Arzt nutzt man dies, um Pfeifersches Drüsenfieber zu diagnostizieren. Und zwar mit Hilfe eines Antikörpertests, der nicht nach Antikörpern gegen das krankheitsverursachende Virus sucht. Er sucht nach Antikörpern gegen Pferdeblut.

HC: Das ist schon sehr kurios. Und was ist die Basis, Antikörper zur Diagnose einer HIV-Infektion zu benutzen?

VFT: Der Glaube, daß HIV wegen seiner Eigenschaft als etwas Körperfremdes die Produktion von spezifischen, einzigartigen HIV-Antikörpern auslöst.

HC: Die Theorie ist die: Antikörper gegen ein Virus können nur gebildet werden, wenn B-Zellen diesem Virus begegnen?

VFT: Das ist richtig.

HC: Warum kein Nachweis durch Anzucht und Kultivierung des Virus?

VFT: Der Nachweis von Antikörpern ist technisch einfacher, schneller und billiger.

HC: Und man weißt diese Antikörper nach, in dem man Blut und ein paar Viren nimmt und wartet, ob die miteinander reagieren?

VFT: Das ist die Theorie, aber bevor wir dazu kommen, möchte ich etwas anderes von großer Wichtigkeit erklären: Man kann keine kausale Verbindung zwischen Antikörperproduktion und einem Krankheitserreger herstellen, weil ein Antikörper auch mit Krankheitserregern, mit Antigenen reagiert, die gar nicht die aktuelle Antikörperproduktion ausgelöst haben[14, 22]. Die Ursache für diese Produktion kann sowohl eine nicht-spezifische Stimulation [s.o.], als auch eine Kreuzreaktion sein.

HC: Was bedeutet „Kreuzreaktion"?

VFT: Zwei verschiedene Antigene können den gleichen „Bestimmer" gemeinsam haben, die gleiche Serie Antikörper kann daran anbinden, auch wenn die

Antigene verschiedene Eiweiße sind. Antikörper sind eben nicht nur gegen ein Antigen gerichtet, sondern gegen eine bestimmte Molekularstruktur, die bei mehreren Antigenen vorhanden ist. Zwei verschiedene Antigene gleichen sich mit einem kleiner Teil ihrer Struktur, der Antikörper kann an beide anbinden und zwar an dem kleinen Teil, der bei beiden identisch ist. Das funktioniert, obwohl es sich um zwei sehr verschiedene Proteine [Eiweiße] handelt.

Das Vorkommen von Kreuzreaktionen kann man auch mit einem kleinen Gedankenexperiment beweisen: Antikörper sind lange Eiweiße und können selbst die Eigenschaft eines Antigens haben. Das sind zwei mögliche Reaktionen eines Antikörpers: Eine mit dem Antigen, daß seine Produktion auslöste und die andere, wenn der Antikörper selbst als Antigen erkannt wird und mit einem gegen ihn produzierten Antikörper reagiert.

HC: Warum sind diese Phänomene für die Wissenschaft ein Problem?

VFT: Weil sie dem widersprechen, was eine nette Theorie wäre, nämlich, daß ein Mensch, der einen Antikörper gegen das Antigen „X" hat, automatisch mit „X" infiziert sein muß. Es ist wissenschaftlich nicht möglich, eine solche Behauptung nur aufgrund einer chemischen Reaktion, des Anbindens eines Antikörpers an einen Erreger zu machen.

HC: Auch, wenn es außer Frage steht, daß „X" Bestandteil eines einzigartigen Virus ist?

VFT: Ja. Mann kann überhaupt nicht mit einem Virus infiziert sein und doch reagieren bei einem Antikörpertest körpereigene Antikörper mit eben jenen Virusproteinen in der Testsubstanz. Wäre das nicht so, würden Antikörper nur mit einem Virus reagieren, müßten wir Ärzte doch Menschen mit Pfeiferschem Drüsenfieber mitteilen, daß sie mit den roten Blutzellen von Pferden infiziert seien. Oder mit Schafsblut. Oder AIDS-Patienten mitteilen, daß sie mit Laborchemikalien infiziert sind.

HC: AIDS-Patienten haben Antikörper gegen Laborchemikalien? Kannst Du ein paar aufzählen?

VFT: Zum Beispiel Antikörper gegen Trinitrophenyl[23].

HC: Und es ist unbekannt, wie das zustande kommt?

VFT: Es ist nicht vollständig geklärt.

HC: Wie kann man mit dem Antikörperproblem umgehen?

VFT: Zuerst muß man akzeptieren, daß es existiert. Nehmen wir mal folgende Analogie: Die serologische Diagnose [Blutuntersuchung] von Infektionen über Antikörperreaktionen ist vergleichbar mit dem Versuch, Objekte über ihren

Schatten zu identifizieren, den sie bei Sonnenschein auf den Boden werfen: Dieser Schatten vermittelt ein Bild des Objektes, aber Wolken, Gebäude, Bäume und andere Dinge können Schattenbilder haben, die genauso wie das Schattenbild des Objektes aussehen, oder ihm zumindest ähnlich sehen. Erinnern wir uns an die zwei Bedeutungen des Wortes „Test". Wir suchen etwas, daß die Anwesenheit von HIV im Körper nachweist. HIV ist das, was gesucht wird. Der beste Weg wäre der Nachweis der Existenz von HIV in jedem Patienten mit Mitteln, die unzweifelhaft und unzweideutig auf ein einziges Retrovirus hinweisen.[24-25] Das wäre der Gold-Standard, das bestmögliche Nachweisverfahren. Jeder andere Weg, auch der über Antikörpertests, ist ein indirekter Nachweis und muß über den Gold-Standard bestätigt werden. Das wäre eine Überprüfung der Gültigkeit eines Antikörpertests, die zweite Bedeutung des Wortes „Test". Ein Test, der ein Testverfahren auf seine Funktionalität und Zuverlässigkeit überprüft

HC: Wie müßte eine solche Überprüfung aussehen?

VFT: In dem zwei Versuche parallel, mit den gleichen Proben stattfinden: Einmal der Antikörpertest und andererseits ein direkter Virusnachweis.

HC: Ein Vergleich zwischen HIV-Antikörpertest und Virusisolation?

VFT: Schon, aber es braucht mehr, ein Virus direkt nachzuweisen, als nur einen Partikel zu isolieren. Deine Leser wissen seit Elenis' Interview ja einiges zu diesem Thema [siehe Interview mit Eleni Papadopulos[26]]

HC: Wie sieht das aktuelle Verfahren eines HIV-Antikörpertests aus?

VFT: Du hast das ja schon beschrieben. Nimm etwas Blut von einem Patienten, entferne daraus die roten Blutkörperchen und mische den Rest mit ein paar Proteinen, von denen Experten behaupten, es seien einzigartige, spezifische Bestandteile von HIV.

HC: Was wird sichtbar, wenn der Test positiv ausfällt?

VFT: Reagieren die im Blut enthaltenen Antikörper mit den Proteinen, so ergeben sich einige Veränderungen in der Testlösung. Es hängt vom Testverfahren ab, ob es nun eine Verfärbung oder ein Ausfällen, ein Niederschlag oder eine andere messbare Veränderung ist.

HC: Das ist alles? Etwas verfärbt sich!

VFT: Grundsätzlich ja. Aber es gibt ja Verfeinerungen: Im ELISA-Test [Standard-HIV-AK-Test, Suchtest] sind alle angeblichen HIV-Proteine bunt zusammengemixt, im WESTERNBLOT [in Deutschland „Bestätigungstest"; Kontrolltest bei positivem ELISA] hingegen kann die Reaktionen auf jedes einzelne Protein getrennt betrachten. Alle sind Seite an Seite im Testkit angeordnet, getrennt durch eine Wand aus Nitrocellulose.

HC: Wie sieht es mit dem Vergleich mit dem HIV-Gold-Standard aus?

VFT: Was jeder Getestete wissen will ist doch, ob ein Test positiv sein kann, wenn keine HIV-Infektion vorliegt. Mit anderen Worten: „Ist mein Test falschpositiv?" Nun, was ein Wissenschaftler tun müßte und zwar lange bevor ein von ihm entwickelter AK-Test in die klinische Praxis eingeführt wird, wäre zu untersuchen, was man „Spezifität" eines Tests nennt: Eine Bestimmung, wie häufig ein positives Ergebnis zustande kommt, wenn man weiß, daß in der getesteten Blutprobe kein HIV vorhanden ist, überprüft durch eine Virusisolation. Ist der Test zu 100 Prozent spezifisch, darf es keine positiven Ergebnisse mit Blutproben geben, aus denen kein Virus isoliert werden konnte.

HC: Hm, ich fürchte, das klingt für viele etwas verwirrend. Können wir näher auf die Begriffe „Sensitivität" und „Spezifität" sprechen?

VFT: Selbstverständlich. Sensitivität ist eine Bestimmung, wie häufig ein Test positiv ist, wenn man weiß, daß das, was man nachweisen will, tatsächlich vorhanden ist. Testet man 1000 schwangere Frauen und macht mit ihnen einen Scwangerschaftstest, so überprüft man, ob der Test alle Frauen als positiv, als „schwanger" diagnostiziert. Fällt er nur bei 980 Frauen positiv aus, so liegt seine Sensitivität bei 98 Prozent.

Zur Spezifität: Ist ein Test spezifisch, wenn er eine einzige Frau als „schwanger" diagnostiziert, die gar nicht schwanger ist? Hat man tausend Frauen, die nachweislich nicht schwanger sind und wird eine von ihnen „schwanger" diagnostiziert, so wäre der Test zu 99,9 Prozent spezifisch. Man kann einen Schwangerschaftstest nicht zulassen, solange man die Parameter nicht erkannt und ausgeschlossen hat, die diese falschen Ergebnisse verursachen

HC: Nehmen wir mal den ELISA-Test, der ja der erste und oft auch der einzige Test ist, der einer HIV-Diagnose zugrunde liegt: Wie wurde seine Sensitivität bestimmt?

VFT: Zuerst möchte ich schildern, wie eine solche Sensitivität bestimmt werden sollte: Hier wäre eine korrekte Vorgehensweise, beispielsweise 1000 Menschen zu nehmen, bei denen eine HIV-Infektion durch eine HIV-Isolation erfolgreich nachgewiesen wurde. Dann macht man den ELISA-Test und überprüft, bei wie vielen von ihnen auch der ELISA durch ein ‚positives' Ergebnis eine HIV-Infektion diagnostiziert. Die chemische Reaktion eines positiven ELISA-Tests muß mit Spezialinstrumenten exakt feststellbar und messbar sein, die einen Zahlenwert ausgeben.

HC: Führt dabei jeder Grad einer Veränderung, z.B. einer Ausfällung, zu einem positivem Ergebnis?

VFT: Nein. Es gibt immer nicht-spezifische Hintergrundaktivitäten in der Testlösung. Setzt man den Ausfällungs-Grenzwert [Ausfällung = chem. Reakt.] für einen positiven Test sehr niedrig an, dann ist vielleicht jede Testperson positiv. Wäre es ein Schwangerschaftstest, so würde er auch Männer als schwanger diagnostizieren. Also muß man einen Grenzwert finden, der solche Falsch-Resultate ausschließt.

HC: Wie wird dieser Grenzwert bestimmt?

VFT: Da gibt es leider einige sehr unwissenschaftliche Praktiken: Eine Gruppe gesunder Menschen wird getestet, um den Grad an Hintergrundaktivität zu bestimmen. Heraus kommen Werte, die von Testperson zu Testperson unterschiedlich sind. Die Wissenschaftler nehmen dann einen Wert, der zwei oder drei Grade oberhalb des Mittelwertes liegt. Jede Messung, die von nun an über diesem oberen Grenzwertes liegen, ist jetzt als „positiv" definiert.

HC: Das geschieht derart willkürlich?

VFT: Ja.

HC: Der Grenzwert für „Positivität" wird also nicht durch die Ergebnisse einer Virusisolation geeicht?

VFT: **Nein. Und das einfache Bestimmen eines Levels oberhalb einer gewissen Hintergrundaktivität ist kein Beweis dafür, daß es sich bei der Reaktion um die von echten HIV-Antikörpern handelt. Man kann doch nicht behaupten, daß Antikörper gegen HIV produziert worden sind, eine Infektion vorliegt, weil es eine Testreaktion oberhalb einer Grundaktivität gibt. Ein höheres Level an Grundaktivität kann auch einfach dadurch zustande kommen, daß halt in manchen Menschen mehr von dem vorhanden ist, was bei den gesunden Testpersonen zu der Hintergrundaktivität führte.**

Der einzige Beweis dafür, daß die Antikörper eine Reaktion auf eine HIV-Infektion sind, ist der Nachweis, daß jemand das Virus in sich trägt.

HC: Wie steht es um die Sensitivität des Western-Blot?

VFT: Man müßte hier zunächst Kriterien definieren, die einen positiven Test ausmachen und dann überprüfen, ob sie auf einen Kreis von nachgewiesenermaßen infizierten Menschen zutreffen. Auch beim WESTERNBLOT gibt es keine Werte für einen einzigen der verschiedenen Antikörper-Proteinreaktionen, die „Test-Positivität" definieren könnten. Ich bin sicher, Dir ist bekannt, daß für die HIV-Experten die Sensitivität, daß Erkennen von „Positivität" beim WESTERNBLOT keine primäre Rolle spielt, denn er wird in weiten Teilen der

Welt benutzt, um den ELISA zu überprüfen. Beim WESTERNBLOT ist die Spezifität, das Ausschließen von falsch-positiven Ergebnissen wichtig, während der ELISA falsch-negative Ergebnisse ausschließen soll.

HC: Wie sieht ein Experiment aus, mit dem man die Spezifität von ELISA und WESTERNBLOT überprüfen kann?

VFT: Man nimmt 1000 Menschen, unter ihnen sowohl AIDS-Patienten, Angehörige von Risikogruppen, als auch Menschen mit ähnlichen Erkrankungen und ebenso Menschen, deren Laborwerte Abweichungen zeigen, die denen von AIDS-Patienten ähnlich sind, sowie einige gesunde Menschen. Dann macht man bei jedem den Versuch einer HIV-Isolation und vergleicht dies mit den Ergebnissen, auf die ELISA und WB (WESTERNBLOT) bei diesen Menschen kommen.

HC: Warum braucht man Menschen mit so vielen unterschiedlichen Merkmalen?

VFT: Weil diese Tests Antikörper-Reaktivität messen und man braucht viele Antikörper möglichst vieler Arten von Antikörpern, um sicher zu sein, daß die Art von Reaktion, die zu einem positiven HIV-Antikörpertest führt, nur bei den Patienten vorkommt, die tatsächlich HIV-infiziert sind.

HC: Nun, wenn aber die Sensitivität der Tests niemals damit bestätigt wurde, ob bei „Positivität" tatsächlich Infektionen vorliegen, hat man jemals überprüft, ob wenigstens bei „Negativität" keinerlei Infektionen vorlagen?

VFT: Über ein solches Experiment wurde niemals berichtet. Weder für den ELISA, noch für den WESTERNBLOT. Dies ist eines der großen Rätsel der AIDS-Wissenschaft.

Wie auch immer, schaut man sich Gallos Science-Publikation von 1984[27] an, so stellt man fest, daß das, was Gallo „Isolation" nennt, ihm nur bei einem Drittel seiner Patienten gelang[28]. Fast alle hingegen hatten Antikörper gegen HIV [Yet, nearly three times that number had antibodies]

HC: Das ist sehr, sehr merkwürdig. Die Anzahl der Menschen mit Antikörpern, aber ohne Virus ist fast doppelt so hoch, wie die von Menschen, die Antikörper und das Virus haben. Die Übereinstimmung, die Korrelation zwischen angeblich vorhandenen HIV-Antikörpern und keiner Infektion ist größer als die zwischen Antikörpern und Virus. Es hätte gleich von Anfang an klar sein müssen, daß dieser Test grotesk ist.

VFT: Richtig.

HC: Wie hat Gallo die Diskrepanzen erklärt?

VFT: Gallo hat nie Diskrepanzen bezüglich der Isolation eingestanden. Seine Forschergruppe hat wohl geglaubt, alle Patienten mit Antikörpern wären infiziert. Sie schoben die Schuld für die niedrige Quote der Virusisolationen auf Fehler bei der optimalen Behandlung ihrer Gewebeproben. [Hier ist wohl das Lymphgewebe gemeint, das verwendet wurde, um die Viren zu kultivieren: „They blamed the low yield of virus isolation on failure to receive or handle their tissue specimens under ‚optimal' conditions."]

HC: Aber das Labor Gallo war doch bekannt für seine Erfahrungen im Kultivieren von Retroviren!

VFT: Richtig. Mehr als ein Jahrzehnt lang hat man inzwischen experimentiert und heute heißt es, daß das Blut von unbehandelten AIDS-Patienten nur so vor HIV wimmelt.

HC: Wurde die Diskrepanz zwischen der Detektion von Antikörpern und der HIV-Isolation inzwischen geklärt?

VFT: Nicht einmal zum Teil. Denk doch mal an unsere Stellungnahmen zu Peter Duesberg[11]. Wir erwähnten, daß 1992 und 1993 in mehreren angesehenen internationalen Laboratorien in GB, Deutschland und den USA 224 Proben von HIV-positiven Menschen untersucht wurden. Diese Labors haben ganz nebenbei auch behauptet, HIV isoliert zu haben. Aber wie alle HIV-Forscher war das lediglich eine Pervertierung des Begriffes „Isolation". Was sie „HIV-Isolation" nannten, war in Wirklichkeit ein anderer Antikörpertest. Der einzige Unterschied: Diesmal wurde nach Antikörpern gegen das Protein p24 [aus der Hülle des angeblichen HIV] gesucht. Bei diesen Versuchen gelang in 83 Fällen[29] eine „Isolation", das ist mit 37 Prozent aller untersuchten Fälle die gleiche Quote, die Gallo 1984 erreichte.

HC: Haben HIV-Experten wirklich nicht mehr als einen p24-Antikörpertest gemacht, wenn sie eine HIV-Isolation behaupteten?

VFT: Meistens hatten sie nur ein Photo mit virusähnlichen Partikeln und die Detektion von p24-Antikörpern. Andere Forscher weisen einfach nur Reverse Transkriptase (RT) nach und bezeichnen das als Virusisolation.

HC: Liegt es am Fehlen eines Gold-Standards für die HIV-Antikörpertests, daß Ihr aus Perth der Meinung seid, keiner von den Menschen, die als „HIV-positiv" diagnostiziert sind, sei mit HIV infiziert?

VFT: Hauptsächlich deshalb sind wir der Meinung, daß es keinen Beweis dafür gibt, daß auch nur ein einziger Mensch infiziert ist. Ein anderer wichtiger Grund ist natürlich auch, daß niemand jemals die Existenz von HIV mit der einzigen angemessenen Methode nachgewiesen hat. Die basiert auf der medizinischen Virus-Definition und wurde 1972 am Pasteur-Institut bei einem Meeting diskutiert.[24,25] [Für die ‚Isolation' von Retroviren, wurde hier auch keine echte Isolation, sondern Ultra-Dünnschnitte einer Zelle mit enthaltenem Virus vorgeschrieben. Allerdings gab es Reinigungvorschriften, die jedoch niemals eingehalten wurden, weil sich damit keine Retroviren nachweisen lassen, Anm. d. Übers.]

HC: Aber Ihr aus Perth habt diese Methode doch kritisiert?

VFT: Vom ersten Tag an!

HC: Wie auch immer: Diese Methode zu kritisieren, erscheint mir eine ziemlich kühne Behauptung zu sein. Es gibt keine Beweise, daß auch nur ein Mensch mit HIV infiziert ist?

VFT: Schau mal, Huw. Man kann doch nicht einfach die Worte „HIV" und „Antikörper" praktisch gleich setzen und dann einfach behaupten, man habe spezifische HIV-Antikörper und auch HIV selbst nachgewiesen. Der HIV-Test weist kein Virus nach. Alles, was er leisten kann, ist zu zeigen, daß einige Antikörper von Patienten mit einigen Proteinen reagieren. Was ein Wissenschaftler, der einen solchen Test durchführt, jetzt zu tun hätte, wäre ein Vergleich mit dem Virus-Goldstandard. Und zwar, bevor er behauptet, der Test weise hoch spezifisch eine HIV-Infektion nach.

Die Herkunft der Testproteine spielt im übrigen keine Rolle, es ist völlig egal, ob sie vom HIV stammen. Gehen wir noch einmal zum Epstein-Barr-Virus (EBV) zurück: Wir diagnostizieren eine EBV-Infektion ohne Proteine zu verwenden, die vom EBV stammen. Sonst würden wir ja zu der Diagnose kommen, daß der Patient mit roten Blutkörperchen von Pferden infiziert ist. Was zählt, ist eine Korrelation zwischen wichtigen Reaktionen und vor allem die Frage, ob das Virus nun in diesen Patienten vorkommt oder nicht.

HC: Aber es macht doch grundsätzlich Sinn, Proteine des Erregers zu verwenden?

VFT: Ja, aber nur, wenn es einen existenten, nachgewiesenen Erreger gibt, dann gibt es möglicherweise eine Verbindung zwischen dem Antigen [Erreger] und den Antikörpern (AK). Außerdem, wenn man tatsächlich einen Erreger hat, heißt das noch lange nicht, daß man das Problem mit den Kreuzreaktionen und anderes ignorieren darf.

HC: Demnach ist es nicht korrekt, wenn Wissenschaftler behaupten, heutige Antikörpertests wären ein besserer Nachweis, weil sie für die AK-Tests sehr reine Proteine benutzen, um eine Antikörperreaktion festzustellen?

VFT: Du hast recht, das ist unlogisch. Obschon gentechnisch hergestellte

Proteine in den Tests benutzt werden, sind Antikörpertests kein besserer Nachweis geworden. Man kann die reinsten Proteine benutzen, die es auf der Welt gibt und findet einen Menschen, der Antikörper dagegen hat. Das heißt noch lange nicht, daß dieser Mensch mit einem Krankheitserreger infiziert ist, der dieses Protein enthält. Dieses Faktum ist extrem wichtig, wird aber ignoriert. Ein gentechnisch hergestelltes Protein kann die Qualität des Tests sogar noch verschlechtern!

HC: Wieso?

VFT: Jedes Mal, wenn man die Antigene wechselt oder verändert, besteht die Möglichkeit, daß neue Antigene mit alten Antikörpern reagieren. Alles, was Antikörper können, ist zu reagieren und zwar mit einer bestimmten Proteinstruktur. Nimmt man also ein neues Antigen, so kann ein im Blut bereits vorhandener Antikörper mit ihm reagieren. Aber die Tatsache, daß dieser Antikörper bereits existiert, bedeutet keinerlei Verbindung mit dem Erreger, der eigentlich gesucht wird.Wie zum Beispiel Antikörper gegen Hepatitis A oder PCP [Sie ist eine Mikropilzinfektion der Lunge und keine Protozoeninfektion, wie die AIDS-Medizin behauptet]. Viele Menschen haben diese AK gegen die PCP im Blut, Kinder oft schon im Alter von vier Jahren. Solche Antikörper, die mit dem neuen gentechnischen Antigen reagieren, kann man im Blut haben, ohne jemals erkrankt gewesen zu sein.

HC: Und Patienten werden mit gentechnisch hergestellten Antigenen nach Antikörpern untersucht, ohne daß die Antikörpertests jemals mittels eines Gold-Standards [Isolation] geeicht wurden?

VFT: Das Tragische dabei ist, daß diese Tests ohne jeglichen Beweis ihrer Spezifität zugelassen werden. Das ist bedauerlich, aber leider Fakt.

HC: Eure Gruppe aus Perth hat behauptet, HIV-Proteine, HIV-Antikörper und die Existenz von HIV selbst seien drei sich gegenseitig bestärkende, aber einzeln unbewiesene Hypothesen. Kannst Du das näher erklären?

VFT: Ich werde mein Bestes geben, dies zu versuchen. Als Montagnier und Gallo sich 1983/84 auf die Jagd nach Retroviren machten, da war ihnen folgendes klar: Das bloße Finden eines Virus-ähnlichen Partikels, auch, wenn eine Isolation gelingt, auch wenn Reverse Transkription (RT) nachgewiesen wird, wäre noch lange kein Beweis, daß das gesuchte Partikel tatsächlich ein Virus ist. Und zwar, weil nicht alles, was aussieht wie ein Virus, auch ein Virus ist. Und nicht alles, was Reverse Transkription benutzt, ein Virus oder Retrovirus ist. All diese Phänomene, optische Virus-Ähnlichkeit und RT sind unspezifisch, weisen nicht als einzigen Schluß auf die Existenz eines Virus hin. Auch, wenn man beides gleichzeitig feststellt, Virus-Ähnlichkeit und RT, ist das kein Ausweg aus dem Dilemma. Die Addition zweier unspezifischer Nachweise macht in der Summe noch keinen spezifischen Nachweis. Der einzige wissenschaftliche Beweis, daß es sich bei einem Partikel um ein Virus handelt, ist eine Reinigung mit dem Ziel, es in einem virusspezifischen Dichtegradienten zu „bandieren". Eine genetische Analyse und der Nachweis, daß sich diese Partikel selbst reproduzieren können, daß sie infektiös sind, sind auch unverzichtbar. Alle diese Schritte wurden nie gemacht, der Nachweis der Existenz von HIV basiert lediglich auf dem Nachweis von Antikörpern und die sind nur ein weiterer unspezifischer Nachweis neben RT und der optischen Virusähnlichkeit.

HC: Aber Montagnier und Gallo haben Antikörper von AIDS-Patienten entdeckt, die mit Proteinen in ihren Zellkulturen reagiert haben!

VFT: Ja, sie haben einige gefunden, aber das beweist weder, daß diese Reaktion mit den Bestandteilen eines Virus stattfand, noch, daß diese Antikörper wegen des Auftauchens eines Virus produziert wurden. Zur Verdeutlichung, stell Dir doch mal folgenden Versuchsaufbau vor: Anstatt der Zellkulturen eines AIDS-Patienten bekommen wir ein Gefäß mit der Milch von einem Dutzend verschiedener Tiere, also ein Mixtur der verschiedensten Proteine und wissen dabei nicht, von welchen Tieren sie stammen. Anstatt der Antikörper eines AIDS-Patienten bekommen wir ein Gefäß mit verschiedenen Säuren. Wir nehmen beide Gefäße, schütten den Inhalt zusammen und das Gemisch verklumpt, trennt sich in Wasser und geronnenes Einweiß. Nun behaupten wir, wir hätten eine Kuh isoliert, oder eine Ziege. Nicht irgendeine Kuh oder Ziege, sondern eine neue Art von Kuh oder Ziege, die vorher völlig unbekannt war und zwar in der von uns angelegten Kultur. Und wir behaupten, nur ein ganz bestimmter Teil der Säuren in der Kultur hätte für die Gerinnung gesorgt.

Kehren wir zu HIV zurück. Proteine, die mit Antikörpern reagieren, machen aus einfachen Proteinen angebliche HIV-Proteine. Und weil diese Antikörper mit ihnen reagieren, werden aus ihnen HIV-Anikörper.

So eine Logik vergleicht man normalerweise mit einem Hund, der sich in den eigenen Schwanz beißt. Und dies ist mit Sicherheit nicht die Art und Weise, wie ein Wissenschafter ein Virus nachweisen sollte, oder bestimmen sollte, was Antikörper dagegen sind.

Wir haben bei AIDS also einige Patienten, in denen Partikel gefunden werden. Man schaut aber nicht nach, ob es diese Partikel auch in gesunden Patienten vorkommen. Trotzdem gelten diese Partikel als HIV. Und das, obwohl man eine Reinigung der Proben unterließ, keinen spezifischen Nachweis der Vermehrungsfähigkeit erbringen konnte, die Partikel nicht isolierbar sind. Proteine, aus denen dieser Partikel besteht, sind jetzt per Definition HIV-Proteine. Antikörper, die mit ihnen reagieren, werden somit unter voller Ignoranz der Unspezifität von Antikörpern als HIV-Antikörper definiert. Wir sehen, daß sich drei unbewiesene Hypothesen hier gegenseitig stützen, ohne daß auch nur ein Beweis vorläge.

HC: Aber heute glaubt doch jeder, diese Antikörper wären HIV-Antikörper und die seien hochspezifisch für HIV.

VFT: AIDS, also die klinischen Symptome, treten sehr häufig, aber nicht immer zusammen mit Antikörpern auf, die als HIV-Antikörper interpretiert werden. Das wird als Beweis für eine HIV-Infektion ausgelegt und dafür, daß HIV die Ursache von AIDS ist. Mit anderen Worten, AIDS beweist sein HIV, HIV beweist sein AIDS.

Es wäre sehr wichtig und zwar für jeden, der bei der Debatte um HIV mitmischt, einmal zu realisieren, daß sich die Behauptungen der AIDS-Experten insgesamt auf samt und sonders unspezifische Phänomene stützen. Antikörperreaktionen sind keine Virusisolation. Sie sind kein Ersatz für das Standard-Verfahren der Virologie: Man sondert die verdächtigen Partikel von allem anderen ab, gibt sie auf eine frische, nicht infizierte Zellkultur und schaut nach, ob sich diese Partikel dort vermehren.

HC: Mal abgesehen von der Frage, woher diese Antikörper kommen, hat nicht ihr häufiges Vorkommen bei AIDS-Patienten eine relevante Bedeutung?

VFT: Bei den AIDS-Risikogruppen schon. Hat man diese Antikörper, dann besteht das Risiko, entweder eine Reihe von Krankheiten zu bekommen oder schon zu haben, aus denen sich AIDS zusammensetzt. Aber ist das eine Bestätigung des Verdachts, die Ursache sei ein Retrovirus?

HC: Oder, daß das Ausbrechen der Krankheit unausweichlich sei!

VFT: Es ist nicht unausweichlich. Aber jetzt sprechen wir über Statistiken.

HC: O.K.. Eure Gruppe aus Perth hat sich auch in aller Ausführlichkeit zu den weltweit völlig unterschiedlichen WB-Kriterien geäußert, zuerst in Bio/Technology 1993 und auch zwei Jahre später hier in „Continuum".

VFT: Der WESTERNBLOT ist eine allgemeine Labortechnik für das Sichtbarmachen einzelner Protein/Antikörperreaktionen. Die Proteine befinden sich in dünnen Papierstreifen, beim HIV-WESTERNBLOT gibt es ungefähr 10 davon. Der Labormitarbeiter schaut sich die Papierstreifen an und bestimmt, welche Proteine mit Antikörpern reagiert haben. Was er sieht, sind Reihen von dunklen, horizontalen Rechtecken, die „Banden" (Streifen) genannt werden. Eigentlich sollte es so sein, gäbe es so etwas wie „HIV"-Proteine und wären HIV-Antikörper hoch spezifisch, daß das Hellerwerden eines einzigen Streifens ein

Beweis für eine HIV-Infektion wäre. Dies ist aber nicht der Fall.

HC: Es heißt, es braucht mehr als eine Bande für einen „positiven" Test?

VFT: Ja, mit Ausnahme eines Sonderfalles trifft das zu. Aber das wirklich Interessante ist dies: Auch wenn mit Ausnahmen eine oder auch zwei Banden nicht für die Diagnose einer HIV-Infektion ausreichen, so muß es doch einen Grund geben, warum diese Banden reagieren.

HC: Kreuzreaktionen oder unspezifische Reaktionen?

VFT: Richtig. Proteine im Test werden aufgehellt, reagieren und zwar mit einem Teil des Antikörpergemisches, welches sich in AIDS-Patienten finden läßt. Wahrscheinlich auch möglich als Resultat von zufällig stimulierten B-Zellen in gesunden Menschen. Tatsächlich werden doch von den HIV-Experten Kreuzreaktionen als Grund für falsch-positive WESTERNBLOTs genannt. Nicht-HIV Antikörper, produziert ohne die Anwesenheit von HIV im Blut. Und wenn ein oder zwei reaktive Banden in einem WESTERNBLOT ohne HIV zustande kommen, warum nicht auch drei, vier, fünf; warum sollte es nicht möglich sein, daß alle Banden mit Nicht-HIV-Antikörpern reagieren?

HC: Ich weiß es nicht.

VFT: Nun, ein Wissenschaftler müßte zunächst einmal davon ausgehen, daß eine solche Reaktion möglich sein kann. Um das auszuschließen, gibt es nur einen einzigen Weg: Er muß seine optimale Antikörperreaktion im Test damit überprüfen, ob in diesen Patienten auch das HIV selbst gefunden werden kann.

HC: Und das wurde niemals getan?

VFT: Es wurde nicht nur beim WESTERNBLOT nie getan. Keine Forschergruppe weltweit hat jemals einen HIV-Nachweis völlig in Übereinstimmung mit den für Retroviren anerkannten Vorschriften zustande gebracht.[6-13;26]

HC: Und wie siehst Du die heutigen Variationen in der Interpretation eines WESTERNBLOTs??

VFT: Es ist nur eine Merkwürdigkeit unter vielen. Was als „positiv" interpretiert wird, hängt von zwei Faktoren ab: In welchem Land wird er gemacht, welche Organisation macht ihn. Weltweit sind es verschiedene Kombi nationen von 2, 3 oder auch 4 Banden, die für den Beweis einer HIV-Infektion gehalten werden[31-36]. In Afrika sind es zwei Banden, die „Positivität" definieren, in Frankreich, Großbritannien und Australien bespielsweise würde es bei 2 Banden hingegen heißen, der Patient sei nicht mit HIV infiziert. In Australien braucht es 4 Banden für „Positivität"; nach den Regeln der FDA (US Food and Drug Administration; US-Arzneimittelbehörde) und des Roten Kreuzes braucht man drei.

HC: Ist dies der Grund, warum Ihr frisch „positiv" Getesteten ratet, mit dem Flugzeug zu verreisen?

VFT: Genau. Ist man positiv in New York mit 3 Banden im WESTERNBLOT, fliegt man einfach nach Perth und schon ist man von Amts wegen nicht mehr positiv.

HC: Du hast da vorhin von einer Ausnahme gesprochen.

VFT: Es gab in den USA die Multicenter Cohort Study MACS. Diese im zynischen Sinne des Wortes „einmalige" Studie begann in den frühen 80ern und verfolgte das Schicksal von 5000 schwulen Männern. Obwohl es sich nach 1990 änderte[36], galten alle Männer, die an der Studie teilnahmen, mit einer Bande im WESTERNBLOT als positiv, wenn diese sehr stark ausgeprägt war[31]. Nirgendwo, nicht einmal in Afrika hätte man diese Männer als positiv bezeichnet. Man hatte also schwule Männer, die auf dieser Basis als HIV-positiv galten, gab ihnen deswegen wahrscheinlich antivirale Medikamente.

Western Blot "virus proteins"		Africa	Australia	U.S. Food & Drug Admin	U.S. Red Cross	CDC (1)	CDC (2)	CON	MACS²	UK
ENV gene	p160 p120 p41	ANY 2	1 OR >	1 OR >	1 OR >	p120/ p160 AND p41	p120/ p160 OR p41	p120/ p160 OR p41	ANY 1 Strong OR 3 Weak bands from: p15, p24, p32, p41, p45, p53, p55, p64, & p120. Score '1' for each weak band, and '3' for each strong band - total of '3' or greater is positive	1 OR >
POL gene	p68 p53 p32	OPTIONAL ANY 3		p32	ANY 1			p32 OR		p31 (sic)
GAG gene	p55 p40 p24 p18			p24	ANY 1		p24	p24		p24

Criteria varying worldwide for a positive HIV test result on Western blot

HC: Laß mich hier bitte noch etwas wiederholen, ich halte dies hier für besonders wichtig, besonders für unsere neuen Leser, die sich noch nicht so gut auskennen. Du sagst, verschiedene HIV-Experten in verschiedenen Ländern, oder HIV-Experten in einem Land, die bei zwei unterschiedlichen Institutionen arbeiten, wären der Meinung, völlig unterschiedliche Anzahlen von Banden im WESTERNBLOT seien noch kein Beweis für eine HIV-Infektion, weil die Banden unterhalb des Grenzwertes, je nach Region oder Institution sind dies eine normale Bande, mal sind es zwei oder drei, durch Nicht-HIV-Antikörper zustande kämen?

VFT: Genau. Lies einfach nach was Anthony Fauci [der international führende HIV-Forscher] in Harrisons Principles of Internal Medicine[22] veröffentlicht hat:

„Die unwahrscheinlichste Erklärung ('the least likely explantation') für ein nicht absolut eindeutiges Testergebnis beim WESTERNBLOT [zu wenige Banden für positiv, aber nicht völlige Abwesenheit von Banden] ist, daß ein Individuum mit HIV infiziert ist. Die wahrscheinlichste ist, daß dieses Individuum Antikörper hat, die mit einem HIV-Protein kreuzreagieren."

HC: Also ist es sicher, daß Nicht-HIV-Antikörper mit einem HIV-Antikörpertest reagieren?

VFT: Ja, das ist richtig. Und es gibt dafür viele Beispiele. 30 Prozent aller Menschen, die eine Transfusion mit HIV-negativem Blut bekommen, entwickeln Antikörper gegen das „HIV-Protein" p24[37]. Dieses p24 gilt als das am meisten spezifische HIV-Protein, welches in allen WESTERNBLOT-Tests enthalten ist. Und eine Transfusion ist nur ein möglicher Grund, der dazu geführt haben kann, daß diese 5000 Männer einen positiven Test von der MACS bekommen haben. Diese schwulen Männer gelten also aufgrund einer Grundlage als infiziert, die 30 Prozent aller Empfänger von HIV-negativem Blut für HIV positiv erklärt.

HC: Ich finde, das ist mehr als nur ein bißchen merkwürdig!

VFT: Das sollten nicht nur die 5000 Männer der Studie, sondern alle vor 1987 Getesteten auch sehr merkwürdig finden!

HC: Was hat das mit der Zeit vor 1987 zu tun?

VFT: Vor 1987 wurde jeder, der eine p24 oder p41-Bande hatte, als positiv und damit als HIV-infiziert diagnostiziert. Nicht alle Menschen wurden damals übrigens auch durch einen WESTERNBLOT getestet. Bei manchen wurde nur ein ELISA gemacht, so wie es heute in GB gemacht wird, abgesehen von Schottland, denn die Schotten machen immer noch einen WESTERNBLOT nach einem positiven ELISA.

1985, als man entweder p24 oder p41, oder auch beide im WESTERNBLOT benutze, glaubten australische Forscher, den Nachweis für heterosexuelle HIV-Infektion entdeckt zu haben: Ein schwuler Mann hatte Samen gespendet. Vier Frauen, die durch künstliche Befruchtung mit diesem Samen behandelt wurden, wurden HIV-positiv getestet. Das war damals groß in den Schlagzeilen und wurde von uns 1996 im „Lancet" in Frage gestellt, weil es zu diesem Zeitpunkt andere Kriterien für eine HIV-Infektion gab. Wir wollten wissen, ob der Mann und die Frauen immer noch als HIV-infiziert zu gelten haben. In ihrer Antwort verteidigten die Experten die ursprüngliche Diagnose, weil alle fünf an „AIDS" erkrankt und verstorben waren. Sie begründeten das Fehlen weiterer Banden damit, daß der WESTERNBLOT damals noch in den Kinderschuhen gesteckt hätte.

HC: Was heißt das: Er steckte noch in den Kinderschuhen?

VFT: Wir wissen auch heute nicht, ob der Test jetzt ausgereift ist. Und wenn er es damals mit Sicherheit nicht war, warum wurde er dann benutzt? Hier gibt es zwei interessante Aspekte: Zuerst wird bestätigt, was ich weiter oben sagte, nämlich, daß die Diagnose „AIDS" dafür benutzt wird, um eine Verbindung zwischen Antikörpern und HIV nachzuweisen. Und zum Zweiten: Wenn p41 und p24 Antikörper ausreichten, um 1985 eine HIV-Infektion diagnostizieren zu können, warum reicht das heute in Australien nicht mehr aus, wohingegen es in anderen Teilen der Welt immer noch ein „sicherer" HIV-Nachweis ist?

HC: Und was ist mit den fehlenden Banden?

VFT: Die WESTERNBLOT (WB)-Kriterien wurden 1987 geändert. Nach unserem Brief, der im „Lancet" [med. Journal] veröffentlicht wurde, testete man die Blutseren des schwulen Mannes und der Frau ein weiteres Mal. Der WB ergab 4 Banden.

HC: Wie können die zustande gekommen sein?

VFT: Das Problem liegt bei der p120 Bande. Es herrschte der Glaube, daß ein Protein dieses Molekulargewichts im WB enthalten sein sollte. Es dauerte eine Weile, bis man eines produziert hatte. Es ist nämlich unmöglich, ein virales p120 im WB zu benutzen, das ja angeblich Bestandteil der „Knöpfchen" des HIV sein soll. Wie wir von Hans Gelderblom [RKI] wissen, verlieren alle HIV-Partikel ihre Knöpfchen [mit denen sie an menschliche Zellen andocken], sobald man sie von der oder aus der Zelle löst. In Wirklichkeit hat p120 nichts mit einem Virus zu tun. Es wurde einfach in den WB integriert, als man einen Weg gefunden hatte, es zu produzieren. Schon 1989 wurde bewiesen, daß die p120 nichts weiter ist als ein Makromolekül, eine Kombination aus mehreren p41-Proteinen. Darum geht es in unserer Veröffentlichung in "Bio/Technology" (1)

HC: Das muß man erst mal verarbeiten. Was gibt es sonst noch für Beispiele für Kreuzreaktionen?

VFT: Es gibt viele davon. Zum Beispiel Hunde: 50 Prozent von 144 Hunden, die 1990 in den USA getestet wurden, hatten Antikörper gegen eines oder mehrere HIV-Proteine[38]. Und das, obwohl in Hunden weder HIV nachgewiesen wurde, noch sie AIDS bekommen können. Also können die Antikörper kein Nachweis für eine HIV-Infektion sein. Hätte ein Heinzelmännchen das Blut der 5000 schwulen Männer der MACS-Studie mit dem Blut der Hundestudie vertauscht, niemand hätte einen Unterschied gemerkt. Aber die Männer sind angeblich mit HIV infiziert und bekommen angeblich zwangsläufig AIDS, die Hunde aber nicht. Es gibt auch Beispiele nicht mit HIV infizierter Mäuse, die „HIV-Antikörper" bilden, wenn sie Blut ebenfalls nicht mit HIV infizierter anderer Mäuse der gleichen Gattung bekommen[39]. Es gibt auch eine sehr interessante Studie, an der die australische Forscherin Dr. Elisabeth Dax im Jahre 1991 mitwirkte[40]. Ihre Gruppe unterzog Blutproben von Drogensüchtigen aus den Jahren 1971 und 72 einem WESTERNBLOT, die schon 1985 einmal getestet worden waren, einer erneuten Prüfung.

HC: Was haben sie herausbekommen?

VFT: Wie könnte ich etwas über einen noch nicht veröffentlichten Artikel von uns verraten?

HC: Mach schon!

VFT: Zehn Personen mit „möglicherweise positivem WB-Schema" wurden gefunden, legt man die Kriterien von 1985 zugrunde. Einer starb an einem Motorradunfall. Bei der gründlichen Autopsie fand man keine Anzeichen von Veränderung der Lymphzellen, keine Hinweise auf andauernden Drogenkonsum und nichts, was auf eine HIV-Infektion schließen ließ.

Von den neun lebenden ehemals Süchtigen konnten zwei nicht klinisch untersucht werden, sieben hatten keine chronischen Erkrankungen. Einer von ihnen saß gesund im Gefängnis, einer Anderer hatte an einem Methadonprogramm teilgenommen, ein Weiterer nahm gelegentlich nicht-i.v. Drogen. „Die Zwei, dessen WB der Blutproben von 1971/72 die am eindeutig positivsten Resultate hatten, wurde eine aktuelle Blutprobe entnommen. Sowohl ELISA als auch WB waren bei ihnen negativ. Die Immunfunktionsparameter [T4/T8-Werte] ergaben keinen Hinweis auf Immunprobleme." Die Daten ließen die Autoren der Studie zu dem Schluß kommen, „es ist möglich, daß Antikörper gegen ein nicht krankheitsauslösendes Virus in Laufe der 17-18 Jahre aus ihrem Körper verschwunden sei. Obwohl dies nicht ausgeschlossen werden kann, ist es wesentlich wahrscheinlicher, daß die Untersuchung der Blutproben von 1971/72 zu falsch-positiven Ergebnisse geführt hat (...) definitive Beweise für HIV-Infektionen unter Drogensüchtigen in den USA aus der Zeit bis 1972 sind somit nicht vorhanden."

HC: HIV-Antikörper werden weniger und verschwinden im Laufe der Zeit?

VFT: Ja! Obwohl HIV angeblich zwangsläufig zum Tode führt, sehen wir dank dieser Studie, daß 1971/72 10 Drogensüchtige HIV-positiv gewesen sein sollen. Einer stirbt ohne Anzeichen einer HIV-Infektion bei einem Unfall, zwei leben 20 Jahre später noch, können aber nicht untersucht werden und sieben sind gesund, haben keine Anzeichen einer HIV-Infektion oder von „AIDS". Sie führen ein gesünderes Leben als Anfang der 70er Jahre und ihre Antikörpertests sind plötzlich negativ, ihre T4-Werte sind normal. Und das beste: 20 Jahre nach der ersten, im nachhinein positiven Blutprobe lebten die Leute immer noch.

HC: Hätten sie die HIV-Medikamente genommen, würde man wohl sagen, diese hätten ihr Leben gerettet.

VFT: Schon möglich, denn dieser Vorgang ist für die HIV-Forscher ein sehr großes Problem. Wenn die ehemals Drogensüchtigen in der Zeit zwischen 1972 und 1991 gestorben wären, hätte es geheißen, sie wären am krankheitsauslösenden HIV gestorben. Ohne Zweifel ist HIV die offizielle Todesursache von vielen anderen Drogensüchtigen, die weniger Glück hatten. Aber bei diesen zehn konnte man das nicht behaupten, schließlich leben sie noch, bis auf den, der bei einem Unfall starb. Das Schicksal dieser zehn, die Tatsache, daß sie bei verhältnismäßig guter Gesundheit sind, stellt die Theorie in Frage, daß HIV AIDS verursacht. Deshalb spielten einige Forscher mit dem Gedanken, HIV sei ein nicht krankheitsverursachendes Virus, denn das könnte, wissenschaftlich gesehen, die Aussagefähigkeit der HIV-AK-Tests retten. Aber dadurch würde der Beginn der „AIDS-Epidemie" ins Jahr 1971 zurückdatiert, Ausgangspunkt wäre nicht Afrika, sondern die USA, wo diese 10 Männer leben. Und das wichtigste: Zweifel würden laut, inwiefern ein Virus, das 20 Jahre lang ein unbedeutendes Dasein fristet, offensichtlich nicht tödlich ist, verschwinden kann, wenn sich die Lebensführung der Patienten bessert. Man entschied sich deshalb dafür, die Tests der zehn Männer für falsch-positiv zu halten. Könnte dies aber nicht bei allen Drogensüchtigen mit positiven Tests ebenso der Fall sein?

HC: Und vielleicht sogar bei allen AIDS-Patienten? Sie müßten nur gesund leben, keine Medikamente, auch keine antiviralen nehmen und so lange durchhalten, bis die Antikörper verschwunden sind!

VFT: Das mit den Medikamenten trifft auf einige zu, aber nicht auf alle. Vergiß nicht, daß AIDS-Patienten an unterschiedlichen Krankheiten leiden, die diagnostiziert und behandelt werden müssen.

HC: Warum ist Eure o.g. Publikation eigentlich noch unveröffentlicht?

VFT: Wir haben sie 1997 geschrieben, sie heißt: „Eine kritische Betrachtung der Beweise für eine HIV-Isolation". Wir reichten diese Arbeit beim Australischen College für Notfallmedizin ein, wo ich auch Mitglied bin. Wir hofften, sie würde Aufmerksamkeit erregen. Die Überprüfung dauerte Monate, es gab ständig Nachfragen. Schließlich wurde eine Veröffentlichung abgelehnt und zwar nicht, weil man mit uns über die Fakten unterschiedlicher Auffassung gewesen wäre. Man begründete die Absage damit, daß die Debatte um die Existenz oder Nicht-Existenz von HIV „von geringem Nutzen und Interesse für die Leser des Australisch-Neuseeländischen Journals für Notfallmedizin" sei.

HC: Unglaublich!

VFT: Unglaublich, aber wahr.

HC: Was ist aus dem Artikel geworden?

VFT: Er ist im Netz, auf der Reappraising AIDS Webseite[13].

HC: Zurück zum WESTERNBLOT. Haben die Forscher irgendeine Erklärung für die extremen Unterschiede bei der Interpretation des WB in den verschiedenen Ländern?

VFT: Ein paar Argumente kamen da schon von unserem Nationalen HIV Referenzlabor.

HC: Wie sehen die aus?

VFT: Zunächst wurde behauptet, die unterschiedlichen WB-Kriterien wären im Laufe der Zeit aneinander angeglichen worden.

HC: Stimmt das?

VFT: Wie könnte es so sein! 1985 war der WB nur auf p24 und p41 zugeschnitten! Welcher Meinung man auch ist, man muß doch klar sagen, was angeblich genau angeglichen wurde. Es ist doch offensichtlich, wie „angeglichen" die WB-Kriterien sind. Wenn da heute irgendwas angeglichen ist, dann muß ja früher das komplette Chaos, die vollkommene Anarchie geherrscht haben.

HC: Wie sehen die Kriterien für einen positiven Test heute aus?

VFT: Für die Experten ist es völlig in Ordnung, daß die Testkriterien am Vorkommen von HIV-Infektionen in der getesteten Bevölkerung geeicht werden.

HC: Was heißt das?

VFT: Wo das Vorkommen gering ist, wie in Australien, setzt man viele Banden als Voraussetzung für einen positiven Test voraus. Bei uns sind es 4. In Afrika, wo angeblich bis zu zehn Prozent der Menschen infiziert sind, reichen 2 Banden für einen positiven WB. Und in den USA ist es so ein Mittelding zwischen viel und wenig. Zwei oder drei Banden.

HC: Wo liegt das Problem?

VFT: Erstens: Was würdest Du sagen, wenn die Medizinische Fakultät der Universität von West-Australien ihren Studenten beibrächte, Röntgenaufnahmen des Brustkorbes unterschiedlich zu analysieren, je nachdem ob es sich um Raucher oder Nichtraucher handelt? Oder um Katholiken oder Juden? Oder nach dem Herkunftsland? Eine isländische Röntgenaufnahme würde dort als Lungenkrebs interpretiert. Schickt man die Aufnahme nach Australien, ist es plötzlich kein Lungenkrebs.

Zum zweiten: Die Experten machen Aussagen über das Vorkommen von HIV-Infektionen und setzen aufgrund dieser Aussagen die Kriterien für die Tests fest. Aber wie kommen sie zu den Zahlen über das Vorkommen von HIV-Infektionen? Es ist doch der gleiche Antikörpertest, der dieses Vorkommen feststellt! So geht es doch nicht, ein Test darf sich doch nicht selbst eichen. Nicht, so lange seine Spezifität nicht bewiesen ist. Ein Test, dessen Spezifität nicht erwiesen ist, wird zum Richter über die Kriterien, nach denen er interpretiert wird. Das ist das Grundproblem der sogenannten „HIV-Wissenschaft", es ist schlicht Verlogenheit, die Spezifität des WB mit 99,999 Prozent anzugeben[41].

HC: Was genau meinst Du damit?

VFT: Sie machen einen Test mit einer bestimmten Anzahl von Menschen. Dann wird er sechsmal wiederholt, mit etwas unterschiedlichen Techniken oder mit Tests eines anderen Herstellers. Aber im Prinzip ist es immer der gleiche Test. Wenn die Tests positiv sind, sich in den Ergebnissen bei einem Individuum nicht unterscheiden, dann sagen diese Experten, er ist zu 100 Prozent spezifisch.

HC: Eine Wiederholung des Testergebnisses ist ein Beweis für die Richtigkeit des Ergebnisses? Das ist unglaublich! Machen sie wenigstens eine Kontrolle, wie zum Beispiel Versuche, die Anwesenheit oder Abwesenheit von „HIV" zu erforschen?

VFT: Das wird unterlassen. Das ganze Verfahren läßt sich am Besten mit folgendem vergleichen. Es ist, als machte man eine Bruströntgenaufnahme oder ein EDG mit einigen Patienten mehrere Male in verschiedenen Krankenhäusern. Wären die Aufnahmen identisch, wäre das ein Beweis für das Vorhandensein von Brustkrebs oder eines Herzinfarkts.

HC: Obwohl jeder zugibt, daß die Tests auf Nicht-HIV-Antikörper reagieren, wurde niemals die Häufigkeit und die Bedeutung dieser Reaktionen unter-

sucht. Ihr seid der Meinung, daß alle Testreaktionen die von Nicht-HIV-AK's sein können?

VFT: So ist es. Unser HIV-Referenzlabor gibt beispielsweise zu, daß ein Viertel unserer HIV-negativen Blutspender reaktive Banden im WESTERNBLOT haben. Sie geben zu, daß dies das Ergebnis von kreuzreaktiven, Nicht-HIV-AK's ist. Nun, kreuzreaktive, Nicht-HIV-AK bekommt man durch Stimulation des Immunsystems. Je stärker die Stimulation, je ähnlicher die Stimulation dem HIV ist, je höher wird die Anzahl kreuzreaktiver Antikörper sein. Wir wissen, daß so etwas in Afrika sehr häufig vorkommt, ebenfalls in den Risikogruppen. Und je stärker die Immunstimulanz, um so größer die Gefahr, das jemand einen falschpositiven HIV-AK bekommt.

Es ist doch absurd und grotesk: Ein Viertel aller gesunden, wohlgenährten australischen Blutspender hat ein oder mehr HIV-WB-Banden und das können doch auch vier sein, denn wenn eines kreuzreagiert, warum nicht auch vier. In Afrika hingegen, nehmen wir mal einen armen, unterernährten, ugandischen Bauern mit Malaria, Tuberkulose, wiederholten Darmentzündungen, dieser Farmer kann eine ungeheure Menge von kreuzreagierenden Antikörpern haben. Zum Unglück für diesen Farmer reichen in Afrika zwei Banden im WB für ein positives Ergebnis aus. Kennst Du irgend jemanden, der das logisch erklären kann?

HC: Es könnte sich absurd anhören, wenn einer das tatsächlich zu erklären versuchte. Und ich kenne einige Experten, die es gar nicht erst versuchen würden.

VFT: Ich kann dafür sorgen, daß eine mögliche Erklärung noch absurder wird. Wenn unsere Forscher recht hätten mit ihrer Behauptung, die weltweiten Kriterien des WB hätten sich aneinander angeglichen, so muß man doch feststellen, daß sich die australischen Kriterien in letzter Zeit nicht verändert haben, von sich aus nicht angeglichen wurden. Hätte es also eine Angleichung gegeben, so hätte es weltweit eine Angleichung an die australischen Kriterien geben müssen. Dies wäre innerhalb der Logik der HIV-Forschung aber nur möglich (hohe Infektionsrate = wenige Banden, niedrige Infektionsrate = viele Banden), wenn die Zahl der HIV-Infektionen in den meisten Ländern rückläufig wäre. Die Infektionsraten müßten der australischen ähneln.

HC: Die eine der niedrigsten weltweit ist.

VFT: Genau.

HC: Offensichtlich aber wurde es in Afrika aber wesentlich leichter gemacht, HIV zu diagnostizieren, wenn man es mit Australien vergleicht.

VFT: Die Kriterien der WHO sind tatsächlich darauf ausgelegt. Aber sie sind kein Beweis, daß ein positiver Test von einer HIV-Infektion verursacht wird.

HC: *Sollten die Kriterien für einen positiven Test in den Entwicklungsländern strenger sein?*

VFT: Niemand weiß, wie die korrekten Kriterien aussehen könnten, jeder weiß um die kreuzreagierenden Antikörper. Sie sind die Ursache der totalen Konfusion.

Mit der Suche nach HIV ist es, als habe man sein Kind mit ins Kino genommen, weil der Babysitter nicht gekommen ist. Verliert man jetzt sein Kind, ist das Wiederfinden einfach, wenn es ein Film für Erwachsene ist, sonst nur Erwachsene im Kino sind: Jedes Kind, das man sieht, ist es das eigene. Ist man aber in einem Kinderfilm, wird das verdammt schwierig, weil lauter Kinder im Kino sind. Man braucht bei der Suche viel strengere Kriterien, nur nach einem kleinen Menschen zu suchen reicht nicht aus. Gibt es auch noch Kinder, die ähnlich angezogen sind, und die deinem Kind ähnlich sehen, dann müssen die Suchkriterien noch mal viel strenger eingegrenzt werden. Ist es ein adoptiertes Kind, daß einen Zwillingsbruder hatte, so mußt Du dem gesuchten Zwilling zur Identifizierung vielleicht gar die Socken ausziehen, um nach dem Leberfleck unter den Füßen zu suchen, weil den auch der andere Zwilling hat.

HC: *Du willst darauf hinaus, daß die wenigen Banden, die in Afrika einen positiven Test ausmachen, die Qualität des Tests in Afrika im Vergleich zu den westlichen Ländern verschlechtern, weil dort die Gefahr von Kreuzreaktionen viel größer ist als anderswo?*

VFT: Sei vorsichtig, wenn Du von „Qualität" sprichst. „Qualität" kann sich auf irgendeinen beliebigen Testparameter beziehen. Und wir kennen keinen einzigen der Testparameter, weil er nie durch einen Gold-Standard geeicht wurde. Ich muß das hier nochmals betonen: Ohne einen Beweis der Sensitivität und der Spezifität ist es unzulässig, den Test zum Nachweis einer HIV-Infektion einzusetzen. Deine Frage bringt allerdings noch einen weiteren Aspekt zu Tage: Wenn man mal einen Blick auf die mathematische Logik des HIV-AK-Tests wirft, so ist es um so einfacher, etwas nachzuweisen, wo das Vorkommen des was auch immer er nachweist, besonders häufig ist. Auch ein noch schlechterer Test käme zu guten Resultaten, weil die Vorzeichen, welches Ergebnis zu erwarten ist, schon feststehen, bevor ein Mensch getestet wird.

Ein zehnprozentiges Vorkommen ist ein sehr hoher Wert. Diabetes liegt bei fünf Prozent, Migräne bei zehn. Wäre jeder zehnte Afrikaner infiziert, und ich meine hier echte Infektionen, nicht das Vorkommen unspezifischer Antikörper und könnte sich jeder Afrikaner einen Test leisten, so könnte man als Test alles mögliche benutzen und bekäme trotzdem brauchbare Ergebnisse. Auch ein Test auf Antikörper gegen Big Macs könnte realistische Zahlen über die HIV-Infektionsrate liefern.

HC: Eine kleine Nachfrage: In Afrika gibt es keine routinemäßigen HIV-AK-Tests?

VFT: Die AIDS-Definition der WHO, man nennt sie Bangui-Definition, verlangt weder einen AK-Test, noch eine T4-Zellbestimmung. Man kann das gar nicht oft genug betonen. Die meisten wissen gar nicht, was hinter HIV und AIDS Statistiken zu Afrika steckt. Niemand käme doch auf die Idee, HIV oder AIDS in den westlichen Ländern ohne einen Bluttest zu diagnostizieren. Aber für Afrika geht das in Ordnung, per WHO-Definition. Man ist ein AIDS-Fall, wenn man beispielsweise Hauptsymptome wie Fieber und Durchfall mindestens seit einem Monat hat.

Außerdem ist sehr interessant, daß die einzige Rechtfertigung für die Behauptung einer angeblichen Gefährdung der westlichen Heterosexuellen in der Interpretation der afrikanischen Daten liegt: In Afrika sind Männer und Frauen gleichermaßen von AIDS betroffen und haben, wenn AK-Tests gemacht werden, sehr ähnliche „Infektionsraten". Auf diesen Beobachtungen, die ja wegen der nicht bewiesenen Testspezifität nur unter großem Vorbehalt akzeptiert werden können, sind Afrikaner, die mit Hilfe der Bangui-Definition diagnostiziert werden, viel leichter zu einem AIDS-Tod zu verurteilen als jemand in den westlichen Ländern. Solch ein extremes Beispiel tausender afrikanischer Männer und Frauen, die unter Erkrankungen leiden, die bis 1981 andere Namen hatten und heute unter dem Begriff „AIDS" zusammengefaßt werden, wird lediglich benutzt, um eine Bedrohung der Heterosexuellen durch AIDS in den westlichen Ländern quasi zu konstruieren. [Die RKI-Zahlen weisen eindeutig darauf hin, daß z.B. in Deutschland heterosexuelles AIDS in Abwesenheit von i.v. Drogenabhängigkeit ein sehr seltenes Phänomen ist]

HC: Dabei handelt es sich um dasselbe Virus?

VFT: Ja, aber obwohl die Antikörpertests in Afrika die gleichen sind, werden sie in Afrika anders interpretiert. Ein positiver Test in Afrika muß anderswo nicht als positiv akzeptiert werden. Für die CDC ist ein Afrikaner mit AIDS schon deshalb ein heterosexueller AIDS-Fall, einfach weil dort AIDS angeblich hauptsächlich heterosexuell übertragen wird. Ein Nachweis des individuellen Übertragungsweges ist für diese Statistiken nicht erforderlich.

HC: Es wird davon ausgegangen, daß jeder afrikanische AIDS-Fall ein heterosexueller Fall ist?

VFT: Das ist die Praxis.

HC: Kann eine gleiche Verteilung von AIDS bei sexuell aktiven erwachsenen Männern und Frauen dafür ein Beweis sein?

VFT: Das ist kein sicherer Beweis. Die Zahlen für Blinddarmentzündungen, Hirnhautentzündungen oder Schizophrenie sind auch bei beiden Geschlechtern gleich, aber sind es deshalb sexuell übertragene Krankheiten?

HC: Hat eure Gruppe aus Perth nicht kürzlich eine Arbeit über kreuzreagierende Antikörper veröffentlicht?

VFT: Ja, das haben wir[12]. Eine beeindruckende Datenflut beweist, daß Antikörper gegen die anderen Krankheitserreger, die in AIDS-Patienten vorkommen, zu 90 Prozent gegen die Testproteine reagieren, auch im WESTERNBLOT. Wenn also 90 Prozent der AIDS-Patienten beispielsweise mit einem Mycobakterium oder mit einem Pilz wie der PCP infiziert sind, wie soll man in ihnen dann mittels Antikörpertests HIV nachweisen oder folgern können, daß HIV die Ursache ihrer Erkrankung ist? In unserer Arbeit haben wir auch kreuzreagierende Antikörper daraufhin untersucht, inwiefern es überhaupt Beweise für HIV geben kann, haben sie im Verhältnis zu Beweisen für die Existenz von HIV untersucht. Wir gehen auch sehr detailliert darauf ein, wie urplötzlich Gallos erstes virtuelles humanes Retrovirus HL23V ausstarb, als Wissenschaftler seine Antikörper als nicht spezifisch identifizierten.

HC: Habt ihr ähnliche Hoffnungen bei HIV?

VFT: Wenn endlich jemand die richtigen Schlußfolgerungen aus den Isolationsproblemen oder dem Problem mit der Antikörperspezifität ziehen würde, wäre das schon möglich.

HC: Gibt es heute, verglichen mit 1993, als ihr in Bio/Technology veröffentlicht habt, mehr Beweise dafür, daß positive Antikörpertests durch Faktoren hervorgerufen werden, die nichts mit HIV zu tun haben?

VFT: Absolut. Und man darf nicht vergessen, daß Menschen schon ausgesucht sind, bevor sie einen WB machen. Es sind Menschen, die das Bedürfnis, eine Sorge haben und zum Arzt zu gehen. Dann macht man zweimal einen ELISA mit ihnen. Sind die positiv, macht man einen WB.

HC: Sie haben einfach eine große Auswahl an Antikörpern im Blut?

VFT: Ja. Wenn man sagt, jemand sei HIV-Negativ, dann bedeutet das nicht, daß sie ELISA-und WB-negativ sind. Sind sie nämlich ELISA-negativ, haben sie Antikörperreaktionen unterhalb des willkürlich gesetzten Wertes, wird kein WESTERNBLOT gemacht. Negative ELISAs werden nicht mit einem WB bestätigt, nur positive. Durch diese Teststrategie wurden die Gefahren von Kreuzreaktionen maximiert.

HC: Hast Du dafür Beweise?

VFT: Ja. 1988 testete die US-Armee über eine Million Soldaten[41]. Bei 12000 gesunden Rekruten kam die Armee auf ELISA-Tests, die zunächst positiv waren. Die Hälfte dieser Test war bei einer Wiederholung aber negativ! Bei den Rekruten, die zweimal einen positiven ELISA hatten, war es nur ein Drittel, das auch einen positiven ersten WB hatte. Und von denen hatten längst nicht alle einen zweiten positiven WB!

HC: Ist es möglich, daß jemand zweimal einen negativen ELISA, aber dann einen positiven WESTERNBLOT hat?

VFT: Das kommt vor, aber dazu gibt es wenige Daten, weil nach negativen ELISAs normalerweise kein WB gemacht wird.

HC: Gibt es irgendwelche Gründe, mit denen man die Unterschiede in den WB-Kriterien rechtfertigen könnte?

VFT: Ich kenne keine, außer diesem: HIV soll irgend so ein globales Navigationssystem haben. Es heißt, HIV weiß irgendwie, wo es sich befindet und entscheidet dann, welche T-Zellen es befällt. Die Fähigkeit dürfte allerdings mit 8-10 Genen die es haben soll, kaum möglich sein.

HC: Wie kommst Du auf acht bis zehn Gene?

VFT: HIV ist wahrscheinlich das am intensivsten erforschte Ding im Universum, trotzdem sind sich die Experten nicht über die Anzahl der Gene einig.

HC: Welchen Rat könntest Du jemandem geben, der heute seinen Antikörperstatus prüfen lassen will?

VFT: Zuallererst: Will man wissen, ob man mit HIV infiziert ist, kann ich nur sagen: Mach keinen Test. Man rät ja auch keiner Frau, die auf ihre Periode wartet, einen Schwangerschaftstest zu machen, wenn man nicht weiß, ob er funktioniert. Warum also sollte man einen HIV-AK-Test machen?

HC: Und wenn jemand aus einer Hochrisikogruppe wissen will, ob er an einer der 30 Krankheiten, die unter dem Begriff AIDS zusammengefaßt sind, erkranken könnte? Mal ganz unabhängig von der Frage, ob das durch HIV verursacht würde?

VFT: Da gibt es zwei Dinge zu berücksichtigen: Wie groß ist die Gefahr zu erkranken, was denkt der konsultierte Arzt darüber und wie groß ist die Wahrscheinlichkeit, gesund zu bleiben. Es gibt keinen Zweifel darüber, daß es Zusammenhänge zwischen Risikogruppe, positivem Test und einer der AIDS definierenden Krankheiten gibt, aber diese Zusammenhänge sind, weil sie nicht zwangsläufig sind, nur rein statistisch. Außerdem ist Risikogruppe nicht gleich

Risikogruppe; das Risiko einer Erkrankung variiert in den verschiedenen Risikogruppen um den Faktor 50.

Wenn man die Sache mit den Retroviren einfach vergißt, dann wird der Blick frei für andere Faktoren, die die Krankheit verursacht haben können. Vielleicht ist es fast unmöglich, diese Faktoren einzukreisen, vielleicht ist es aber auch möglich, die Risikogruppe zu verlassen und das AIDS-Risiko zu minimieren, erinnern wir uns an die zehn Drogensüchtigen. Vielleicht ist es auch möglich, in der Risikogruppe zu verbleiben, aber die Risikofaktoren zu reduzieren.

Wenn ich allerdings die Aussagefähigkeit des HIV-AK-Tests betrachte, so halte ich es auch für möglich, daß die HIV-Forscher schlicht einen Test entwikkelt haben, der anzeigt, daß im Körper „etwas nicht stimmt", wie es z.b. die ESR macht.

HC: Was ist das?

VFT: ErythrozytenSedimentationsRate, oder einfacher: Blutkörperchensenkungsrate, ein weit verbreiteter Test. Er mißt, wie schnell ein Tropfen Blut auf den Boden eines Reagenzglases trifft, wenn dieses u.a. mit Gerinnungshemmern gefüllt ist. Die Geschwindigkeit wird dabei durch Veränderungen im Blut beeinflußt, besonders durch die enthaltenen Proteine. Das können z.b. Rheuma oder TBC sein, aber auch durch nicht infektiöse Faktoren wie eine Schwangerschaft kommt eine hohe ES-Rate zustande. Die ESR wurde früher sogar mal als Schwangerschaftstest benutzt. Der Knackpunkt ist folgender: Unsere Gruppe aus Perth hat schon seit langer Zeit angemahnt, daß es große Zweifel daran gibt, daß Retroviren die Ursachen für eine Antikörperproduktion sind. Aber irgendwo muß ja der Grund für die Antikörperproduktion von Menschen der Risikogruppen liegen. Würde man versuchen, den Grund dafür zu finden, dann wüßte man auch, welche Faktoren die Patienten vermeiden müssen, um diese Antikörperproduktion zu unterbinden. Ist ein positiver Test nicht durch eine akute Krankheit ausgelöst, hat er nicht mit Antikörpern gegen eine akute Infektion reagiert, so gibt es vielleicht andere Ursachen dafür, die man abstellen kann, indem der Patient sein Leben verändert.

Noch mal zurück zu den zehn Drogensüchtigen: Die Experten stellten fest, daß sie nicht mit HIV infiziert sind, trotzdem hatten sie Antikörper im Blut, die auf den Test reagierten. Das änderte sich, als sie ihren Lebensstil geändert hatten. Plötzlich waren sie die Antikörper los, die im Test reagiert hatten. Mir ist klar, daß die Wissenschaftler behaupteten, die zehn hätten niemals echte HIV-Antikörper gehabt. Das ist doch fast genau das, was unsere Gruppe aus Perth behauptet, die Geschichte der zehn ist doch geradezu ein prototypischer Beweis für unsere Theorie. Der einzige Unterschied zwischen uns und diesem Experten ist doch, daß wir monieren, daß es keinen einzigen Beweis für die

Existenz von spezifischen HIV-Antikörpern gibt. Würde dies mal offiziell bestätigt, würde es die positiv Getesteten von der Last befreien, durch HIV einem tödlichen Schicksal nicht entkommen zu können. Ich bin mir sicher, daß sich kein HIV-Negativer sich auch nur im Ansatz vorstellen kann, wie stark die Psyche und Gesundheit eines Menschen mit einem angeblich tödlichen Retrovirus unerbittlich seine Immunkräfte zerstören. Es braucht übermenschliche Kräfte, sich dem Glauben an die Tödlichkeit eines Virus zu widersetzen, das die gesamte Menschheit für existent und tödlich hält.

HC: Man sollte also Studien mit Langzeitpositiven machen, die HIV Antikörper haben, um herauszubekommen, welche Faktoren für den Ausbruch von Krankheiten sorgen?

VFT: Oder welche Faktoren den Ausbruch von Krankheiten verhindern. Das wäre von enormem Nutzen.

HC: Was ist mit Menschen, die an AIDS-definierenden Krankheiten leiden?

VFT: Ich sagte schon, diese Krankheiten sollten so behandelt werden, wie man sie ohne eine AIDS-Diagnose behandeln wurde: Als für sich selbst stehende Krankheiten.

HC: Und was ist mit jemandem, der keiner Risikogruppe angehört, gesund aber positiv ist?

VFT: Die ehrlichste Antwort wäre, unter Berücksichtigung der Antikörperfrage, daß es keine Fakten gibt, aufgrund derer man eine Prognose machen könnte.

HC: Warum bist Du dieser Meinung?

VFT: Aus streng wissenschaftlicher Sicht ist es unmöglich, zu bestimmen, ob diese Antikörper für sich auf eine Gefährdung hindeuten. Man müßte mal 100 solcher Menschen beobachten, während sie über Jahre hinweg nicht mit antiviralen Medikamenten behandelt werden. Aber man dürfte ihnen nicht sagen, daß sie HIV-positiv sind.

HC: Wieso nicht?

VFT: Wie ich schon sagte, sie würden glauben, sterben zu müssen. Das und auch die Vergabe von antiviralen Medikamenten kann aus sich heraus Krankheiten auslösen, das ganze Experiment wäre durch Störfaktoren unbrauchbar geworden.

HC: Was würdest Du als Arzt Patienten raten, welche Fragen sie ihren behandelnden Ärzten stellen sollen?

VFT: Sie sollen wissenschaftliche Beweise verlangen. Und zwar Beweise dafür, daß die Antikörper in ihnen keine andere Ursache haben können, als die Infektion mit einem Virus namens HIV.

HC: Und wenn der Arzt sagt: „Keine Sorge, vertrauen Sie mir, ich weiß, was ich tue, die Tests funktionieren fehlerfrei?"

VFT: Dann muß man nachfragen, wo, wie, wann und von wem das bewiesen wurde. Man muß Zitate, Referenzen, Namen und Daten verlangen. Man nimmt eine Kopie unserer Veröffentlichung aus „Bio/Technology" von 1993, das Eleni-Interview aus „Continuum", oder einen Artikel von Christine Johnson mit zum Arzt und besteht darauf, daß er auf jeden einzelnen Punkt ausführlich eingeht.

Man muß darauf bestehen, daß geklärt wird, wie die Spezifität des Test, der einen positiv machte, bestimmt wurde. Alle Wissenschaftler wissen um die Kreuzreaktionen, man muß verlangen, daß der diagnostizierende Arzt erklären kann, warum er sicher ist, daß das Testergebnis nicht auf Kreuzreaktionen beruht. Das ist die zentrale Frage. Man sollte von Seiten seines Arztes keine abfälligen Bemerkungen oder düstere Prognosen dulden und sich nicht von großen Namen beeindrucken lassen.

HC: Und wenn der Arzt rät, eine Viral Load-Bestimmung mittels einer PCR (Polymerase KettenReaktion) zu machen?

VFT: Dann muß man einen Beweis verlangen, daß die DNA oder RNA, die im Test verwendet wird, ein einzigartiger, spezifischer Baustein eines erwiesenermaßen infektiösen Retrovirus ist.

Ich weiß, die Wissenschaft betrachtet die Isolation eines ganzen Viruspartikels als alten Hut, aber sie behaupten doch, ein Partikel namens HIV verursache AIDS. Wo ist also dieses Partikel? Es muß doch eine direkte Verbindung zwischen den bei der Viral-Load-Messung verwendeten RNA und DNA-Partikeln und dem behaupteten HIV geben. Wo ist diese Verbindung, dieser Zusammenhang? Man schreibt einfach an den Hersteller des Tests und der Startermoleküle an und verlangt eine wissenschaftliche Beweisführung für das Etikett, das sie auf die Testverpackung geklebt haben.

Weil die PCR sehr anfällig dafür ist, nicht gesuchte Gensequenzen ebenfalls zu vermehren, muß man auch auf Hinweisen bestehen, wo die Sensitivität und die Spezifität der HIV-PCR bewiesen wurde.

HC: Und wenn gesagt wird, daß man eine ausführliche Erklärung der PCR nicht verstehen würde?

VFT: Sie ist nicht schwer zu verstehen. Es braucht zwar Zeit, aber die Grundzüge der PCR sind einfach. Wer behauptet, es nicht erklären zu können, der will es einfach nicht.

Wir haben uns bis jetzt mehr als ein Jahrzehnt mit der Thematik befaßt und haben festgestellt, wenn man glaubt, im Recht zu sein, macht das sehr wenig aus. Unsere Veröffentlichungen warten immer noch auf eine wissenschaftliche Beantwortung. Das Problem liegt darin, daß Wissenschaftler, Ärzte eingeschlossen, einfach die Gültigkeit der HIV-Theorie und der Tests akzeptieren, weil sie von großen Namen und Institutionen beeindruckt werden. Eigentlich wäre es ihre Pflicht, die Theorien und die Gültigkeit der Tests eigenständig zu hinterfragen. Aber sie sind es ja in der Regel nicht, die mit einem angeblich tödlichen Retrovirus konfrontiert werden. Deshalb müssen sich die Patienten emanzipieren, ihr Schicksal in die eigene Hand nehmen, Fragen stellen und dadurch die öffentliche Debatte beeinflussen.

Ich möchte hier mal Galileo zitieren: „In der Wissenschaft ist die Meinung von Tausenden nichts im Vergleich zum Geistesblitz eines Einzelnen."

HC: Kommt Dir manchmal der Gedanke, alles was Du hier gesagt hast, könnte falsch sein?

VFT: Ja. Und gäbe es eine wissenschaftliche Debatte über dieses Thema und würde man uns widerlegen, würden wir das hinnehmen.

HC: Ich möchte langsam zum Schluß kommen. Ich habe gehört, Du schreibst an einem Buch?

VFT: Sehr nett von Dir, das anzusprechen. Ich habe ein Manuskript geschrieben, es ist noch kein fertiges Buch, weil noch viel daran zu tun ist.

HC: Was ist es für ein Buch?

VFT: Ein Roman, ein Thriller[42], der in den USA und Australien spielt. Es geht um eine biotechnologische Firma, die einen AIDS-Kritiker zum Schweigen bringen möchte, weil die Profite der Firma in Gefahr sind. Die Hauptfiguren sind ein Chemieprofessor, natürlich eine Frau und ein HIV-positiver junger Bluter, dessen Onkel ein kritischer Politiker ist. Natürlich kommt auch unsere Forschung in dem Buch vor, in vielen Gesprächen und in einer Gerichtsszene.

HC: Ich hoffe, unverklausuliert, in klaren Worten!

VFT: Das muß der Leser entscheiden.

HC: Dr. Turner, ich bedanke mich vielmals für dieses Gespräch!

VFT: Ich danke Dir, Huw. Ich hoffe, ich habe den einen oder enderen etwas zum Nachdenken gebracht.

3. Faktoren, die dafür bekannt sind, daß sie falsche positive Testergebnisse verursachen

Von Christine Johnson veröffentlicht in „Continuum", vol. 4 no. 3

Ein Test wie der gegen HIV, der niemals durch eine Virusisolation bestätigt wurde, ist völlig wertlos. Er könnte nur aussagefähig sein, wenn man in der Testerprobungsphase in den positiv getesteten Menschen das Virus findet, es isolieren kann und genetisch identifizieren kann und wenn es in den negativ Getesteten nicht gefunden wird. Ein solches Verfahren wurde bei den HIV-Tests nicht angewandt. Von daher ist es eine reine Hypothese zu behaupten, der Test weise Antikörper gegen HIV nach. Auf welche der 60 anderen Faktoren und Krankheitszustände er positiv reagiert, zeigt die folgende Liste. Manche treffen auf den ELISA, andere auf den WESTERNBLOT, andere wiederum auf beide zu.

Die hochgestellten Ziffern in dieser Liste beziehen sich ausschlielich auf Referenzen am Ende dieser Liste.

Anti-Kohlenhydrat-Antikörper [52,19,13]

Natürlich vorkommende Antikörper [5,19]

Passive Immunisierung: Verabreichung von Gamma-oder Immunglobulinen (die Antikörper enthalten zur Prophylaxe gegen Infektionen) [18, 26, 60,4, 22, 42, 43, 13]

Lepra [2,25]

Malaria [6,12]

Tuberkulose [25]

Mykobakterium avium (für Menschen harmloses Bakterium) [25]

Grippe [36]

Systemischer lupus erythematodes (flechtenartige Autoimmunerkrankung) [15,23]

Niereninsuffizienz (Stoffwechselstörung der Nieren) [48,23,13]

Tetanus-Impfung [40]

Hämodialyse bei Nierenversagen ("Blutwäsche") [41,10,49,56,16]

Alpha-Interferontherapie bei Hämodialyse-Patienten [54]

Grippe-Impfung [30,11,3,20,13,43]

Herpes simplex I [27]   Herpes simplex II [11]

Infektion der oberen Atemwege (Erkältung oder Grippe) [11]

Bösartige Krebserkrankungen [40]

Aktuell bestehende Virus-Infektion oder Einnahmer viraler Impfstoffe [11]

Mehrfache Schwangerschaften [58,53,13,43,36]

Hohe Spiegel zirkulierender Immunkomplexe [6,33]

Rheumatische Arthritis [36]

Hypergammaglobulinämie (hoher Antikörperspiegel) [40,33]

Hepatitis [54]

Falsch positive andere Tests, einschließich des RPR-Tests auf Syphilis [17,48,33,10,49]

Hepatitis B-Impfung [28,21,40,43]

Organtransplantation [1,36]

Nierentransplantation [35,9,48,13,56]

Anti-Lymphozyten-Antikörper [56,31]

Anti-Kollagen-Antikörper (zu finden bei Schwulen, Hämophilen, Afrikanern beiderlei Geschlechts und Lepra-Patienten) [31]

Serum-Positivität auf Rheumafaktor, antinukleare (gegen den Zellkern gerichtete) Antikörper, beides ist zu finden bei rheumatischer Arthritis und anderen Autoantikörpern) [14,62,53]

Autoimmunkrankheiten wie z.b. systemischer Lupus erythematosus, Sklerodermie, Bindegewebs-Erkrankung, Dermatomyositis) [44,29,10,40,49,43]

Akute virale Infektionen [59,48,43,53,40,13]

Alkohol-Hepatitis [32,48,40,10,13,49,43,53]

Primäre sklerotische Cholangitis (Gallenentzündung) [48,53]

Zähes Blut ("sticky blood"), bei Afrikanern [38,34,40]

Antikörper mit hoher Affinität für Polystyren (das in den Testsets enthalten ist) [3,40,26]

Bluttransfusionen [63,36,13,49,43,41]

Multiples Myelom (Geschwulst) [10,43,53]

HLA-Antikörper (gegen Klasse I und II Leukozythen-Antigene) [7,46,63,48,10,13,49,43,53]

Anti-glatte Muskulatur-Antikörper [48]

Anti-parietale Zellen-Antikörper [48]

Anti-Hepatitis A oder C-Antikörper [48]

Hämophilie (Bluterkrankheit) [10,49]

Andere Retroviren [8,55,14,48,13]

Hämatologische maligne Erkrankungen/Lymphome (bösartige Bluterkrankungen/Lymphknotenschwellung) [43,53,9,48,13]

Primäre Gallen-Zirrhose [43,53,13,48]

Stevens-Johnson-Syndrom (fiebriger, sich ausbreitender Hautauschlag) [9,48,13]

Q-Fieber ("Balkan", oder "Wüstengrippe") mit verbundener Hepatitis [61]

Behandlung der Tests während der Reaktion mit Hitze [51,57,24,49,48]

Lipämisches Serum (Blut mit hohem Fett-oder Lipid-Spiegel)[49] Hämolysiertes Serum (Blut, in dem das Hämoglobin von den roten Zellen getrennt ist/wurde) [49]

Hyperbilirubinämie (viel Gallenfarbstoff im Blut) [10,13]

Epstein-Barr-Virus [37]

Globuline ([Zell]-Eiweiße), die während polyklonaler Gammopathien entstanden sind (werden bei AIDS-Risikogruppen beobachtet) [10,13,48]

Kreuzreaktionen werden bei gesunden Menschen nicht richtig interpretiert [10]

Normale humane Ribonuklein-Proteine (Baustein der RNA) [48,13]

Anti-Mitochondrien-Antikörper [48,13]

Anti-Nukleus-Antikörper [48,13,53]

Anti-mikrosomale Antikörper [34]

T-Zell-Leukozyten-Antigen-Antikörper [34]

Proteine am (HIV-Test) Filterpapier [13]

Viszerale Leishmaniose [45]

Rezeptiver Analverkehr [39,64]

Referenzen:
1. AGBALIKA,F, Ferchal F, Garnier J-P, et al. 1992. False-positive antigens related to emergence of a 25-30 kD protein detected in organ recipients. AIDS. 6:959-962.
2. Andrade V, Avelleira JC, Marques A, et al. 1991. Leprosy as a cause of false-positive results in serological assays for the detection ofantibodies to HIV-1. Intl. J. Leprosy. 59:125.
3. Arnold NL, Slade RA, Jones MM, et al. 1994. Donor follow up of influenza vaccine-related multiple viral enzyme immunoassay reactivity. Vox Sanguinis. 67:191.
4. Ascher D, Roberts C. 1993. Determination of the etiology of

seroreversals in HIV testing by antibody fingerprinting. AIDS. 6:241.
5. Barbacid M, Bolgnesi D, Aaronson S. 1980. Humans have antibodies capable of recognizing oncoviral glycoproteins: Demonstration that these antibodies are formed in response to cellular modification of glycoproteins rather than as consequence of exposure to virus. Proc. Natl. Acad. Sci. 77:1617-1621.
6. Biggar R, Melbye M, Sarin P, et al. 1985. ELISA HTLV retrovirus antibody reactivity associated with malaria and immune complexes in healthy Africans. Lancet. ii:520-543.
7. Blanton M, Balakrishnan K, Dumaswala U, et al. 1987. HLA antibodies in blood donors with reactive screening tests for antibody to the immunodeficiency virus. Transfusion. 27(1):118.
8. Blomberg J, Vincic E, Jonsson C, et al. 1990. Identification of regions of HIV-1 p24 reactive with sera which give "indeterminate" results in electrophoretic immunoblots with the help of long synthetic peptides. AIDS Res. Hum. Retro. 6:1363.
9. Burkhardt U, Mertens T, Eggers H. 1987. Comparison of two commercially available anti-HIV ELISA's: Abbott HTLV-III ELA and DuPont HTLV-III ELISA. J. Med. Vir. 23:217.
10. Bylund D, Ziegner U, Hooper D. 1992 Review of testing for human immunodeficiency virus. Clin. Lab. Med. 12:305-333.
11. Challakere K, Rapaport M. 1993. False-positive human immunodeficiency virus type 1 ELISA results in low-risk subjects. West. J. Med. 159(2):214-215.
12. Charmot G, Simon F. 1990. HIV infection and malaria. Revue du practicien. 40:2141.
13. Cordes R, Ryan M. 1995. Pitfalls in HIV testing. Postgraduate Medicine. 98:177.
14. Dock N, Lamberson H, O'Brien T, et al. 1988. Evaluation of atypical human immunodeficiency virus immunoblot reactivity in blood donors. Transfusion. 28:142.
15. Esteva M, Blasini A, Ogly D, et al. 1992. False positive results for antibody to HIV in two men with systemic lupus erythematosus. Ann. Rheum. Dis. 51:1071-1073.
16. Fassbinder W, Kuhni P, Neumayer H. et al. 1986. Prevalence of antibodies against LAV/HTLV-III [HIV] in patients with terminal renal insufficiency treated with hemodialysis and following renal transplantation. Deutsche Medizinische Wochenschrift. 111:1087.
17. Fleming D, Cochi S, Steece R. et al. 1987. Acquired immunodeficiency syndrome in low-incidence areas. JAMA. 258(6):785.
18. Gill MJ, Rachlis A, Anand C. 1991. Five cases of erroneously diagnosed HIV infection. Can. Med. Asso. J. 145(12):1593.
19. Healey D, Bolton W. 1993. Apparent HIV-1 glycoprotein reactivity on Western blot in uninfected blood donors. AIDS. 7:655-658.
20. Hisa J. 1993. False-positive ELISA for human immunodeficiency virus

after influenza vaccination. JID. 167:989.
21. Isaacman S. 1989. Positive HIV antibody test results after treatment with hepatitis B immune globulin. JAMA. 262:209.
22. Jackson G, Rubenis M, Knigge M, et al. 1988. Passive immunoneutralisation of human immunodeficiency virus in patients with advanced AIDS. Lancet, Sept. 17:647.
23. Jindal R, Solomon M, Burrows L. 1993. False positive tests for HIV+ in a woman with lupus and renal failure. NEJM. 328:1281-1282.
24. Jungkind D, DiRenzo S, Young S. 1986. Effect of using heat-inactivated serum with the Abbott human T-cell lymphotropic virus type III [HIV] antibody test. J. Clin. Micro. 23:381.
25. Kashala O, Marlink R, Ilunga M. et al. 1994. Infection with human immunodeficiency virus type 1 (HIV-1) and human T-cell lymphotropic viruses among leprosy patients and contacts: correlation between HIV-1 cross-reactivity and antibodies to lipoarabinomanna. J. Infect. Dis. 169:296-304.
26. Lai-Goldman M, McBride J, Howanitz P, et al. 1987. Presence of HTLV-III [HIV] antibodies in immune serum globulin preparations. Am. J. Clin. Path. 87:635.
27. Langedijk J, Vos W, Doornum G, et al. 1992. Identification of cross-reactive epitopes recognized by HIV-1 false-positive sera. AIDS. 6:1547-1548.
28. Lee D, Eby W, Molinaro G. 1992. HIV false positivity after hepatitis B vaccination. Lancet. 339:1060.
29. Leo-Amador G, Ramirez-Rodriguez J, Galvan-Villegas F, et al. 1990. Antibodies against human immunodeficiency virus in generalized lupus erythematosus. Salud Publica de Mexico. 32:15.
30. Mackenzie W, Davis J, Peterson D. et al. 1992. Multiple false-positive serologic tests for HIV, HTLV-1 and hepatitis C following influenza vaccination, 1991. JAMA. 268:1015-1017.
31. Mathe G. 1992. Is the AIDS virus responsible for the disease? Biomed & Pharmacother. 46:1-2.
32. Mendenhall C, Roselle G, Grossman C, et al. 1986. False-positive tests for HTLV-III [HIV] antibodies in alcoholic patients with hepatitis. NEJM. 314:921.
33. Moore J, Cone E, Alexander S. 1986. HTLV-III [HIV] seropositivity in 1971-1972 parenteral drug abusers – a case of false-positives or evidence of viral exposure? NEJM. 314:1387-1388.
34. Mortimer P, Mortimer J, Parry J. 1985. Which anti-HTLV-III/LAV [HIV] assays for screening and comfirmatory testing? Lancet. Oct. 19, p873.
35. Neale T, Dagger J, Fong R, et al. 1985. False-positive anti-HTLV-III [HIV] serology. New Zealand Med. J. October 23.
36. Ng V. 1991. Serological diagnosis with recombinant peptides/proteins. Clin. Chem. 37:1667-1668.

37. Ozanne G, Fauvel M. 1988. Perfomance and reliability of five commercial enzyme-linked immunosorbent assay kits in screening for anti-human immunodeficiency virus antibody in high-risk subjects. J. Clin. Micro. 26:1496.
38. Papadopulos-Eleopulos E. 1988. Reappraisal of AIDS – Is the oxidation induced by the risk factors the primary cause? Med. Hypo. 25:151.
39. Papadopulos-Eleopulos E, Turner V, and Papadimitriou J. 1993. Is a positive Western blot proof of HIV infection? Bio/Technology. June 11:696-707.
40. Pearlman ES, Ballas SK. 1994. False-positive human immunodeficiency virus screening test related to rabies vaccination. Arch. Pathol. Lab. Med. 118-805.
41. Peternan T, Lang G, Mikos N, et al. Hemodialysis/renal failure. 1986. JAMA. 255:2324.
42. Piszkewicz D. 1987. HTLV-III [HIV] antibodies after immune globulin. JAMA. 257:316.
43. Profitt MR, Yen-Lieberman B. 1993. Laboratory diagnosis of human immunodeficiency virus infection. Inf. Dis. Clin. North Am. 7:203.
44. Ranki A, Kurki P, Reipponen S, et al. 1992. Antibodies to retroviral proteins in autoimmune connective tissue disease. Arthritis and Rheumatism. 35:1483.
45. Ribeiro T, Brites C, Moreira E, et al. 1993. Serologic validation of HIV infection in a tropical area. JAIDS. 6:319.
46. Sayers M, Beatty P, Hansen J. 1986. HLA antibodies as a cause of false-positive reactions in screening enzyme immunoassays for antibodies to human T-lymphotropic virus type III [HIV]. Transfusion. 26(1):114.
47. Sayre KR, Dodd RY, Tegtmeier G, et al. 1996. False-positive human immunodeficiency virus type 1 Western blot tests in non-infected blood donors. Transfusion. 36:45.
48. Schleupner CJ. Detection of HIV-1 infection. In: (Mandell GI, Douglas RG, Bennett JE, eds.) Principles and Practice of Infectious Diseases, 3rd ed. New York: Churchill Livingstone, 1990:1092.
49. Schochetman G, George J. 1992. Serologic tests for the detection of human immunodeficiency virus infection. In AIDS Testing Methodology and Management Issues, Springer-Verlag, New York.
50. Simonsen L, Buffington J, Shapiro C, et al. 1995. Multiple false reactions in viral antibody screening assays after influenza vaccination. Am. J. Epidem. 141-1089.
51. Smith D, Dewhurst S, Shepherd S, et al. 1987. False-positive enzyme-linked immunosorbent assay reactions for antibody to human immunodeficiency virus in a population of midwestern patients with congenital bleeding disorders. Transfusion. 127:112.
52. Snyder H, Fleissner E. 1980. Specificity of human antibodies to oncovirus glycoproteins; Recognition of antigen by natural antibodies

directed against carbohydrate structures. Proc. Natl. Acad. Sci. 77:1622-1626.
53. Steckelberg JM, Cockerill F. 1988. Serologic testing for human immunodeficiency virus antibodies. Mayo Clin. Proc. 63:373.
54. Sungar C, Akpolat T, Ozkuyumcu C, et al. Alpha interferon therapy in hemodialysis patients. Nephron. 67:251.
55. Tribe D, Reed D, Lindell P, et al. 1988. Antibodies reactive with human immunodeficiency virus gag-coated antigens (gag reactive only) are a major cause of enzyme-linked immunosorbent assay reactivity in a bood donor population. J. Clin. Micro. April:641.
56. Ujhelyi E, Fust G, Illei G, et al. 1989. Different types of false positive anti-HIV reactions in patients on hemodialysis. Immun. Let. 22:35-40.
57. Van Beers D, Duys M, Maes M, et al. Heat inactivation of serum may interfere with tests for antibodies to LAV/HTLV-III [HIV]. J. Vir. Meth. 12:329.
58. Voevodin A. 1992. HIV screening in Russia. Lancet. 339:1548.
59. Weber B, Moshtaghi-Borojeni M, Brunner M, et al. 1995. Evaluation of the reliability of six current anti-HIV-1/HIV-2 enzyme immunoassays. J. Vir. Meth. 55:97.
60. Wood C, Williams A, McNamara J, et al. 1986. Antibody against the human immunodeficiency virus in commercial intravenous gammaglobulin preparations. Ann. Int. Med. 105:536.
61. Yale S, Degroen P, Tooson J, et al. 1994. Unusual aspects of acute Q fever-associated hepatitis. Mayo Clin. Proc. 69:769.
62. Yoshida T, Matsui T, Kobayashi M, et al. 1987. Evaluation of passive particle agglutination test for antibody to human immunodeficiency virus. J. Clin. Micro. Aug:1433.
63. Yu S, Fong C, Landry M, et al. 1989. A false positive HIV antibody reaction due to transfusion-induced HLA-DR4 sensitization. NEJM.320:1495.
64. National Institue of Justice, AIDS Bulletin. Oct. 1988.

4. Ein Versuch, von Roche Antworten zu bekommen

Ich hatte Eingangs dieses Teiles erwähnt, daß man in den Beipackzetteln zu den Tests absurde Sätze finden kann, welche die Aussagefähigkeit des Tests, seinen Charakter als biologisch-medizinisches Nachweisverfahren von vornherein diskreditieren.

Lesen Sie im Folgenden, wie ein Testhersteller reagiert, wenn man ihm unangenehme Fragen stellt. Ich hatte Roche zunächst angefaxt, habe dann am Telefon mit Frau Dr. van Veen, zuständig für „HIV"-Diagnostica, eine Stunde geredet. Da sie keine meiner kritischen Einwände parieren konnte, habe ich sie dann per Einschreiben/Rückschein angeschrieben.

An

Hoffmann La Roche

Frau Dr. van Veen

Division Diagnostics

79630 Grenzach-Wyhlen

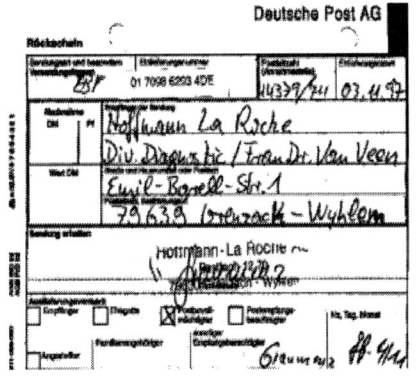

Sehr geehrte Frau Dr. van Veen, Sie werden verstehen, daß ich – schließlich konnten Sie mir entscheidende Fragen am Telefon nicht schlüssig beantworten – hier abermals einige Fragen schriftlich fixiere. Sie haben an einigen, sehr wichtigen Punkten, geäußert, „mein Wissensstand reicht nicht aus, um dies zu erklären". Aber genau diese Punkte muß ich klären, um mir bei der komplizierten Materie einen objektiven Gesamteindruck zu verschaffen. Sämtliche hier wiedergegebenen Thesen spiegeln nicht meine Meinung wieder, es handelt sich um Behauptungen, die ich zur Zeit einer kritischen Überprüfung unterziehe.

Ferner wäre ich daran interessiert, soweit er auch von ihnen hergestellt wird, eine Kopie des Beipackzettels des Westernblot-Tests zu erhalten. Ich möchte Ihnen mit diesem Schreiben Gelegenheit geben, sich schriftlich zu unten aufgelisteten Fragen zu äußern, ihre Äußerungen werden evtl. veröffentlicht werden. Außerdem biete ich Ihnen die Möglichkeit, sich in einem Interview vor der Kamera zu den gleichen Fragen zu äußern; ein Termin hierfür steht z. Zt. noch nicht fest. Wie ich schon am Telefon sagte, produziere ich den Film auf eigene

Kosten und eigenes Risiko, auf unverbindlichen Zusagen verschiedener Redaktionen und kann Ihnen von daher z. Zt. keinen Sendeplatz nennen, wo dieser ausgestrahlt wird.

Außerdem möchte ich Ihnen anbieten, sich einem Versuch zu stellen: Mit einem Experiment möchte ich der Frage auf den Grund gehen, ob der HIV-Test tatsächlich Anti HIV-Antikörper identifiziert, oder lediglich eine relative Menge von Autoimmun-Antikörpern bestimmt. Eigentlich hatte ich vor, eine ähnliche Versuchsanordnung bei verschiedenen Gesundheitsämtern zu machen, bei denen ein Testverfahren eines einzigen Herstellers benutzt wird. Aber wenn Sie sich Ihrer Sache sicher sind, dürften Sie eigentlich nichts dagegen haben, diesen Test mit Produkten Ihres Hauses bei sich im Labor vorzunehmen:

Ich stelle Ihnen 10 Versuchspersonen, einer ist vor ca. 1 Jahr mehrmals positiv getestet worden, alle anderen sind 5 Wochen vor dem Test negativ getestet worden, zur Verfügung. Diese 9 Personen haben sich einer Spezial-Diät, bestehend aus rohem Fleisch, Kaffee, Alkohol, Nikotin, wenig Schlaf und Flüssigkeitsentzug unterzogen. Dadurch wird ihr Gehalt an Autoimmun-Antikörpern künstlich, vielleicht auf Werte oberhalb des Cut-Off erhöht. Es wäre Ihre Aufgabe, innerhalb einer festzusetzenden Zeit, unter notarieller Aufsicht, unter Bedingungen wie in einem Standard-Labor, ohne Hinzuziehung von Spezialisten, den Positiven zu identifizieren.

Frage: Wären Sie bereit, sich einem solchen Verfahren zu stellen? Wenn Ihr Test tatsächlich Antikörper identifizieren kann, gäbe es m. M. nach eigentlich keinen Grund, das nicht zu tun!

Nun zu den Fragen, die ich einerseits schriftlich beantwortet haben möchte und die ich des Weiteren in einem Interview an Sie richten möchte: (...)

1. Warum muß Ihr HIV-Test interpretiert werden? Ich halte das für nicht sehr wissenschaftlich: Ergebnisse werden analysiert, nicht empirisch interpretiert! Warum aber ziehen Sie empirische Daten zur Bewertung der Ergebnisse heran? Zitat: „Mit falsch-reaktiven Resultaten ist bei einem Assay dieser Art zu rechnen, insbesondere dann, wenn Proben aus einer Population mit niedriger Prävalenz von HIV-Antikörpern getestet werden, wie dies bspw. bei Blutspendern der Fall ist." Übersetze ich dies, so heißt das: ‚Unser Test irrt bei positiven Resultaten besonders dann, wenn der Patient aus einer Bevölkerungsgruppe stammt, in der die Antikörper sehr selten vorkommen.' Dafür aber, pardon, braucht man keinen Test vorher zu machen, dann kann man gleich einen Fragebogen ausfüllen lassen und nach dem Sexualverhalten der Personen oder sonstigen Gewohnheiten entscheiden, ob sie positiv sind oder nicht.

2. Durch die ‚Interpretation der Ergebnisse' lassen Sie es zu, diesen Verdacht haben Sie am Telefon nicht entkräftet, daß eine Fehlerquote durch zufällige Faktoren (Blutspender/ Homosexueller) zu einem zuverlässigen Testergebnis uminterpretiert wird, was dazu führt, daß ein Mensch in den Glauben versetzt wird, an einer tötlichen Krankheit zu leiden: Bei gleichem Testergebnis bekommen zwei Menschen, ein Blutspender und ein passiver Homosexueller mit Latex-Allergie, zwei unterschiedliche Ergebnisse: Durch Ihren Beipackzettel wird das medizinische Personal angehalten, das Ergebnis beim Blutspender für einen statistischen Fehler zu halten, während es beim Homosexuellen nicht angezweifelt wird.

3. Warum müssen Ergebnisse überhaupt interpretiert werden, wenn Sie die Antikörper doch gezielt identifizieren können? Warum irrt dieser Test nur bei positivem Resultat und einem Patienten mit geringer Gefährdung? Was ist an den Bluteiweißen von Bevölkerungsgruppen mit niedriger Prävalenz des Virus so anders, daß sie eine Fehlerquote nur dort für möglich halten?

4. Sind Sie sich, angesichts der Tatsache, daß Ihr Testverfahren hinsichtlich seines empirischen Interpretationsbedarfes als nicht sicher bezeichnet werden könnte, der Tatsache bewußt, daß Sie ggfs. als Unternehmen dafür verantwortlich gemacht werden könnten, daß Sie fahrlässig oder bei voller Verantwortung, am Sterben von Menschen nicht unschuldig sind, gerade auch, weil Sie darauf beharren, Ihr Test funktioniere: Bekommt jemand ein falsch-positives, interpretiertes Testergebnis, so lebt er fortan unter andauernder Existenzangst, unter Dauerstreß: er glaubt, dem Tode geweiht zu sein. Und das Menschen sich Krankheitsbilder einbilden können, negative Imagination auch den Körper eines Menschen stark beeinflussen kann, denke ich, ist schon seit langer Zeit bekannt. Dazu kommen dann noch diverse Medikamente mit dem bekannten Nebenwirkungen, die zu einer Schwächung der Energieproduktion und damit des Immunsystems führen. (Nature-Medizine, Jan '95)

5. Können Sie widerlegen, daß die unter der Definition „AIDS" subsumierten Krankheiten nicht nur durch das Virus, sondern durch andere Ursachen, wie z.B. die Schädigung zellulärer Vorgänge und Strukturen durch Antibiotika, AZT und die 3-fach Kombination verursacht werden können? Ich denke, daß die Verletzbarkeit der DNA der Mitochondrien schon durch herkömmliche Antibiotika, aber erst recht durch Mittel wie Bactrim und alle anderen Konsequenzen auf die Vitalität, mittlerweile zum Allgemeinwissen gehören.

6. Können Sie mir erklären, warum dieses Virus niemals isoliert wurde, oder aber eine Quelle nennen, aus der hervorgeht, daß dies jemals gelungen ist?

(Bitte nennen Sie nicht Gallo, der Mann hat ja wohl betrogen) Warum ist das HI-Virus das einzige, bei dem dies unmöglich ist? Können Sie mir ein Photo des Virus mit Quellenangabe zur Verfügung stellen, auf dem dieses Virus unfixiert, wie in der Virologie üblich, nicht als Partikel zu sehen ist? Wenn nicht, warum ist dies ausschließlich beim HIV-Virus nicht möglich? Muß daraus nicht folgern, daß von der Entdeckung des Virus bis heute nicht mit Sicherheit ausgegangen werden kann, weil diese Beweise fehlen? Wäre es nicht unmoralisch und unwissenschaftlich, keine Angelegenheit des Wissens, sondern des Glaubens, trotzdem so zu tun, als wären diese Beweise erbracht und trotzdem einen Test zu vertreiben, der auf einer windigen, nicht nachgewiesenen Hypothese beruht? Könnte es nicht sein, daß der Mythos vom „ständig sich verändernden Virus" deshalb erfunden wurde, um von der Tatsache abzulenken, daß das Isolieren und Aufreinigen von existenten Viren ein einfaches Standard-Verfahren ist und beim HI-Virus deshalb nicht funktioniert, weil es HIV gar nicht gibt?

Wenn ein Virus sich ständig verändert, unterliegen dann die Antikörper nicht einer ähnlichen Entwicklung? Wie fängt ein Test, rein technisch gesehen, solche Veränderungen auf?

7. Wie erklären Sie die Tatsache, daß die HIV-Forschung maßgeblich durch Spezialisten vollzogen wird, die zuvor vergeblich versuchten, die Krebsursache durch nie nachgewiesene Viren zu erklären? Haben da nicht einige Herren einfach eine neue Krankheit gefunden, um ihre These des Retrovirus endlich erfolgreich anwenden zu können?

Können Sie mir versichern, daß sich nach Ihrem momentanen Kenntnisstand keinerlei Ansätze dafür finden lassen, die Existenz des Virus in Zweifel zu ziehen?

8. Angesichts der Schlammschlacht zwischen Gallo und Montagnier; unter Berücksichtigung der unter 4. genannten Argumente, unter Einbeziehung der Tatsache, daß weltweit einige hundert Wissenschaftler eine Neubewertung der HIV-Hypothese fordern (mir liegt eine Liste mit Namen vor): Welche Aktivitäten gibt es in Ihrem Hause, die Thesen der AIDS-Entdecker zu hinterfragen? Gehen Sie davon aus, daß Gallo und Montagnier einfach recht hatten, oder nehmen Sie die Kritik an deren Thesen auf; waren oder sind Sie dabei, dies kritisch zu hinterfragen, durch eigene Versuche zu überprüfen?

Geht man einmal davon aus, daß die Kritik an AIDS eine gewisse Berechtigung hat, müßte man dann nicht von einer „optimalen Krankheit" sprechen: Ein Virus wird bekämpft, das es vielleicht gar nicht gibt, dessen Existenz nicht schlüssig und eindeutig nachgewiesen wurde, gegen HIV werden Medikamente eingesetzt (AZT) denen im Kampf gegen Krebs die Zulassung verweigert wurde (wg. der Mortalität der Versuchsratten). Besteht da nicht die Gefahr, daß eines Tages Millionen Hinterbliebener und solcher, die eine Therapie überlebt haben, gegen Pharmakonzerne klagen, weil eine Therapie krank gemacht oder getötet hat, ohne daß es einen Erreger gab?

(...) Ihr Unternehmen, Ihre Tests beziehen sich auf ein Patent, eingereicht am 23.4. 84, jener PK, auf der auch das Beweismaterial für die Existenz des Virus vorgelegt wurde. Diese Vorgehensweise widerspricht der wissenschaftlichen Gepflogenheit, Ergebnisse vorab zu veröffentlichen und der Diskussion zu stellen. Ich kann mich des Eindrucks nicht erwehren, daß es damals nicht um die Suche nach Wahrheit, sondern um das Streben nach Ruhm und Forschungsgeldern ging. Trotz der niederen Motive von Gallo wurden seine Thesen niemals ernsthaft hinterfragt!!! Wird hierdurch nicht die gesamte HIV-Forschung vorweg in ein etwas unseriöses Licht gerückt?

9. Können Sie mir versichern, daß Ihre HIV-Tests definitiv HIV-Antikörper nachweisen und wären Sie in der Lage, dies mit einem Versuch zu beweisen? Wie erklären Sie die Tatsache, daß sich ein honoriger Mann wie Prof. Alfred Hässig, Gründer des Schweizer Blutspendewesens, Berater der UNO, Ex-Leiter des Projektes 'AIDS in Afrika', soweit ich weiß, Ex-Mitarbeiter Ihres Hauses, mittlerweile auf die Seite derer geschlagen hat, die die Existenz des Virus anzweifeln? Woraus werden Ihre HIV-Tests gewonnen? Handelt es sich um einen lizensierten Test, der aus den Original-Gallo-Kulturen gewonnen wurde, oder haben Sie die Präparate selbst entwickelt? Aus welchen Substanzen besteht der Test, wie werden diese Substanzen hergestellt? Warum sind die Testverfahren nicht geeicht, warum wird bei jedem Test eine spezifische Empfindlichkeit eingestellt?

Sie werden verstehen – Ihre Prospekte haben keine dieser Fragen auch nur im entferntesten beantworten können – daß ich hier noch einmal nachhaken muß!

Ich möchte an dieser Stelle nochmals anmerken, daß ich hier nicht meine persönliche Meinung wiedergebe. Ich gebe hier Thesen wieder, die von Wissenschaftlern und Journalisten aus verschiedenen Kontinenten an mich herangetragen wurden und denen ich eine gewisse Geschlossenheit der Argumentation nicht absprechen kann, auch wenn die Thesen z. Teil etwas ungewohnt oder gar abenteuerlich, manchmal gar widersinnig klingen. Ich bin auf der Suche nach Antworten, um am Schluß das herauszufiltern, was ich nachher nach bestem Wissen und Gewissen für die Wahrheit halten und verbreiten werde.

Bezüglich Ihres Info-Material muß ich anmerken, daß ich die Nicht-Existenz in deutsch geschriebener Pressetexte zu diesem Thema etwas merkwürdig finde. Abhandlungen zur Akupunktur gibt es ja auch nicht ausschließlich in kantonesisch. Vielleicht können Sie das mal bei der Division für Öffentlichkeitsarbeit anmerken.

Ich freue mich auf ein weiteres persönliches Gespräch, danke Ihnen bis hier erstmal für Ihre Bemühungen und hoffe darauf, mein Interview zu bekommen und Sie auch zu dem angesprochenen Test überreden zu können.

Mit freundlichen Grüßen

(Michael Leitner)

Diesen Brief hat nicht Frau van Veen beantwortet, sondern die Rechtsabteilung von Roche:

Hoffmann LaRoche
Grenzach-Wyhlen,
11. November 1997
Abt GSIRecht
Telefon (07624) 14-2203 Fax (07624) 5564 HIV-Test
Sehr geehrter Herr Leitner,

mit Interesse haben wir Ihre ausführliche Auseinandersetzung mit der Materie des HIV-Tests verfolgt und danken Ihnen für Ihre umfangreichen Abhandlungen zu den diversen Fragestellungen in Ihrem Schreiben. Wir schätzen Ihr intensives Engagement, das in den Telefongesprächen zum Ausdruck kam und auch dadurch, daß Sie uns Ihr Filmprojekt angeboten haben.

Die von Ihnen für den Film angestrebten Tests können wir jedoch leider nicht unterstützen, da wir aufgrund der gesetzlichen Bestimmungen gehalten sind, im Rahmen des Zulassungsverfahrens für die Tests klinische Prüfungen durchzuführen, die einem gesetzlich definierten Kriterienkatalog entsprechen müssen, um im Zulassungsverfahren überhaupt anerkannt zu werden. Somit liegen bereits authentische wissenschaftliche Ergebnisse vor, so daß kein Bedarf an weiteren Tests besteht, die diesem gesetzlichen und medizinisch-wissenschaftlichen Anspruch fachlich nicht genügen können.

Die Ihnen überlassenen Materialien, Informationen und Auskünfte, die wir mit dem beigefügten Band ,,PCR im medizinischen und biologischen Labor-Handbuch für den Praktiker-" von M.Wink und H.Wehrle noch ergänzen dürfen, beantworten Ihre Fragen bereits umfassend. Damit sind unsere Möglichkeiten, Ihr Projekt zu fördern allerdings ausgeschöpft, so daß wir Ihnen keine weitere Unterstützung durch zusätzliche Beiträge oder auch Interviews bieten können. Wir dürfen Ihnen noch viel Erfolg für die Bearbeitung des Themas wünschen und verbleiben mit freundlichen Grüßen

Hoffmann-La Roche AG

i.V. Dr.H.-U.Jelitto, Dr. U Steir

Die Firma Roche hat sich schriftlich zu keiner einzigen Frage geäußert!Das mir überlassene Material war ein Buch über die PCR, mit der die „Viruslast" gemessen wird, sowie einige unkommentierte VHS-Schnittbilder mit Laborszenen.

Keine Versicherung, daß der Test HIV-Antikörper nachweisen kann, kein inhaltliches Eingehen auch nur auf eine einzige Frage!

5. Jeder reagiert auf den Elisa-HIV-Test positiv

Von Dr. Roberto Giraldo

zuerst veröffentlicht in Continuum 1998/99

Sinngemäße Übersetzung: Michael Leitner, Ziffern verweisen auf Referenzen am Ende dieses Textes

Roberto A. Giraldo ist Arzt, spezialisiert auf innere Medizin, Infektionskrankheiten und Tropenkrankheiten. Er ist Mitglied und Direktor der Gruppe für die wissenschaftliche Neubeurteilung der HIV-AIDS-Hypothese und von HEAL (Health Education AIDS Liaison). Er ist außerdem Autor des Buches „AIDS and Stressors", New York City. E-mail: rgiraldo@cdiusa.com.

In den letzten 6 Jahren habe ich im Labor für klinische Immunologie in einem der angesehensten Krankenhäuser in New York gearbeitet. Ich hatte dort die Möglichkeit, die aktuellen HIV-Antikörpertests (ELISA und Westernblot), sowie die Viral Load-Tests persönlich durchzuführen.

A. Die Blutverdünnung beim ELISA-Test

Der ELISA ist ein Test auf Antikörper gegen das, was für das Humane Immunschwächevirus HIV gehalten wird. Vor dem Test wird das Blut des Patienten um den Faktor 400 mit einem speziellen Verdünnungsmittel verdünnt. Nach Angaben des Herstellers enthält dieses Verdünnungsmittel folgende Substanzen:

0,1 Prozent triton X-100, Bovine and Goat Sera (minimum concentration of 5 Prozent) and Human T-Lymphocyte Lysate (minimum titer 1:7500). Preservative: 0.1 Prozent Sodium Azide[1].

Die außergewöhnlich hohe Verdünnung des ELISA (400-fach) hat mich sehr überrascht. Die meisten Bluttests, die nach Antikörpern suchen, arbeiten mit unverdünntem Serum. (...) Einige Tests allerdings benutzen verdünntes Serum zur Vermeidung falsch-positiver Ergebnisse. Beispiele hierfür sind die Antikörpertests auf Masern oder Mumps, die 16-fach verdünnt werden. Antikörpertests gegen das Cytomegalievirus werden 20-fach verdünnt, beim Antikörpertest gegen das Epstein-Barr-Virus wird 10-fach verdünnt. Aber was macht den HIV-Test so einzigartig, daß man das Blut um den Faktor 400 verdünnen muß? Was würde passieren, wenn das Blut für den ELISA nicht verdünnt wird?

B. ELISA-Tests mit unverdünntem Blut

Zur Beantwortung dieser Fragen machte ich in einem medizinische Labor in Yorktown Heights, New York, ein Experiment. Dabei benutzte ich die gleichen Inhaltsstoffe, wie sie bei den meisten ELISA-Tests in den chemischen Labors weltweit benutzt werden.(1) Zuerst benutzte ich Blutproben, die bei einer Verdünnung von 1:400 negativ auf HIV-Antikörper getestet worden waren. Diese testete ich ein weiteres Mal auf HIV-Antikörper, aber ohne zu verdünnen. Sie reagierten alle HIV-positiv.

Seit diesem Experiment habe ich ungefähr 100 solcher Blutproben untersucht, jedes Mal mit dem gleichen Ergebnis. Auch mein eigenes Blut ist negativ, wenn ich es vor dem Test 400-fach verdünne. Unverdünnt, reagiert es, ist also HIV-positiv.

Mit Ausnahme meines eigenen Blutes stammten alle anderen Proben von Ärzten, die das Blut eingeschickt hatten, um einen HIV-Antikörpertest daran vornehmen zu lassen. Aller Wahrscheinlichkeit nach stammten diese Blutproben also von Patienten, die zu einer AIDS-Risikogruppe gehörten.

Nach den Angaben des Testherstellers Abbott Laboratories entsteht eine umso intensivere gelbe Färbung bei der Durchführung des Tests, je mehr HIV-1-Antikörper mit dem Testkit reagieren.[1]

Ich habe allerdings festgestellt, daß die Verfärbung von Blut, das 400-fach verdünnt HIV-negativ und unverdünnt HIV-positiv war, stärkere Verfärbungen zeigte, als Blut, welches verdünnt sowohl positiv im ELISA, als auch im Westernblot war. Das bedeutet, daß Blut, welches verdünnt negativ ist, aber positiv, wenn unverdünnt, einen niedrigeren Antikörperspiegel hat, als solches, das auch verdünnt HIV-positiv getestet wird. Höchstwahrscheinlich würde ersteres auch „negativ" im Westernblot getestet. Leider hatte ich keine Gelegenheit, das zu überprüfen.

Diese Tabelle auf der folgenden Seite zeigt, wie Blut, 400-fach verdünnt, stets positiv getestet wird, wenn man es für den ELISA nicht verdünnt..

ELISA-Test / Verdünnungsfaktor des Blutes jeweils einer Person

(a) Resultate bei 1:400		(b) Resultate bei 1:1	
9112324b G5 0.076	—	9112324b G5 0.262	reactiv
9112325b H1 0.081	—	9112325b H1 0.259	reactiv
9112326b H2 0.071	—	9112326b H2 0.329	reactiv
9112327b H3 0.060	—	9112327b H3 0.401	reactiv
9112328b H4 0.073	—	9112328b H4 0.345	reactiv
9112329b H5 0.062	—	9112329b H5 0.343	reactiv
9112330b J1 0.060	—	9112330b J1 0.234	reactiv
9112331b J2 0.077	—	9112331b J2 0.306	reactiv
9112332b J3 0.067	—	9112332b J3 0.248	reactiv
9112333b J4 0.086	—	9112333b J4 0.222	reactiv

Spalte (a) zeigt 10 Blutproben die bei 1:400 negativ reagieren, Spalte (b) zeigt das Blut des gleichen Patienten ohne Verdünnung.

Auch der Westernblot-Test arbeitet mit unüblich stark verdünntem Blut, im Vergleich mit dem ELISA allerdings wird hier bei einem Verhältnis von 1:50 nicht ganz so stark verdünnt.[2] Leider hatte ich keine Gelegenheit, den Westernblot unverdünnt anzuwenden.

C. Diskussion

Folgende drei Ansätze sind in der Lage zu erklären, warum unverdünntes Blut stets positiv bei einem ELISA reagiert:

Jeder Mensch hat HIV-Antikörper

Weltweit ist akzeptiert, daß der ELISA auf Antikörper reagiert, die sich gegen etwas richten, was als HIV bekannt ist.[3,4,5,6] Auch Abbott, Hersteller des folgenden ELISA-Testkits, kommt zu der Feststellung, daß der Abbott HIV-AB / HIV-1 EIA-Test ein qualitatives Nachweisverfahren zur Feststellung von Antikörpern gegen HIV 1 in Blut und Blutplasma ist.[1]

Da bei meinen Versuchen aber alle Blutproben positiv reagierten, wenn man den Elisa unverdünnt anwendete, so kann These 1 nur lauten:

Jeder Mensch hat HIV-Antikörper und hätte somit auch Kontakt mit HIV haben müssen.

Das würde allerdings bedeuten, daß jeder von uns mit dem Virus infiziert wäre, das für die Ursache von AIDS gehalten wird. Menschen, deren Blut auch bei einer 400-fachen Verdünnung positiv reagiert, hätten eine stärkere Antikörperreaktion auf HIV als Menschen, deren Blut nur unverdünnt im ELISA reagiert.

Jeder Mensch befindet sich in unterschiedlichen Stadien einer HIV-Infektion

Weltweit wird geglaubt, das ein Mensch, der Antikörper gegen HIV hat, mit HIV infiziert ist.[3,4,5,6] Daher würden all die positiven Reaktionen der unverdünnten Blutproben bedeuten, daß jeder Mensch, zumindest aber jeder, dessen Blut ich getestet habe, mich selbst eingeschlossen, mit dem „tödlichen" HIV infiziert wäre.

Diejenigen, die positiv bei 400-facher Verdünnung waren, hätten einfach einen höheren Level der „tödlichen" Infektion, als jene, deren Blut nur unverdünnt positiv reagierte.

Die Tests sind nicht spezifisch auf HIV

Die hier präsentierten Ergebnisse könnten allerdings auch bedeuten, daß die Tests, die zum Nachweis von HIV-Antikörpern benutzt werden, nicht spezifisch auf HIV reagieren, wie schon mehrfach beschrieben wurde[7,8,9,10,11,12,13,14]. In diesem Fall müßte es andere Gründe haben, vergangene oder aktuelle, die erklären können, warum jemand auf einen HIV-Antikörpertest positiv reagiert. Schließlich reagiert der Test ja auch positiv, wenn keine HIV-Infektion vorliegt.[7,8,9,10,11,12,13,14]

Die Wissenschaftsliteratur hat mittlerweile 70 unterschiedliche Gründe für ein positiven HIV-Antikörpertest gefunden, die nichts mit HIV zu tun haben.[7,10,11,14,15]. All diese Gründe haben eins gemeinsam: Es lag eine Vorgeschichte von Stimulationen mit mehrfachen Antigenen vor.[15,16]

Auch die Firma Abbott ist sich des Spezifitätsproblems mit dem ELISA bewußt. Deshalb schreibt sie: „Ein EIA-Test allein kann nicht zur Diagnose von AIDS benutzt werden, auch wenn die Untersuchung der reaktiven Blutprobe mit hoher Wahrscheinlichkeit HIV-1-Antikörper festgestellt hat. (...) Auch wenn es für die Verwendung des EIA im Gesundheitswesen aufschlußreich wäre, den Grad des Risikos einer HIV-Infektion auf Seiten des Patienten einerseits und das Ausmaß der Reaktivität seines Blutes andererseits bei der Testauswertung zu interpretieren, so sind solche Korrelationen nur unvollkommen. Deshalb ist es zumeist angemessen, reaktives Blut mehrfach mit anderen, spezifischeren oder ergänzenden Tests zu untersuchen."[1]

Interessanterweise gibt es Länder wie Groß-Britannien, wo eine Diagnose des

HIV-Status allein durch einen ELISA-Test gemacht wird. Kein Westernblot oder ein sonstiger Test wird für eine solche Diagnose hinzugezogen.

(Im weiteren Verlauf seines Textes gibt Giraldo Fakten wieder, die entweder im Turner-Interview oder in meinem eigenen Text zu finden waren. Diese habe ich herausgekürzt. Dr. Giraldo bedankt sich am Ende seines Artikels bei Albert Padovani, der ihm im medizinischen Labor Yorktown seine Experimente ermöglichte und bei Tom Di Ferdinando für die Mitarbeit beim Verfassen des Artikels.)

Referenzen:

1 ABBOT LABORATORIES. Human Immunodeficiency Virus Type 1. FUVAB FffVI EIA. Abbott Laboratories, 66-8805/R5, january 1997:5.

2 EPITOPE ORGANON TEKNIKA. Human Immunodeficiency Virus Type 1 (fuV-1). I-UV-1 Western Blott Kit. PN201-3039 revision number 6.

3 FEINBERG MA & VOLBERDING PA. Testing for Human Immunodeficiency Virus. In: COHEN PT, SANDE MA and VOLBERDING PA. The AIDS Knowledge Base. Boston: Little, Brown and Company, 1994: section 2.

4 PINS MR. TERUYA and STOWELL CP. Human Immunodeficiency Virus Testing and Case Definition: Pragmatic and Technical Issues. In: COTTON D and WATTS DH. The Medical Management of AIDS in Women. New York. John Wiley & Sons, 1997: 163-176.

5 METCALF JA, DAVEY RT and LANE HC. Acquired Immunodeficiency Syndrome: Serologic and Virologic Tests. In DEVITA VT, CURRAN J, HELLMAN S, et al. AIDS: Etiology, Diagnosis, Treatment and Prevention. 4th Edition. Philadelphia: Lippincott-Raven, 1997: 177-196.

6 WEISS SH. Laboratory Detection of Human Retroviral Infections. In: WORMSER GP. AIDS and Other Manifestations of FUV Infection. New York: Lippincott-Raven, 1998:175-200.

7 PAPADOPULOS-ELEOPULOS, E., TURNER V. & PAPADIMITROU JM. Is a Positive Western Blott Proof of HIV Infection?. Bio/Technology 1993; 11:696-707.

8 PAPADOPULOS-ELEOPULOS, E., TURNER, V., PAPADIMITROU JM. & CAUSER D. HIV Antibodies: Further Questions and a Plea for Clarification. Curr Med Res Opin 1997; 13:627-634.

9 Contemporary Science. How a Virus that Never Was Deceived the World. London: Fourth Estate, 1996:232-262.

10 JOHNSON C. Factors Known to Cause False-Positive HIV Antibody Test

Results; Zenger's, San Diego, California, september 1996a:8-9.

11 JOHNSON C. Whose Anitbodies Are There Anyway?. Continuum (London). September/october 1996b; 4(3):4-5.

12 TURNER VF. Do Antibody Tests Prove HIV Infection?. Interview by Huw Christie Editor of Continuum. Continuum (London) Winter 1997/1998; 5(2):10-19.

13 SHENTON J. Positively False: Wrong Tests and Long-Term Survivors. In: Positively False: Exposing the Myths around HIV and AIDS. London: I.B. Tauris, 1998: 238-239.

14 GIRALDO RA. Milking the Market. Will Mothers Dish Out the W.H.O. Formula?. Continuum (London) 1998; 5(4):8-10.

15 PAPADOPULOS-ELEOPULOS E. Reappraisal of AIDS – Is the Oxidation Induced by the Risk Factors the Primary Cause?. Medical Hyphotesis 1988; 25:151-162.

16 GIRALDO RA. AIDS ans Stressors U: A Proposal for the Pathogenesis of AIDS. In: AIDS and Stressors. Medellín, Colombia: Impresos Begón, 1997: 57-96.

17 PAPADOPULOS-ELEOPULOS, E., TURNER, V., PAPADIMITROU JM. & CAUSER D. The Isolation of HIV: Has it Really Been Achieved?. The Case Against. Continuum (London) 1996; 4(3):S1-S24.

18 LANKA S. No Viral Identification: No Cloning as Proof of Isolation. Continuum (London) 1997; 4(5):31-33.

19 DE HARVEN E. Remarks on Methods for Retroviral Isolation. Continuum (London) 1998; 5(3):20-21.

20 WING MG. The Molecular Basis for a Polyspecific Antibody. Clin Exp Immunol 1995; 99:313-315.

21 SNYDER HW and FLEISSNER E. Specificity of Human Antibodies to Oncovirus Glycoproteins: Recognition of Antigen by Natural Antibodies Directed Against Carbohydrate Structures. Proc Nat Acad Sci USA 1980; 77:1622-1626.

22 BARBACID K., BOLOGNESI D. & AARONSON SA. Humans Have Antibodies Capable of Recognizing Oncoviral Glycoproteins: Demonstration that These Antibodies are Formed in Response to Cellular Modification of Glycoproteins Rather than as Consequence of Exposure to Virus. Proc Nat Acad Sci USA 1980; 77:1627-1621.

6. Die Theorie des „Viral Load"

Ich möchte hier nicht auf die technischen Details von PCR und „Viral Load" eingehen, das wäre zu umfangreich. Die PCR ist sehr kompliziert und recht schwierig zu erklären. Sie zu verstehen, bedarf mehr als nur Grundkenntnisse der Molekulargenetik. Ausführliche Texte hierzu finden sich auf meiner Internet-Seite. Mit der PCR wird die Zahl der angeblich im Blut befindlichen „HI-Viren" gemessen.

In aller Kürze erklärt, ist die PCR ein Verfahren, welches Teile von Erbsubstanz vermehrt und nachher kann man dann nachzählen, wieviel Erbstubstanz jetzt da ist und darauf schließen, wieviel Erbsubstanz ursprünglich da war.

Bei der Viral Load-Messung werden allerdings nur Teile des angeblichen „HIV" vermehrt[60], das angeblich im Blut von Patienten gefunden wird, das man aber dort mit anderen Methoden nicht findet, nicht nachweisen kann. Kleinste Verunreinigungen machen das Ergebnis der PCR unbrauchbar. Existente Viren kann man viel einfacher, billiger und leichter zahlenmäßig bestimmen. Aber bei „HIV" ist ja alles anders, alle Nachweise sind indirekter Natur. Und natürlich ist die PCR, genau wie ELISA-und Westernblot-Test („HIV-Antikörpertests") nicht durch einen Gold-Standard geeicht. Falsch-positive Resultate sind schon mehrfach beobachtet worden.[62]

Kary Mullis, Erfinder der PCR, erhielt 1993 den Nobelpreis für seine Milliarden-Dollar-Erfindung, die für jedes Genetik-Labor unverzichtbar geworden ist. Ironischerweise hält Mullis selbst seine PCR (polymerase chain reaction) für untauglich, die Menge der im Blut befindlichen HI-Viren zu messen[61] und läßt keine Gelegenheit aus, dies auch öffentlich zu sagen. Seine Nobelpreisrede, wo er dies explizit sagte, wurde übrigens als einzige in der Geschichte des Preises nicht ungekürzt veröffentlicht.

Für Mullis besteht das Problem darin, daß die PCR zu gründlich sei. Sie vermehre jede DNA in der Probe, ob sie nun vom „HIV" herrühre oder von einer Verunreinigung. Wie will man dann wissen, wieviel des vervielfältigten Materials vom „HIV" stammt und wieviel von Verunreinigungen, wenn man ohne die PCR kein „HIV" in der Probe entdeckte?

Viruskultivierung (Viren werden auf lebende Zellkultur gegeben und vermehren sich ohne weitere „Zutaten") war vorgeschrieben für Nachweis und „Züchtung" aller anderen Viren, aber nicht von „HIV". Warum nicht? Wenn eine bedeutende Menge „HIV" zugegen wäre, müßten die bewährten Labortechniken sie aufspüren können. Sie können es aber nicht. Schließlich haben wir es im Falle „HIV" mit einem virtuellen Virus zu tun und das kann man halt nicht direkt nachweisen.

Laut der offiziellen HIV-Hypothese enthält das HI-Virus, wie andere vermeintliche Retroviren auch, RNA aber keine DNA. Wenn gesagt wird, HIV infiziere eine Zelle, dann meint man, das Reverse Transkriptase-Enzym transformiere die virale RNA in komplementäre DNA, die dann in die DNA der Wirtszelle eingebaut wird. Wenn nun die PCR eingesetzt wird, um humanes Gewebe auf die Anwesenheit von HIV zu untersuchen, so sucht sie nach einem recht kurzen Segment aus dem ganzen zellulären RNA-Strang. Dieses kurze Segment repräsentiert dem HIV zugeschriebenes genetisches Material, das der Theorie nach in HIV-DNA umgeschrieben und dann „revers" in die Zell-DNA eingebaut wird.

Viral Load-Studien versuchen, zellfreies HIV aufzuspüren. Doch selbst dabei sucht die PCR nur nach einem Teil des ganzen RNA-Stranges, nicht der vollständigen HIV-RNA. Abgesehen davon ist kein HIV-Prototyp genetisch klassifiziert, virologisch nachgewiesen. Nach vermuteten Partikelchen zu suchen, Teile davon auf dubiose Weise zu vermehren, um dann Menschen, die durch unspezifische Antikörpertests als „HIV+" stigmatisiert wurden, eine angebliche Menge tödlicher Viren pro ml ihres Blutes mitzuteilen, ist Körperverletzung. Eigentlich wären diese Absurditäten in ihrer Summe schon witzig, würden nicht Tag für Tag Menschen durch ihre "Viruslast" in Todesangst versetzt und aufgrund der HIV-PCR mit toxischen Medikamenten behandelt.

Mal ganz nebenbei: Eine französische Studie stellte fest, daß bei der Bestimmung von „HIV-Positivität" PCR und die Antikörpertests eine Übereinstimmung von nur 40 Prozent hatten!!! Zwei als „zuverlässig" anerkannte Verfahren haben, wenn sie versuchen, das gleiche nachzuweisen, nämlich die Anwesenheit von „HIV" in einem Menschen, ein übereinstimmendes Ergebnis in weniger als der Hälfte der Fälle! Was sind solche „Diagnostika" wert, wenn nur 40 Prozent der Patienten, mit denen man beide Tests macht, bei beiden Verfahren auch das gleiche Testergebnis bekommen???

Die Frankfurter Ärztin Juliane Sacher machte Anfang 1999 die Probe aufs Exempel. Sie wollte wissen, ob der Viral Load auch aus negativem Blut bestimmt werden kann. Nachdem sich ein Labor geweigert hatte, den „Viral Load" von „HIV-negativem" Blut zu bestimmen, entnahm sie sich eigenes Blut, etikettierte die Probe mit dem Namen eines ihrer positiven Patienten. Resultat: Es wurden 1800 Viruskopien pro ml Blut gemessen. Der betreffende Patient war natürlich eingeweiht, die Aktion geschah mit seiner ausdrücklichen Billigung. Er ist mir namentlich bekannt, versicherte mir die Richtigkeit der hier wiedergegebenen Daten.

Das Labor erklärte ihr damals am Telefon, das sei nicht besonders hoch und auch nicht besorgniserregend. Es könne schon mal Fehler in dieser Höhe geben. Für Juliane Sacher hat diese Erklärung einen faden Beigeschmack: „In den Kliniken kämpfen die Patienten bei der Reduzierung ihrer Viruslast um Dutzende oder Hunderte weniger HI-Viren pro Milliliter Blut. Wie paßt das zusammen, wenn 1800 weder hoch noch besorgniserregend sind?" Schließlich würden die Dosen der Kombitherapie erhöht, wenn das Virus nicht unter die Nachweisbarkeitsgrenze gedrückt werden könnte.

Bei einem anderen Labor fragte Frau Sacher vor dem Experiment an, ob man ihr Blut dort auch mal auf die Viruslast hin überprüfen lassen könnte. Begründung der Ablehnung: HIV-negatives Blut einer Viruslastmessung zu unterziehen, sei nicht zulässig. Juliane Sacher: „Wie kann es überhaupt sein, daß bei einem negativen Antikörpertest, in Abwesenheit von HIV also, überhaupt Viren gezählt werden können?"

Kary Mullis erhielt für die PCR 1993 den Nobelpreis für Chemie. Die PCR wird nicht nur zur Viruslastbestimmung, sondern auch zur Ermittlung des sogenannten genetischen Fingerabdrucks benutzt. Wissenschaftler Mullis zum Einsatz seiner Erfindung bei HI-Viren: „Meine PCR ist völlig untauglich, die Menge der Viren im Blut zu messen." Mullis schaltete sich sogar in ein Gerichtsverfahren ein. Das Kind einer HIV-positiven Mutter sollte zwangsgetestet werden. Dazu schrieb Mullis: „Es ist traurig, wenn aufgrund meines Verfahrens ein Kind mit gefährlichen Medikamenten behandelt werden sollte." 1996 schrieb der Nobelpreisträger, daß er es nicht verstehe, wie Ärzte ein giftiges Medikament wie AZT verschreiben könnten, nur weil ein Mensch Antikörper gegen HIV im Blut habe. Das Gericht entschied damals, daß sich das Kind einem Test zu unterziehen habe.

Mehr Erfolg in einem ähnlichen Fall hatte Mullis Freund David Rasnick. Er ist Chemiker und intervenierte. Eine positiv getestete Mutter aus dem US-Bundesstaat Maine wollte zusammen mit ihrem positiv getesteten kleinen Sohn die Cocktails absetzen. Eineinhalb Jahre zuvor war ihre Tochter gestorben, die die Cocktails ebenfalls genommen hatte. Der Arzt, bei dem ihr damals vierjähriger, gesunder Nikolas in Behandlung war, meldete dies den Behörden, die der Mutter daraufhin das Sorgerecht entziehen wollten. Rasnick trat damals als Sachverständiger vor Gericht zum Thema AZT auf. Das Gericht entschied, daß der Arzt nicht ausreichend bewiesen habe, was der Nutzen der Therapie wäre. Es gäbe keine Beweise, daß das Kind ohne die Medikamente krank würde.

Der nun folgende Artikel von Dr. David Rasnick ist eine fundierte Kritik an der VIRAL LOAD-Hypothese und zeigt das nervöse Verhalten der Erfinder dieser Hypothese, wenn man kritische Fragen stellt.

Immer wenn man die Meinung der Mehrheit teilt, ist es Zeit, sich zu besinnen.

Mark Twain

7. „Nicht-infektiöses HIV ist pathogen"

Dr. David Ho und Kollegen drücken sich vor Fragen, fliehen vor genauer Prüfung und machen absurde Behauptungen

von David Rasnick

(aus „Continuum" Vol. 4, No. 6, S. 20-23)

übersetzt von B. Haußer, Pf. 62, D-71717 Beilstein

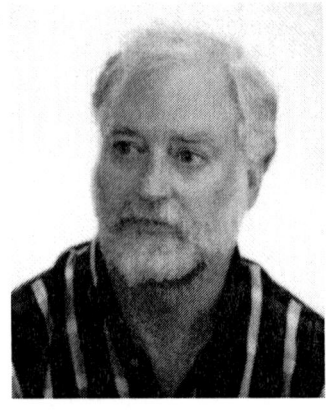

David Rasnick ist zur Zeit Gast-Wissenschaftler am Department für Molekular- und Zell-Biologie der U.C. Berkeley. Er promovierte 1978 am Georgia Institut für Technologie durch Arbeiten zur Struktur und zur Synthese von Protease Inhibitoren. 1996 war er Teamleiter in Cystein-Protease-Inhibitor-Forschung für Arris, San Francisco; von 1993-1995 Chef der Chemieabteilung bei Khepri Pharmaceuticals, San Francisco, wo er die Forschung an Protease-Inhibitoren für Therapiemöglichkeiten leitete. Seine sonstige Arbeit seit 1978 hat ihn zu einem führenden Protease-Inhibitor-Forscher gemacht. Er ist Autor und Co-Autor von 21 veröffentlichten wissenschaftlichen Arbeiten. Die Existenz von HIV wird von ihm nicht in Frage gestellt.

Ich bin soeben von meiner ersten AIDS-Konferenz heimgekommen, der „Gordon Conference" über die Chemotherapie bei AIDS, veranstaltet vom 9.-4. März 1997 in Ventura, California, USA. Ich ging dort hin, um eine (wissenschaftliche) Arbeit als Poster vorzustellen, die eine der grundlegenden Auffassungen des gängigen HIV-AIDS-Modelles widerlegte. Diese Arbeit war gerade in einer Wissenschaftszeitschrift publiziert worden, und ich wollte sie nun gegen die Kritik meiner Fachkollegen verteidigen.

Ich wußte, daß auch David Ho und seine Mitarbeiter Arbeiten darbieten würden, die das HIV-Modell zur Geltung bringen. Ich war fest entschlossen, ihre Ideen einer wissenschaftlichen Prüfung im offenen Gegenüber zu unterziehen.

Gordon-Konferenzen gehören zu den prestigeträchtigsten Wissenschaftstreffen. Anders als bei fast allen anderen Konferenzen, die eine möglichst hohe Zahl bezahlender Teilnehmer wünschen, sind die Gordon-Konferenzen gewöhnlich auf 100 Teilnehmer begrenzt, die alle den Zutritt beantragen müssen. Das macht sie zu seriösen und produktiven Ereignissen. Alle Teilnehmer bekommen die Möglichkeit, jeder Darbietung beizuwohnen und jedem Vortragenden gegenüberzutreten und ihm Fragen zu stellen, entweder während formeller Frage- und Antwortzeiten, oder informell in den Pausen.

Während meiner 20-jährigen Karriere als Arzneimittel-Forscher habe ich etwa neun Gordon-Konferenzen beigewohnt und dort Arbeiten präsentiert. Gewöhnlich hatten diese Konferenzen mit meinem Spezialgebiet Proteasen und Mitteln, die sie hemmen, zu tun.

Ho bezaubert Kritiker

Von den 100 Teilnehmern waren 90 Prozent Amerikaner und 43 Prozent waren Angestellte von Pharma-Unternehmen. Ich bemerkte etwas, das mir neu war auf einer Gordon-Konferenz: einen nichtwissenschaftlichen Teilnehmer, genauer: einen Vertreter von „Projekt Information", einer politischen Gruppe, die sich der Werbung für die HIV-Hypothese widmet.

Das sechstägige Treffen begann an einem Sonntag. Den Eröffnungsvortrag hielt David Ho, Direktor des Aaron-Diamond AIDS-Zentrums von der medizinischen Fakultät der NYU und der „Mann des Jahres 1996" der Zeitschrift TIME. Der Titel seiner Rede lautete „Chemotherapie und Pathogenese". Überraschenderweise war ich nicht der einzige Kritiker unter den Zuhörern. Jemand aus der ersten Reihe focht Hos Kriterien für das Feststellen von infektiösen Viren an. Er bestritt auch die mathematische Basis von Hos Modell einer „virologischen Schlacht" (mayhem), dem Paradigma, auf das Ho die „Anti-HIV"-Therapie gründen will.

Die Besonderheiten dieser Einwände wurden leider nicht geklärt, weil Ho den Fragen mit der Geschicklichkeit eines erfahrenen Bürokraten auswich und dabei die ganze Diskussionszeit aufbrauchte.

Eine weitere Überraschung war ein augenscheinliches Fehlen von Ho-Anhängern in der Zuhörerschaft. In den folgenden Pausen fand ich einige andere, die offen die Richtigkeit (Stichhaltigkeit) des „Viral Load"-Tests und Hos Modell von der HIV/T4-Zell-Dynamik (Kräftespiel) verwarfen. Ho kann ohne weiteres der nächste Anthony Fauci werden, der als Direktor des Instituts für Allergien und Infektionskrankheiten des NIH (National Institute of Health) der herrschende König der HIV-Wissenschaft von Seiten der Regierung ist. Ho ist viel bezaubernder (charmanter) als Fauci und dazu mit einigen Lagen Teflon überzogen. Leider verließ Ho die Konferenz am frühen Dienstagmorgen, so daß ich nie mit ihm ins Gespräch kam. Es gelang mir aber, einen seiner Mitarbeiter auf die Richtigkeit des Viral Load-Tests anzusprechen.

Die Cocktails helfen den Patienten nicht

Martin Markowitz, Mitautor von einigen der berühmtesten Arbeiten Ho's einschießlich des Artikels in Nature von 1995, der das Modell von der virologischen Schlacht einführte und die Viral Load-Test popularisierte, blieb noch während der Programme vom Mittwoch und es gelang mir, ihn ein paarmal anzusprechen. Das erste Mal geschah während der Fragezeit nach seiner Vorlesung über die frühzeitige Behandlung der HIV-Infektion. Er und Ho hatten eine Gruppe von 20 Patienten für beinahe ein Jahr mit Cocktails von Protease-Inhibitoren und AZT behandelt. Die Studie läuft noch, und es wurden keine Ergebnisse veröffentlicht, daher sprach Markowitz über vorläufige Daten. Laut seinem Bericht hatten die meisten dieser Patienten schon AIDS-Symptome bei Beginn der experimentellen Therapie einschließlich von fünf, die schon Krankenhausaufenthalte hinter sich hatten, während einige andere noch symptomlos waren. Nach Beginn der Therapie sei bei allen Teilnehmern die Viruslast unter die Nachweisgrenze gefallen und da geblieben, berichtete Markowitz. Das betrachtete er als Zeichen dafür, daß die Therapie gut sei. Hat aber die Eliminierung der Viruslast die Patienten gesünder gemacht? Markowitz sagte darüber nichts in seinem Vortrag. Gewiß hätte er, wenn es den Patienten besser gegangen wäre, als ihre Viruslast sank, damit geprahlt. Doch über diesen Aspekt fiel kein Wort, bis ich ihn in der Fragezeit anschnitt.

„Wie geht es den Patienten?" fragte ich. „Einige sind gesund genug, daß sie arbeiten können", sagte er glücklich. Er implizierte dabei: Ohne die Kombitherapie wären diese Patienten nicht gesund genug, um arbeiten zu können. Aber ich hatte den Verdacht, daß das nicht stimmte.

Das Lächeln von Markowitz verzog sich, als ich fragte: „Als ihre Viruslast während der 11 Monate Behandlung unter der Nachweisgrenze war, ging es da Ihren Patienten besser, blieb es gleich, oder ging es ihnen schlechter?" Er antwortete nicht. Er sagte kein Wort. Es war ein peinlicher Augenblick für die Zuhörer.

Ich unterbrach die unbequeme Stille durch Wiederholung meiner Frage: Ihren Patienten müßte es besser gehen, richtig? Immer noch war Markowitz sprachlos. Entweder wußte er nicht, wie es seinen Patienten im Lauf der Therapie erging (was sehr unwahrscheinlich ist) oder es ging ihnen nicht gut, obwohl ihre HIV-Viruslast unter der Nachweisgrenze war. Während dieser aufschlußreichen Stille wurde die Vorlesung durch die Ankündigung der Kaffeepause beendet. Ich ging hinaus mit der Antwort auf eine meiner Fragen: die Presseberichte von Wundern, die der Kombitherapie den berühmten „Lazarus-Effekt" zuschrieben, tauchten in wissenschaftlichen Studien nicht auf!

Kein lebensfähiges resistentes Virus

Die Nachmittage von Dienstag und Mittwoch waren für Besprechungen der Poster reserviert. Da meine Arbeit über die Kinetik der HIV-Protease einen entscheidenden Aspekt des gängigen Dogmas unterminierte, war ich mir nicht sicher, wie mein Poster aufgenommen würde.

Die Arbeit mit dem Titel „Kinetics Analysis of Consecutive HIV Proteolytic Cleavages of the gag-pol Polyprotein" („Kinetische Analyse von aufeinanderfolgenden HIV-proteolytischen Aufspaltungen (Zerschneidungen) des gagpol Polyproteins") widmete sich der populären Vorstellung, daß wenn die antivirale Therapie versagt, es daher rühre, daß das HIV in resistente Formen mutiert habe (Rasnick, 7. März 1997, Journal of Biological Chemistry) und da besonders der Vermutung, wenn die Therapie mit Protease-Inhibitoren versagt, daß das dann dem Auftreten von HIV-Linien zuzuschreiben sei, die von mutierenden, Inhibitor-resistenten Proteasen charakterisiert sind.

Diese Annahme steht im Zentrum des HIV-Modells. Protease-Inhibitoren führen, besonders wenn sie mit AZT zu einem Cocktail kombiniert sind, oft zum Verschwinden der HIV-"Viral Load" (Viruslast). Wenn die Viruslast-Zahlen wieder ansteigen oder wenn sich AIDS-Symptome manifestieren, wird vermutet, daß neu mutierte HIV-Linien aufgetaucht sind mit Proteasen, die gegen die Inhibitoren resistent sind.

Aber meine Überlegungen zeigen, daß diese theoretischen mutierenden Proteasen nicht Teil eines voll funktionsfähigen HIV sein können (oder: daß es diese Proteasen bei einem voll funktionsfähigen HIV nicht geben kann). Um ein voll funktionsfähiges HIV hervorzubringen, muß die Protease ein HIV-Superprotein (Vorläuferprotein) an acht verschiedenen Stellen zerschneiden. Inhibitoren wirken durch Blockieren der Schneidekante der Protease, sie hindern sie so daran, das HIV-Superprotein in neun funktionierende Teile zu zerschneiden. Eine Protease, die einen Inhibitor nicht an ihre aktive Kante andokken läßt, die also gegen die Wirkung dieser Droge resistent ist, wäre auch nicht fähig, das HIV-Superprotein mit seiner aktiven Kante anzupacken. Daß die Protease unter solchen Umständen acht erfolgreiche Schnitte machen muß, macht es nachweislich unmöglich, daß eine resistente Form funktionsfähiges Virus erzeugen könnte. Ich erwähnte besonders, daß es in der Literatur kein einziges Beispiel gibt von einem Menschen, der mit lebensfähigem, infektiösem HIV infiziert wäre, das eine Inhibitor-resistent-mutierte Protease hätte. Alle bisher beschriebenen Inhibitor-resistenten Mutanten hatte man von der proviralen DNA von nicht-infektiösem Virus erhalten. Man habe also keinen Grund zur Annahme, daß „Arzneimittel-)Resistenz" die Fälle erklären könne, wo Protease-Inhibitoren versagten, AIDS zurückzuführen oder die HIV-„Viral Load" zu eliminieren.

Der zweite Hauptpunkt meiner Kinetik-Analyse besagte: Da der Viral Load-Test bestenfalls 99,8 Prozent nicht-infektiöse Viruspartikel erfaßte, sollte er durch einen Assay (eine Untersuchung) ersetzt werden, der den Bestand an infektiösen HIV-Partikeln im Blutplasma messen kann. Ich war mir sicher, daß dieser Vorschlag von einem Chor der Mißbilligung begrüßt würde. Doch überraschenderweise geschah das nicht. Keiner bestritt etwas von dem, was ich vorbrachte. Einige Leute, unter ihnen John Erickson, ein HIV-Protease-Experte vom National Cancer Institute, stimmte offen meiner Analyse und meinen Schlußfolgerungen zu.

Jagd auf Markowitz

Erickson verließ mein Poster und ging direkt zu Markowitz hinüber, der sich am andern Ende des Saales befand. Ich dachte mir, daß er jetzt mit Markowitz über die Punkte meines Posters diskutieren wollte und ich gesellte mich zu ihnen. Tatsächlich war mein Poster ihr Thema. Markowitz grüßte mich mit einem Lächeln. Vielleicht hatte er mich noch nicht wiedererkannt als den Frager aus seiner Vorlesung. Ich begann ihn zu fragen über den Infektivitäts-Assay (Infektiositätsprüfung), der in dem Artikel vom März 1996 angeführt wurde, den er zusammen mit Ho verfaßt hatte (Science 271, S. 1582). Ich hatte dieses Schriftstück in meiner Hand. Das Papier handelte von der Verabreichung einer Kombinations-(Cocktail-)Therapie an fünf Patienten. Vor dieser Behandlung hatten die Patienten HIV „Viral Loads" (Virusmengen) zwischen 12 000 und 643 000 (pro ml Plasma). Nach Therapiebeginn ging die Viruslast zurück auf Null (unter Nachweisgrenze) und blieb auf Null während der Studiendauer.

Ich wünschte Auskunft über den Patienten Nr. 105, den, der mit der höchsten Viruslast begann, 643 000. Er war der einzige Patient, bei dem „tissue culture infectious doses" (TCID, ~ Gewebekultur infizierende Mengen) gemessen wurden. Vor der Therapie, als seine Viruslast 643 000 war, hatte er angeblich 1000 infektiöse „Einheiten" („doses") von HIV (auf 1ml Plasma). Zwei Tage nach Therapiebeginn fielen seine infektiösen „Einheiten" auf Null, seine Viruslast fiel aber nicht unter 500 000. Ich wünschte das Verhältnis zu erfahren zwischen der „Viral Load"-Zahl und der „infektiöse Einheiten"-Zahl. So begann ich zu fragen: Entspricht eine „infektiöse Einheit" einem infektiösen HIV?

„Ja", sagte Markowitz, „eine infektiöse Einheit ist gleich ein infektiöses Virus."

„Wie stellten Sie fest, ob ein HIV (eine „Einheit") infektiös ist? Indem Sie nach dem p24-Protein schauen?"

„Ja", antwortete Markowitz, „die Wahrnehmung von p24 wurde als Zeichen eines voll funktionsfähigen Virus angesehen." „Nun", entgegnete ich, „p24 reicht nicht aus." Ich rechnete damit, daß unsere wissenschaftliche Unterhaltung mit dieser Erklärung in voraussagbare Bahnen gelenkt würde. Er würde mich fragen, warum p24 „nicht gut genug" sei. Ich würde erklären, wie ich es in meiner Arbeit dokumentiert habe, daß viele Forscher, unter ihnen auch John Erickson, gezeigt haben, daß p24 kein zuverlässiger Anzeiger von infektiösem Virus ist. Ich war darauf vorbereitet, diese Behauptung mit Referenzen zu verteidigen. Aber Markowitz biß nicht an.

Wie nach seiner Vorlesung, als ich ihn nach der Gesundheit seiner Patienten fragte, sagte Markowitz einfach nichts. Ich kam nun auf die Frage des Mißverhältnisses zwischen den Zahlen der Viruslast und der „infektiösen Einheit". Wenn „infektiöse Einheiten" infektiösen HIV-Partikeln entsprachen, dann müßte der Unterschied zwischen den „infektiösen Einheiten" des Patienten Nr. 105 und seiner Viruslast nicht-infektiöse HIV-Partikel darstellen.

Ich zeigte Markowitz die Grafik, die er mit Ho für Patient 105 veröffentlicht hatte. Im einen Fall entsprach eine Viruslast von 643 000 Kopien 1000 infektiösen HIV-Partikeln und im andern Fall entsprachen eine Viruslast von über 500 000 null infektiösen HIV-Partikeln. Markowitz stimmte meiner Interpretation der Daten zu.

So fragte ich ihn: „Was ist die Bedeutung der hunderttausende von nichtinfektiösen Viruspartikeln pro ml, die Sie im Blutplasma von Patient 105 gefunden haben?" Er runzelte die Stirn und schien nicht zu wissen, was er als nächstes tun sollte. Sein verwirrter Blick und die Stille währten etwa 30 Sekunden. Dann drehte er sich einfach um und ging weg.

Es war das erste Mal, daß mir ein Wissenschaftler davonlief. Typische Wissenschaftler sind wie Bulldoggen. Sie kämpfen für ihren Standpunkt. Aber die HIV-Burschen tun das nicht. Sie laufen. Jetzt bemerkte ich, daß Erickson verschwunden war. Er hatte sich irgendwann während dieses seltsamen Abtauschs mit Markowitz davongemacht und ich habe ihn nicht mehr gesprochen.

Wäre nicht Ericksons HIV-Ergebenheit, könnten er und ich dicke Freunde und Kollegen sein. Er ist sonst ein scharfsinniger Wissenschaftler, der sich mit Enzymen und ihren technischen Einzelheiten sehr gut auskennt. Aber leider gibt er den Virologen und Ärzten nach, wenn es um die HIV-Pathogenese geht und er richtet sich nach den Leuten, die die HIV-Schau dirigieren.

Was Markowitz betrifft, so war ich entschlossen, eine Antwort auf meine Frage zu erhalten. Ich nagelte ihn noch zweimal fest. Bei beiden Gelegenheiten mußte ich ihn buchstäblich am Weglaufen hindern. Jedesmal wiederholte ich meine

Frage über die Bedeutung von all dem nicht-infektiösen HIV. Beide Male rannte er weg, ohne meine Frage zu beantworten. Mitten unter seinem zweiten Rückzug drehte er sich um und rief mir eine bedeutungslose Antwort zu, die jeden Anflug von wissenschaftlichem oder logischem Gehalt entbehrte:

„Vertrauen Sie mir!" Ich schrie ihm nach: „Das hat nichts mit Vertrauen zu tun!" Es war ein absurder Wortwechsel und ich hätte gelacht, ginge es nicht um eine derart traurige Sache.

Zerschlagene Hoffnungen

Wollte ich Antworten auf meine verbleibenden Fragen, dann brauchte ich eine feststehende Zielscheibe. Ich fand sie in der erschütterndsten Sitzung dieser Woche: Der Fachvortrag am Mittwochabend von John Mellors von der Graduate School of Public Health am medizinischen Zentrum der Universität von Pittsburgh. Das Thema: „Chemotherapie der HIV-1-Infektion-Vergangenheit, Gegenwart und Zukunft." Mellors malte ein akkurates Bild von der bedrückenden Geschichte der HIV-Chemotherapie vor der gegenwärtigen Ära der Protease Inhibitoren- und AZT -Cocktail-Kombinationen. Ich nickte immer wieder zustimmend, als er viele schwerwiegende, der traditionellen Therapie eigene Fehler aufzählte, die ein einzelnes Nukleosidanalogon wie AZT einsetzte. Vielleicht ist Mellors ein vernünftiger und unabhängiger Denker von der Sorte, die ich von Gordon Konferenzen gewohnt bin, die nicht mit AIDS zu tun haben.

Meine Hoffnungen zerschlugen sich, als er zu dem kam, was er den größten Fehler der vergangenen 10 Jahre nannte: daß die AIDS-Patienten mit einzelnen anstatt mit mehreren „antiviralen" Arzneien behandelt worden seien.

Damit ging es mir auf: es hatte nichts mit Mut zu tun, daß Mellors die alte Therapie kritisierte. Es gehört in der Tat jetzt zur Mode, daß man die Mononukleosid-Behandlungen als Versager anerkennt, solange man nur an deren Stelle die Kombitherapie propagiert und das hatte Mellors soeben getan. Das Versagen der Monotherapie war aber offenkundig längst bevor Protease Inhibitoren des Wegs kamen.

Ein Viertel Basketballspiel

Mellors Rede bekam ihren erschreckenden Aspekt mit dem Erscheinen eines Dias, das besagte: „Klinische Endpunkte sind tot." In einfachem Deutsch bedeutet das, daß Mellors die Wirksamkeit der Arzneimittel nur mit Surrogat-Markern wie der „Viral Load" (Viruslast) und T4-Zellzählung prüfen will und nicht mit klinischen Symptomen. Er rechtfertigte das, indem er sagte, die kürzlich im Februar beendete Studie ACTG-320 habe den letzten Nagel für den Sarg zukünftiger klinischer Endpunkt-Studien geliefert. ACTG-320 war eine Phase III-klinische Erprobung mit fast 1200 Teilnehmern, von denen rund die Hälfte zwei AZT-artige Wirkstoffe nahmen. Der Rest bekam einen Cocktail aus den beiden gleichen Nukleosidanaloga plus einen Protease-Inhibitor. Der Versuch wurde vorzeitig abgebrochen aus Gründen, die unklar sind.

Als die Ergebnisse der Doppelblindstudie zugeordnet wurden, ergab sich, daß in der Cocktail-Gruppe nur 8 Patienten verstorben waren gegenüber 18 aus der Gruppe, die den Protease Inhibitor nicht bekam. Sich auf diese Zahlen berufend verkündigen Mellors und die übrigen vom medizinischen Establishment, die Kombitherapie reduziere die Sterblichkeit um 50 Prozent verglichen mit der Behandlung ohne Protease-Inhibitoren.

Mellors betrachtet die Ergebnisse von ACTG-320 als schlüssig auf Grund von zwei Punkten: 1. weil die Cocktail- (Kombi-) Therapie die Sterblichkeit um die Hälfte reduziere und 2. weil dieser Nutzen durch die Viruslast angezeigt werde. Studien zu zukünftigen Therapien brauchten nur auf die Fluktuationen der Viruslast zu achten, so glaubt er. Darauf zu warten, daß Patienten sterben oder daß andere klinische Endpunkte in Erscheinung treten, wäre unethisch und unnötig, da Viruslast-Messungen angeblich voraussagen, wer der Erkrankung AIDS erliegen werde und wer nicht.

Doch der Leiter des Experiments, Scott Hammer vom Beth Israel Diakonissen Medizin-Zentrum in Boston, gab zu, daß ACTG-320 nicht lange genug durchgeführt worden war, so daß Differenzen in den beiden Behandlungsarmen statistische Bedeutung hätten erlangen können (Boston Globe vom 25.2.97). In den über zwei Jahrzehnten, in denen ich meinen Lebensunterhalt als Wissenschaftler verdiene, habe ich es zuvor nie erlebt, daß Wissenschaftler Schlußfolgerungen von solcher Wichtigkeit zogen, die sie dabei auf solche statistisch nichtssagende Daten gründeten.

Der Begriff der statistischen Bedeutsamkeit ist wesentlich für die wissenschaftliche Methodik. Experimentelle Ergebnisse erhalten erst eine Bedeutung, wenn sie sich als statistisch signifikant qualifizieren. Man stelle sich vor, der Gewinner eines Basketballspieles würde nach dem ersten Viertel des Spieles bestimmt, oder der Gewinner der Weltmeisterschaft nach der ersten Spielrunde.

Mellors erwähnte nicht die statistische Signifikanz (Bedeutsamkeit) und ich erhielt keine Chance, in der Diskussionszeit danach zu fragen. So weiß ich nicht, wie er auf diesen Einwand reagieren würde, den ich als vernichtend betrachte. Stattdessen akzeptiert Mellors die ACTG-320 Studie als endgültig und ausreichend zur Rechtfertigung dessen, daß Surrogatmarker als einzige Kriterien dafür herangezogen werden, ob Therapien und Arzneimittel den Patienten wirklich nützen oder nicht. Und er ist da nicht der einzige. Ich befürchte, daß die Stimmung in der AIDS-Medikamenten-Forschung die Ansicht von

Mellors favorisiert. Ich habe auch andere nach dem Ende von klinischen Endpunkten rufen hören, indem sie gewöhnlich diese statistisch unbedeutsamen Ergebnisse von ACTG-320 heranziehen. Das ist besonders erschreckend, wenn ich meine vorigen Wortwechsel mit Markowitz in Erwägung ziehe, der keine Besserung seiner Patienten vorweisen konnte, deren Viruslast doch über längere Zeit auf Null reduziert war und der dem „Viral Load"-Test keine klinische Bedeutung zuweisen konnte. Wenn die Markowitzes und die Mellors in der Welt das Sagen haben, ist die amerikanische Öffentlichkeit in großer Gefahr.

Killerleichen

In der Diskussionszeit zu Mellors Vortrag beschloß ich, auf die Fragen zurückzukommen, die ich von Markowitz beantwortet haben wollte, nämlich über die Bedeutung der „Viral Load". Denn das machte den Kern der Sache aus: Mellors Aufforderung, klinische Endpunkte aufzugeben, war nur so stichhaltig wie die Viruslast-Zahlen, mit denen er sie ersetzen wollte.

Für den Einstieg wollte ich seine Antworten mit denen von Markowitz vergleichen. Daher wiederholte ich meine Frage nach dem Verhältnis von Viruslast zu infektiösen Einheiten. Mellors reagierte mit der Feststellung: „Viral load hat nichts mit Infektiosität zu tun!" Ah-ha! Nun hatte ich einen zweiten HIV-Bonzen, der mir zugab, daß die Viruslast-Zahlen nicht infektiöses HIV anzeigten. Unter der Annahme, daß der „Viral Load"-Test das HIV genau zählte und daß der Test nach den infektiösen Einheiten das infektiöse HIV genau zählte, präsentierte ich meine 99,8 Prozent-Zahl aus der Arbeit von Ho und Markowitz als den Bruchteil des im Blut zirkulierenden nicht-infektiösen HIV. „Dann ist also nicht-infektiöses HIV die Quelle der RNA und der Proteine, einschließlich der Protease, von denen die Genetik und andere Charakteristiken des HIV herrühren." Er stimmte zu. (Wie hätte er es nicht tun sollen?) Nun hatte ich ihn. Da nicht-infektiöse Viren keinerlei klinische Bedeutung haben, konnten auch die von ihnen abgeleiteten Daten keine Bedeutung haben. „Was ist die Bedeutung von dem ganzen nicht-infektiösen HIV?" fragte ich. Ich hatte keine Ahnung, wie er sich aus dieser Ecke winden könnte, aber selbst ich war verblüfft von seiner Antwort: „Die nicht-infektiösen Partikel (HIV) wirken pathogen." Das hier war ein „First" – etwas ganz Neues. Ich glaube nicht, daß irgend jemand jemals zuvor aktenkundig behauptet hat, daß nicht-infektiöse Viren Krankheit verursachen könnten. Ich saß ganz entgeistert (ganz platt) da, als ich bemerkte, daß ein Gemurmel ausgebrochen war. In meinem überraschten Zustand wurde mir klar, daß es nichts weiter mehr zu sagen gab. Inzwischen war die Sitzung als beendet erklärt worden. Die für die Diskussion vorgesehene Zeit hatte ich mit meinem Kreuzverhör aufgebraucht, so daß niemand eine weitere Frage stellen konnte.

Mein Gott, dachte ich. Das ergibt eine unerschöpfliche Quelle von Forschungsmöglichkeiten: Die Pathogenität von nicht-infektiösen Viren! – Wer vertraut ist mit der Antikörper-Reaktion und den Prämissen für Impfungen, der kann die revolutionäre Natur (und die Implausibilität = die Unwahrscheinlichkeit oder das Nicht-einleuch-tendsein) dieser Idee einschätzen. Ich hatte das Gefühl, daß die Zuhörer das taten, gemessen an dem intensiven Gemurmel, das sich auch nach Auflösung der Sitzung noch fortsetzte. Beim Verlassen des Raumes ergriff mich ein indischer Wissenschaftler am Arm und fragte: „Haben Sie das gehört?" Das hatte ich in der Tat: AIDS wurde verursacht von einer tödlichen Armee aus viralen Leichen.

Heilen von Gesunden

Obwohl ich weit und breit suchte, konnte ich nicht ein einziges kontrolliertes Experiment finden, das irgendwo auf der Konferenz diskutiert worden wäre. Es sieht so aus, als wäre das einzige Ding, das in der AIDS-Welt existiert, das HIV. Was immer an Schlechtem einem Antikörper-Positiven begegnet, wird dem HIV zugeschrieben; jede Besserung wird der Therapie angerechnet. Es gab sogar einen Vortragenden, der sich als Verdienst anrechnete, daß er Leute heilte, die sich versehentlich mit HIV-infizierten Nadeln verletzten. Diese Patienten wurden sofort „aggressiv" mit antiviralen Arzneien behandelt und wurden nicht positiv. Der Wissenschaftler behauptete, es sei dieses Vorgehen, das eine Serokonversion verhindert hätte und er betrachtete es als Heilung der Betroffenen. HIV-Exposition durch Nadelstich führt jedoch erfahrungsgemäß nur in einem von 1000 Fällen zur Serokonversion, was er aber nicht erwähnte. Das sagte aber auch sonst niemand, obwohl das anerkannte Tatsache ist und die Anwesenden alles beglaubigte „AIDS-Experten" waren. Er beanspruchte nicht nur Glaubwürdigkeit für die Gültigkeit der statistischen Wahrscheinlichkeit, er beanspruchte auch, gesunde Leute geheilt zu haben ... und niemand stellte ihn deswegen zur Rede. Diese HIV-Anhänger suchen so verzweifelt nach guten Nachrichten, daß sie alles sagen und akzeptieren, was mit dem HIV-Modell übereinstimmt.

Kalte Schulter

Es wurde bald klar, daß gewisse Leute auf dem Treffen mich schon kannten. Sie mieden mich. Andere zeigten jedoch anfangs Interesse, wenn ich meine Einwände vorbrachte. Es war deutlich, daß ihnen diese Probleme nicht neu waren. Sie hatten sie nur nie zuvor diskutiert oder mit jemandem zu tun gehabt, der das tun wollte. Sobald jedoch diese potentiellen Verbündeten die Diskussion mit Leuten wie Markowitz, Wissenschaftlern mit Status und Einfluß, fortsetzten, begannen auch sie mich zu meiden. Ich empfand es als einsame Aufgabe, wie ein Wissenschaftler auf einem AIDS-Kongreß aufzutreten.

Brechen der Regeln

Ich kenne die Regeln der Gordon-Konferenzen und habe mich daran gehalten, seit ich 1980 das erste Mal an einer teilnahm: keine Presse, keine Kamera oder Tonaufnahme. Nichts, was auf einer Gordon-Konferenz besprochen wird, darf gedruckt werden außer von den ursprünglichen Autoren. Man darf sich alles notieren, was man möchte und die Informationen mit jedem gewünschten Kollegen diskutieren. Man darf es aber auf keinen Fall durch etwas Gedrucktes an die Öffentlichkeit bringen. Ich gebe offen zu, daß ich mit meinem Bericht diese Regeln breche. Ich tue es nicht leichtfertig. Gordon-Konferenzen sind meine bevorzugten Treffen. Der HIV/AIDS-Skandal hat mich jedoch genötigt, diesen Schritt zu tun. Die Information darüber, was am gängigen HIV-Dogma falsch ist, wird der Öffentlichkeit fast völlig vorenthalten. Auf der Konferenz war klar geworden, dass die Ergebnisse der klinischen Testung der HIV-Protease-Inhibitoren eine bösartige Karikatur von Wissenschaft waren. Diese Information ist zu wichtig, als daß man sie den Steuerzahlern und den Diagnostizierten/Verbrauchern, die alles bezahlen, vorenthalten dürfte.

Die Regeln mögen unheimlich oder schlecht erscheinen. Das sind sie aber nicht. Sie erlauben es den Wissenschaftlern, vorläufige Ergebnisse zu präsentieren, ohne Furcht haben zu müssen, daß ihnen ein Kollege die Erstmeldung streitig machen würde, oder daß sie für Fehler verantwortlich gemacht würden. Gewöhnlicherweise führen diese Regeln zu ehrlicher wissenschaftlicher Diskussion und Ideenaustausch. Die AIDS-Industrie hat sie jedoch übernommen, um Tatsachen zu verheimlichen, die nicht geheim bleiben dürfen. Ich hoffe, daß ich richtig gehandelt habe. Dafür werde ich vielleicht von zukünftigen Gordon-Konferenzen ausgeschlossen.

TEIL IV:
Die Fehlinterpretation von „AIDS" als Konsequenz prinzipieller Denkfehler der pharmaorientierten Medizin

In den vorangegangenen Teilen des Buches ging es vor allem darum, einzelne Säulen der HIV/AIDS-Hypothese einer kritischen Überprüfung zu unterziehen. In diesem Teil wird es darum gehen, auf prinzipielle Denkfehler der Pharmamedizin aufmerksam zu machen, die Ursachen für diese Denkfehler darzustellen und dann zurückzugehen ins Jahr 1981, als in Los Angeles die ersten „AIDS"-Patienten auftauchten. Der frühe Verdacht der Ärzte, bei diesen Patienten läge eine noch nicht identifizierte Infektionskrankheit vor, hat seine tiefen Ursachen in einem Fehlverständnis von Krankheit als primäres Resultat von außen eindringender Krankheitserreger.

Die Denkmuster offenzulegen, die 1981 zu folgenschwerer Fehldiagnosen führten, werde ich im nun folgenden Kapitel versuchen.

1. Kriegssprache und Medizin, falsche Denkmodelle und chronische Erkrankungen

Zu diesem Kapitel habe ich mich von Christa Muths inspirieren lassen, die einen Artikel über Kriegssprache in der Medizin im Magazin „Espacio Time" (www.treff-raum-espaciotime.com) veröffentlicht hat, den ich hier mit ihrer freundlichen Genehmigung teils paraphrasiere oder wiedergebe, teils ergänze oder zusammenfasse.

Immer mehr Krankheitsdiagnosen werden heutzutage aufgrund von Laborwerten vorgenommen: Der Arzt schickt eine Probe, z.B. Blut oder Urin, an ein Labor, dieses mißt die angeforderten Werte, der Arzt liest ab, was von der Norm abweicht, schaut in seinem Gedächtnis oder in einer Tabelle nach, nimmt daraufhin eine Diagnose vor und greift zum Rezeptblock. Zumeist, ohne sich ausführlich mit der Krankengeschichte beschäftigt zu haben. Nackte Zahlen wie die Werte einer Laboranalyse erlauben scheinbar einen objektiven Blick in den Körper des Patienten und die dort ablaufenden Prozesse, und schnell geht so etwas auch. Und man braucht sich keine stundenlangen Krankengeschichten mit unklaren Symptomen anzuhören, was schlecht bezahlt wird.

Verschrieben werden zumeist chemisch hergestellte Monosubstanzen der Pharmaindustrie. Selbst wenn der Arzt will, kann er alternative oder natürliche Produkte selten auf Kassenkosten verschreiben. Wenn ein Patient keine chemischen Keulen verschrieben haben will, muß der Arzt ein Privatrezept ausstellen. Der Patient muß das Medikament selbst bezahlen, daran hat auch die „grüne" Gesundheitsministerin Fischer bis zu ihrem Rücktritt nichts geändert. Die teuren „AIDS-Cocktails" (Kosten ca. 4000 DM pro Monat) werden von den Kassen getragen, billigere alternative Medikamente, bzw. Padma 28 (ca. 100 DM/Monat), wie sie z.b. die Ärztin Juliane Sacher aus Frankfurt verschreibt, muß der Patient aus eigener Tasche bezahlen. Für den Patienten eine Kostenfrage: Da greift mancher lieber zu den Pharma-Präparaten, weil er sich ein paar hundert Mark pro Monat für Alternatives nicht leisten kann.

Ein Medikament für die Verwendung am Markt und bei den Krankenkassen zugelassen zu bekommen, dauert Jahre, kostet viele Millionen Dollar. Die Produkte der Pharmaindustrie, die heute vom Durchschnittsmediziner verabreichten Pillen und Tropfen, sind Monosubstanzen, d.h. sie enthalten meist nur einen einzigen synthetisch hergestellten, in der Natur meistens nicht vorkommenden Wirkstoff. Sie wurden entwickelt, um hier etwas abzutöten oder zu blockieren, dort ein Symptom zu lindern und anderswo die Bildung eines Hormons, eines Enzyms oder eines anderen Stoffes zu hemmen, oder gar, um gezielt Organfunktionen zu unterdrücken, was langfristig ernstzunehmende Organschäden hervorrufen kann. Man kann nicht ein Glied einer komplizierten Reaktionskette manipulieren, ohne die gesamte Reaktionskette durcheinander zu bringen.

Weil medizinische Studien häufig über zu kurze Zeiträume verlaufen, weil solche Studien nicht selten aus der Portokasse des Herstellers des zu untersuchenden Medikamentes finanziert werden, weil das in Deutschland gültige und an sich hervorragende Arzneimittelgesetz viel zu zögerlich angewandt wird und auch, weil die Forschungsinstitute, besonders die „Freien", existentiell von der Pharmaindustrie und ihren Aufträgen abhängig sind, deshalb zu Gefälligkeitsgutachten neigen, wird Kritik an Pharmaprodukten nur selten geübt. Oft lassen sich schwere Nebenwirkungen erst nach Jahren oder Jahrzehnten feststellen, wie dies z.B. bei dem jahrzehntelang rezeptfreien „Novalgin" oder auch „Contergan" der Fall war.

Die von dieser Industrie hergestellten Monosubstanzen wurden bei der Entstehung der uns bekannten Welt von der Evolution „bewußt" nicht, oder zumindest nicht in größerer Menge zur Verfügung gestellt. Sie greifen massiv in den Stoffwechsel ein, bauen z.B. falsche Bausteinchen in lebenswichtige Moleküle ein, um diese unbrauchbar zu machen und bringen so den gesamten Stoffwechsel durcheinander, häufig um den Preis von schnell auftretenden massiven Nebenwirkungen, die umso eher in Kauf genommen werden, desto schwerwiegender die Krankheit ist. Gegen diese Nebenwirkungen werden dann weitere Medikamente verschrieben, die ebenfalls tief in die Biochemie unseres Organismus eingreifen. Der natürliche Stoffwechsel gerät immer mehr aus den Fugen, neue Krankheitssymptome tauchen auf. Für viele Patienten der Anfang einer langen Karriere als Dauerpatient. Für mich eine plausible Erklärung für das komplette Versagen der Pharmamedizin bei fast allen chronischen Erkrankungen. In solchen Fällen müssen Medikamente oft über Jahre hinweg genommen werden, ohne daß eine Heilung erfolgt. Was geschieht, ist nur eine Linderung oder Unterdrückung der Symptome, wie z.b. bei Rheuma und Allergien. Der Preis dafür: Ein den gesamten Organismus belastendes chemisches Trommelfeuer mit Langezeitschäden, um schon mal einen Begriff aus der pharmakologischen Terminologie zu benutzen, auf die ich gleich kommen will.

Die in unserer Umwelt zunehmende Anwesenheit von künstlichen, chemisch hergestellten Stoffen und dazu gehören die meisten Medikamente, hat langfristige Folgen. Sie bewirkt, daß wir alle, vom Fötus bis zum Greis, ständig mehr Gifte in uns aufnehmen, die Schäden an unseren Organen, unserer Immunität und unserer Vitalität verursachen. Durch das alltägliche Giftbombardement, dem wir in der Umwelt, bei der Nahrungsaufnahme, beim Atmen, beim Trinken und beim Einnehmen von Medikamenten ausgesetzt sind, wird erst das Terrain für ein immer häufigeres Auftreten schwerer chronischer Krankheiten wie z.B. Krebs bereitet:

Jeder dritte Mensch in den Industrieländern wird (nach z. Zt. vorliegenden Zahlen) statistisch gesehen im Laufe seines Lebens an Krebs erkranken, am Anfang des Jahrhunderts lag diese Quote noch bei 10 Prozent. Und von diesem Anteil ging ein Großteil auf Kosten von Krebserkrankungen der Verdauungsorgane, wie dem Magen, die aller Wahrscheinlichkeit nach zum Großteil auf das Konservieren von Nahrungsmitteln mit Hilfe von Nitriten (z.B. beim Pökeln) zurückzuführen sind. Demzufolge nahm in den 50er Jahren die Magenkrebsrate mit Einführung des flächendeckenden Einsatzes von Kühlschränken und dem Verbot von Nitriten als Nahrungszusatz rapide ab.

Bei Naturvölkern ist Krebs im übrigen eine ausgesprochene Rarität. Und die Zunahme der Krebserkrankungen in den Industrieländern ist nicht allein auf die höhere Lebenserwartung zurückzuführen: Krebs bei Kindern nimmt in der westlichen Welt jährlich um ca. 1 Prozent zu.

Es ist also unwahr, daß die ständig steigenden Krebszahlen allein eine Folge der Zunahme des „Alterskrebses" infolge ständig steigender Lebenserwartung wäre.

Und was lernt die Medizin daraus? Offenbar nichts, sie entwickelte für Krebserkrankungen Zellgift- und Radioaktivitätstherapien, die die Patienten schneller umbringen, als es die eigentlich bekämpfte Krankheit vermocht hätte, sehen wir mal vom Sonderfall Leukämie ab, die heute tatsächlich zu 80 Prozent heilbar ist, während sie früher eine zu 100 Prozent tödlich verlaufende Krankheit war. Prof. U. Abel, vormals beim dt. Krebsforschungsinstitut und Prof. H. B. Jones von der Universität Berkeley fanden heraus, daß die Chemotherapie zumindest bei stabilen Tumoren keineswegs lebensverlängernd wirkt: Unbehandelte Krebspatienten leben deutlich länger als behandelte Krebspatienten.

Ich möchte jetzt nicht mutmaßen, warum solche Fakten ignoriert werden, warum man trotzdem mit tödlichen Therapien weitermacht. Und warum niemand untersucht, ob die Chemotherapie auch bei jungen Tumoren langfristig hilft und die Menschen nicht nach zwei bis drei Jahren an der Therapie sterben oder aufgrund der Therapie und der Schwächung und Vergiftung des Körpers neue Tumore bekommen! Gibt es eine Untersuchung, inwiefern eine Metastasenbildung durch Chemo- und Strahlentherapie gefördert wird? Natürlich nicht!

Trotzdem ist der Arzt fein raus: Nach Operation, Chemotherapie und Bestrahlung kann er zufrieden feststellen, daß der Krebs (vorübergehend) verschwunden ist. Er und der Patient haben gesiegt, der Feind im Innern des Patienten hat kapituliert. Und wenn dieser Feind zwei Jahre ohne neues Geschwür bleibt, dann hat die Medizin und damit der Mediziner die Schlacht erfolgreich beendet. Kommt der Krebs wieder, dann ist daran nicht die Therapie schuld, sondern die Krankheit, die nicht besiegbar war. Bloß keine Selbstkritik, nur nicht die eigenen Handlungen, das eigene Wissen, den eigenen Berufstand hinterfragen. Ich frage mich hier allerdings, was von der Krebsmedizin, was von ihrer Theorie der Krebsentstehung zu halten ist, wenn die darauf basierenden Therapien für den Patienten lebensverkürzende Auswirkungen haben und nebenbei die Lebensqualität aufgrund der massiven Nebenwirkungen unter den Nullpunkt sinkt.

Was bringt eine solche Wissenschaft außerdem dazu, jahrelang zu behaupten, die Chemotherapie wirke zielgerichtet auf die entarteten Zellen, obwohl sie an ihren Patienten aber gleichzeitig umfangreiche Nebenwirkungen feststellen können, von denen der Ausfall der Körperbehaarung sicherlich keine gravierende, aber eine ziemlich offensichtliche ist?

Lassen wir hier mal die Vermutungen, finanzielle Interessen stünden hinter der Durchführung solcher Therapien, außen vor. Betrachten wir das als Folge einer Medizin, die im Körper Feinde wie Bakterien und Viren oder aber entartete und damit zu vernichtende Veränderungen wie Geschwüre entdeckt. So etwas kann man doch nur mit chemischen Bombenangriffen und Vergeltungsschlägen traktieren!

Diese Behandlungen basieren auf dem Glauben, Gesundheit durch partielle Vernichtung herbeiführen zu können. Es ist die logische Konsequenz einer Medizinphilosophie, die sich als Kopf einer von zwei Kriegsparteien begreift. Auf der einen Seite steht der Feind im Inneren des Patienten, auf der anderen steht man selbst als Mediziner und oberster Feldherr der Verteidigungsmächte.

Leider wird hier schon im Ansatz vergessen, daß der auf eine solche Diagnose folgende Krieg den Körper des Patienten zum Kriegsschauplatz macht. Und was mit solchen Schauplätzen, um mal im Bild zu bleiben, passiert, das haben unzählige Kriege gezeigt: Das, was eigentlich verteidigt werden soll, wird verwüstet oder zerstört, nämlich das Gebiet, auf dem der Kampf ausgetragen wird, der Organismus.

Eine der Ursachen für diese Sichtweise sind sicherlich die verwendeten medizinischen Metaphern, sie sind Ausdruck des Selbstverständnisses der heutigen westlichen Medizin und gleichzeitig prägen und bestärken sie das Bild, das sich angehende oder praktizierende Mediziner und auch Patienten vom Krankheitsgeschehen machen. Und sie prägen natürlich auch das Bild, das sich der ganz normale Durchschnittsmensch von Krankheit und ihren Ursachen macht.

Unsere Lebensumstände schaffen sich eine Sprache, die darauf zugeschnitten ist, diese Realität zu beschreiben und zu verstehen. Gleichzeitig aber verstärkt diese Sprache das, was wir für real halten und prägt die Art und Weise, wie wir unsere Wirklichkeit wahrnehmen. Der medizinische Fachjargon schafft somit seine eigene Realität und bestimmt, wie die Welt wahrgenommen wird.

Existiert also ein Weltbild, das auf „Freund-Feind"-Schemata basiert, in dem Konflikte und Ungleichgewichte durch Kriege gelöst werden, wo man von „Eindringlingen" bedroht wird, wie dies ohne Zweifel in den Anfängen der Pharmamedizin Ende des 19. Jahrhundert der Fall gewesen ist, so bedingt dieses globale Weltbild, wie die Forschung Beobachtungen interpretieren wird und welche Modelle sie konstruieren wird, welche Maßnahmen sie ergreifen wird, um dem Feind zu begegnen.

Wird die Welt durch Kriegsgeschehen dominiert, so ist der Krieg tief im Denken und Weltbild der Menschen verankert. Entdeckt die Medizinforschung plötzlich in frisch entwickelten, stark vergrößernden Mikroskopen kleine Wesen mit Fühlern, Widerhaken und Tentakeln, die in Zellen eindringen, so wird sie intuitiv diese Wesen für schädliche Eindringlinge halten, die feindlich gesinnt sind. Der Verteidigungsfall setzt ein, diese Wesen sind die Ursache einer Krankheit. Sie wird dann zur Beschreibung dieser Wesen Begriffe verwenden, die aus der Kriegssprache entliehen sind. Die „Kriegsphilosophie" wird auf ihre Entdeckung übertragen und man denkt nach, wie man diesen Krieg gewinnen kann.

Die Verwendung von Begriffen wie „Barrikaden, Invasoren, Abwehragenten, Killerzellen und Todesvirus", wie sie z.b. die Sonderausgabe des Time-Life-Magazins „Das Immunsystem" (1994) vornimmt, versucht, Krankheitsgeschehen so zu vereinfachen, daß nicht nur Ärzte und Medizinstudenten, sondern besonders der „Mann auf der Straße" sofort etwas damit anfangen können.

Dies kommt dem Wunsch nach Transparenz komplizierter Vorgänge, nach Ordnung und Übersicht, Erklär- und Verstehbarkeit, den Menschen haben, sehr entgegen. Solche Vereinfachungen führen allerdings zu einer verzerrten Wahrnehmung der Realität von Krankheit. Wird der Körper zum Kriegsschauplatz, dann gibt es nur noch Freund und Feind, eine sehr vergröbernde Sichtweise. Die Frage, warum „Feinde" auftauchen, wird nicht gestellt, nur bekämpft sollen sie werden.

Die meisten der unten angeführten, aus dem Militärischen entliehenen Begriffe, standen im oben genanntem Artikel, einige wenige habe ich hinzugefügt. Eine solche Wortwahl findet sich aber nicht nur in der reißerischen Erzählweise dieses Heftes. Ähnliches habe ich auch schon in der deutschen „Ärztezeitung" gelesen. Auch sie benutzt zuweilen heftige, nicht gerade wissenschaftliche, vergröbernde oder vereinfachende Begriffe und bringt „BILD"-hafte Schlagzeilen wie: „Zigarettenqualm schädigt Frauenherz stärker als Männerpumpe", „Raucher hustet seit 14 Tagen ständig – ab zum Röntgen", „Neuer Wirkstoff gegen HIV – einmal täglich genügt" und, am 8.12.1997 „Wenn Du HI-Viren fangen willst, dann setze Tollwut-Viren auf sie an." Ganz nebenbei: die „Ärzte-Zeitung", eine „Tageszeitung für Mediziner", ist das meistgelesene Blatt unter deutschen Ärzten! Für ihre „kompetente Berichterstattung im Falle HIV", so vermeldete sie höchstselbst am 3. 12. 1997 stolz, erhielt sie sogar den Jürgen-Poppinger-Preis.

Wenn ich daran denke, daß sie trotz, oder gerade wegen ihres Boulevard-Stils erste Informationsquelle für Ärzte ist, so wünsche ich mir, daß mein nächster Arztbesuch nicht allzu bald fällig wird! Und ich würde mir als Arzt durch solche boulevardesken Schlagzeilen verhöhnt vorkommen.

Zurück zur Kriegssprache des „Time-Life-Magazines" und anderer: Unsere Immunität, unser „Immunsystem" wird zur **Streitmacht des Körpers**. Sie besteht aus einer Vielzahl unterschiedlicher **Waffengattungen**: Einige dieser **Abwehrexperten** (Killerzellen) greifen alles und jedes an, während andere auf besondere **Angriffsziele** (z.B. ein bestimmtes Virus) spezialisiert sind. Ein **Heer** von **Inspektoren, Erkennungsdienstlern, Kurieren** und anderen, die sich alle einer einzigen Aufgabe verschrieben haben, **kämpfen** für die **Verteidigung des Territoriums** -all jenen Komponenten innerhalb eines Menschen, die vom „Immunsystem" als körpereigen erkannt werden.

Diese Ausdrucksweisen erinnern stark an die eines Kriegsministers, dessen Land von einer Invasion bedroht ist oder sich mitten im Krieg befindet und die Wirkungsweise der militärischen Abwehrmechanismen seines Landes beschreibt: Außer **Kundschaftern** und **Soldaten** gehören zur **Streitmacht des Körpers** auch **Offiziere der Reserve**, deren Aufgabe es ist, sich an ehemalige **Schlachten** (mit Krankheitserregern) zu erinnern; somit können sie schnell reaktiviert werden, sollte ein **alter Feind** zurückkehren. Der Körper ist von einem **Geheimdienst** überwacht, der **Freund oder Feind** signalisiert und dadurch entscheiden kann, was vernichtet werden muß und was nicht.

Als erste **Verteidigungslinie** werden die **Barrieren**, z.B. die Haut als Schutzhülle, gesehen. Sie verhindert, daß potentielle **Invasoren** und **Fremdmaterial** in den Körper eindringen können: Die Haut wird zum eigentlichen **Panzer** des menschlichen Körpers, die eine unüberwindliche **Grenze** für zahlreiche Arten von **Invasionen** darstellt. Aus Phagozyten, eine Untergruppe der weißen Blutkörperchen, werden gefräßige Leibwächter, sie greifen **Invasoren an, vernichten** sie und **eliminieren** die Überreste. Die Thymusdrüse (Hirnanhangdrüse, Bries) wird als **Ausbildungscamp** verstanden, reifende T-Helfer-Zellen werden einem **harten Drill** unterzogen, um ihrer Aufgabe der **Verteidigung** gerecht zu werden. Sie werden für die Verteidigung von T-Zellen geschult, um als eine der **zentralen Waffen** des Immunsystems **Angreifer vernichten** zu können.

Die Time Life Frontberichterstattung bietet auch unter den knapp 3 Dutzend Kapitelüberschriften zackige Formulierungen, die selbst die Augen preußischer Generäle zum Leuchten gebracht hätten: **„Alter Feind, neue Waffen", „Eine Killerzelle triumphiert", „Harter Drill für angehende Zellen", „Der Ruf zu den Waffen", „Großalarm", „Anarchisten auf der Spur", „Eine Zelle desertiert", „Helfer-Zellen als Verstärkung", „Zweigleisige Attacke" und „Verteidigung bei Luftangriffen".**

Diese Kriegssprache findet sich auch in seriöseren Publikationen: „Atlas of Anatomy" (1994) und „Encyclopedia of the Human Body" (1992) sprechen vom „Verteidigungsmechanismus des Körpers" und der „bakteriellen Invasion". Auch der dtv-Atlas der Physiologie (1996) spricht von einer dauernden „Bedrohung des Körpers durch infektiöse Mikroben aus der Umwelt", gegen die sich der Körper wehren muß und „immun" zu werden hat, um nicht krank zu werden. Auch hier folgen dann viele Seiten, in denen ausführlich die Abwehrstrategien des Körpers beschrieben werden. Die Sprache und Inhalt sind in allen Büchern fast identisch.

In all diesen Texten geht es um das Besiegen und damit Vernichten des äußeren Feindes. Der Begriff „Besiegen" beinhaltet immer, daß eine Partei im Kampfe unterliegt, am besten vernichtet, ausgemerzt, zerstört, eliminiert wird.

Und scheint der Krieg hoffnungslos zu werden – wenn ein Körper schon sehr geschwächt ist durch die Kriegführung, der Feind auf dem Vormarsch ist – dann wird eben der totale Krieg ausgerufen. Dann werden, z.B. bei Krebs, weitere Organe entfernt, die vom Feind besetzt sind, dann werden Dosen von Chemie und Strahlung erhöht und gegen Ende versucht man, den Teufel mit dem Beelzebub auszutreiben: Radioaktive Plättchen werden nun in den Körper eingepflanzt. Diese strahlen so stark, daß die Exkremente der Patienten als radioaktiver Sondermüll entsorgt werden müssen. Patienten, die sich dem anonymen Massenbetrieb der Großkliniken verweigern und bei immer neuen Therapien langsam Skepsis an den Tag legen, werden als „therapierenitent" abgestempelt.

Das konzeptionelle Denken der Doktoren und Professoren läuft nach dem Motto: „Ich bin Arzt. In Ihrem Körper tobt ein Krieg. Aber ich kenne den Feind. Ich habe eine Strategie. Vertrauen Sie mir. Ich weiß, was ich tue. Und wir müssen zurückschlagen, mit allem, was wir haben!"

Das blinde Vertrauen, das Patienten oft zu ihren Ärzten haben und was viele Ärzte auch von ihnen erwarten, entspricht dem Vertrauen des Soldaten zu seinem Offizier: Dieser entscheidet für ihn, hat die Strategie, er wird mit ihm, dem Patienten als einfachem Soldaten am unteren Ende der Hierarchie, diesen Krieg gewinnen. Der Arzt-Offizier wird schon die richtigen Entscheidungen treffen.

Dies spiegelt auf der Patientenseite eine gewisse Ohnmacht wieder, die zu Gehorsam und Respekt führt, auf Arztseite allerdings ist sie ein Spiegelbild der Arroganz des Menschen, der immer noch meint, in der Lage zu sein, so komplexe Dinge wie Leben und Gesundheit mitsamt allen wichtigen Aspekten umfassend und hinreichend erklären zu können und in alles eingreifen zu dürfen. In einem komplexen System, wie es ein lebender Körper nun einmal ist, wird versucht, einen Faktor durch massive Maßnahmen zu verändern. Man glaubt, daß dies gelingen könnte, ohne gleichzeitig viele andere Faktoren nebenbei mit zu verändern.

Eine mögliche Erklärung für diese Schlachtfeldsprache könnte eine Episode der Medizingeschichte sein, die sich vor 140 Jahren abspielte. Damals suchten zwei Franzosen nach der Ursache der Gärung, was zu der heute noch allgemein anerkannten Bakterientheorie führte. Einer der beiden war Louis Pasteur, Chemiker und Physiker. Pasteur erkannte vor 140 Jahren, daß in der Luft befindliche Mikroorganismen, sogenannte Bakterien, Gärung verursachten. Er vertrat später die Theorie, daß verschiedene Bakterien verschiedene Krankheiten verursachten. Pasteur ignorierte die Mikroorganismen innerhalb der Zellen, die ebenfalls Gärung verursachen und darüber hinaus andere wichtige biologische Aufgaben und Funktionen erfüllen. Bakterien wie die Mitochondrien, in unsere Zellen integrierte Organellen, die noch über Teile ihrer eigenen, bakteriellen DNA verfügen, stellen beispielsweise 90 Prozent unserer Zellenergie her. Ohne Bakterien würde weder unser Energiestoffwechsel, noch unsere Verdauung funktionieren. Das häufig beschriebene „Bactrim" (Cotrimoxazol, Septrim) z.B. ist dafür bekannt, daß es die Mitochondrien zerstört.

Pasteurs Konkurrent Bechamps hingegen vertrat die Meinung, daß sich sogenannte Mikrozymasen bzw. deren evolutionäre Formen (Bakterien) bei der Zersetzung pflanzlicher oder tierischer Körper freisetzen und so in die Luft gelangten. Diese Mikrozymasen oder Zellkörnchen lösen nach Bechamps die Gärung aus und entwickeln sich ständig zu Bakterien. Bechamps wies nach, daß Bakterien auf verschiedenartigen Nährböden zu sehr unterschiedlichen Lebensformen heranwachsen können, daß sie Gestalt und Funktion ändern, um sich dem jeweiligen Nährboden anzupassen. Die Bakterien spiegeln also die Bedingungen wieder, denen sie ausgesetzt sind. Ist das Gewebe gesund, integrieren sie sich in den gesunden Stoffwechsel, werden zu einem unverzichtbaren Bestandteil, fördern das Leben der Zelle wie des gesamten Organismus. Sind die Zellen jedoch geschädigt, ist der Stoffwechsel nachhaltig gestört, bringen sie krankmachende Mikrozyasmen hervor, die sich dann zu krankmachenden Bakterien entwickeln können. Weil diese überleben wollen, bedienen sie sich der für den Körper negativen Umstände und forcieren sie durch Verstärkung sogar.

Der große Unterschied zwischen den beiden Forschern besteht darin, daß Pasteur lehrte, daß die Bakterien die Krankheitserreger seien, Krankheit von den Bakterien ausgeht. Bechamps hingegen lehrte, daß zunächst das „ungesunde" Terrain, z.B. ein vergifteter Körper da sein muß. Infolge dessen würden sich diese Bakterien verändern, um zu überleben. Pasteur hatte leider den größeren Einfluß, seine Theorien wurden bereitwillig aufgenommen und verbreitet. Menschen neigten schon immer dazu, nach einfachen Erklärungen zu verlangen, am besten solche, die keine intensive Auseinandersetzung mit sich selbst erforderlich machen und sich eines klaren Freund/Feind-Schemas bedienen.

Da ist es natürlich bequemer, wenn man sich bei Mikrobenbefall nicht fragen muß: „Was habe ich getan, um ihnen den Nährboden zu bereiten", sondern wenn man es als Attacke von außen sehen kann, die überraschend kam und jeden treffen kann.

Pasteur war in erster Instanz Physiker und Chemiker. Als solcher hatte er sich nur wenig damit beschäftigt, was Leben bedeutet, wie Lebensprozesse ablaufen. Er übertrug seine Sicht der Dinge, die eines Chemikers und Physikers, auf die Mechanismen und gegenseitigen Abhängigkeiten zwischen Wirt und Bakterie. Seine Idee, daß die Bakterien uns angreifen und zur Vernichtung unserer Gesundheit führen, prägt bis heute die Medizin.

Hundert Jahre nach Pasteurs Tod erlaubte der letzte männliche Nachfahre die Freigabe von Pasteurs Notizbüchern. Nach zwanzigjährigem Studium der über 100 seiner Notizbücher wurden Pasteur im Nachhinein viele Unregelmäßigkeiten und unwissenschaftliche Methoden nachgewiesen. Pasteur verfiel dem Fehler vieler Wissenschaftler: Hatte er eine Idee, die ihm zusagte, wurden alle Versuche nur auf Bestätigung ausgerichtet, eine kritische Überprüfung und Gegenversuche, fanden nicht statt, widersprüchliche Informationen wurden ignoriert und unter den Tisch gekehrt. Pasteur ist jedoch bei weitem nicht der einzige Wissenschaftler, der seinen Theorien widersprechende Fakten der Öffentlichkeit vorenthalten hat. Auch Mendel hat Beobachtungen von Widersprüchen zu seinem Vererbungstheorien nicht publiziert, nur seinem geheimen Tagebuch anvertraut.

Die Reaktion der „äußeren Feinde" auf die pharmamedizinische Kriegsführung zeigt, daß alle neuen Waffen wie Penicillin, Antibiotika, Malariamedikamente (u.v.a.m.) diese Feinde nicht einfach durch hochtechnisierte Kriegsführung ausmerzen können. Der biologische Feind, der „Erreger" wird gegen die Waffen resistent, reagiert also passiv auf die humanoide Hochrüstung. Wie die Viet Kong in Vietnam, so narren die Krankheitserreger eine hochgerüstete, hochtechnisierte Medizin.

Versuche, z.B. von Fernreisenden, durch Malariaprophylaxe, durch das Einnehmen von Malariamitteln in geringen Dosen zur Vorbeugung einer Infektion, sorgen für ein globales Verschlimmern der Krankheit: Sie ermöglichen den Erregern erst, immun zu werden. Sie werden bei der Prophylaxe mit einer niedrigeren Giftdosis konfrontiert, als bei einer Akutbehandlung. Diese niedrige Dosis ermöglicht es ihnen, zu überleben und sich auf diese Gifte einzustellen. Folge: Ständig müssen neue Malariamittel entwickelt werden und jedes Mal werden die Nebenwirkungen für den Menschen gravierender.

Das früher bei einer Vielzahl von Bakterien so wirkungsvolle Penicillin hat weltweit in ca. 78 Prozent aller Fälle die Wirkung schon verloren, die Erreger sind resistent geworden.

Hätte sich Bechamps durchgesetzt, so hätte man sich 140 Jahre lang damit auseinandersetzen können, wie Krankheiten tatsächlich entstehen, wie sie durch Einflüsse wie Ernährung, die allgemeine Lebensweise, die psychische Situation begünstigt werden. Man hätte gelernt, das Auftreten von Bakterien, das Auftreten von Krankheiten weniger als schicksalhaft, als Resultat einer feindlichen Invasion, als einen Eindringling von außen zu sehen, sondern als Indikator dafür, daß im Innern eines Menschen etwas nicht stimmen kann, weil sich Krankheitskeime vermehren können.

Leider kam es anders: 140 Jahre medizinische Erforschung haben sich damit beschäftigt, Krankheit als etwas von außen kommendes, als etwas entartetes, als das Resultat von in unseren Genen verankerten Programmen oder Defekten zu sehen. Dies hat dazu geführt, daß wir bei Krankheit die Ursache im Erreger sehen und nicht darin, wie wir ihm den Tisch gedeckt haben.

Pasteur und auch der Genetiker Mendel haben den gleichen Fehler gemacht, wie die „AIDS"-Wissenschaftler viele Jahre später: Man verliebt sich in eine Theorie, will diese immer nur bestätigen, und automatisch wird alles ausgeblendet, was dieser Theorie widerspricht.

2. Warum schwule Männer so häufig von „AIDS" betroffen sind

Das „Immunsystem", das unsere Immunität garantiert, lebt wie alle Körperfunktionen von einem einigermaßen gesunden Lebenswandel. Wird ein Organismus geschädigt durch Gifte, Drogen, Schlafentzug, einem ungesunden Lebensrhythmus und Medikamente mit starken Nebenwirkungen, bekommt er lebensnotwendige Nährstoffe nicht oder nicht in ausreichendem Maße. Dann läßt nicht nur die körperliche Leistungsfähigkeit nach, auch das Immunsystem hat nicht mehr genug der Energie zur Verfügung, die es für alle seine Aufgaben braucht.

Um das Entstehen des Syndroms „AIDS" zu verstehen, muß man wissen, wie ein Teil der Schwulen, der in Szeneläden verkehrte, in den 70ern lebte: Seit der sexuellen Emanzipation („stone wall", Ende der 60er Jahre) lebten viele ihre Sexualität sehr exzessiv aus, die Szene kochte, natürlich besonders in den Metropolen. Viele Männer hatten eine große Anzahl von wechselnden Geschlechtspartnern, oft mehrere pro Nacht. Sexdoping wurde betrieben, mit verschiedenen Drogen, u.a. mit „Poppers", noch heute hauptsächlich von Schwulen gebraucht[12]. Poppers enthalten Nitrite, die seit Jahrzehnten als krebsauslösend bekannt sind, eine enorme akute Giftigkeit im Körper entwickeln[18].

Bei Schwulen kamen in den 70ern Geschlechtskrankheiten besonders häufig vor. Analverkehr ist zwar nichts moralisch Verwerfliches, aber die Gefahr einer Infektion ist bei dieser sexuellen Spielart viel größer, als bei Vaginalverkehr. Die Geschlechtskrankheiten, die sich die schwulen Männer holten, wurden u.a. mit Cotrimoxazol (Bactrim oder auch Septrim) behandelt. Das ist ein sehr starkes 2-Komponenten-Antibiotikum, das lt. Packungsbeilage nur 14 Tage lang verschrieben werden soll, es verursacht schwere Blutbildschäden und schädigt die Nieren. Bactrim darf bei Schwangeren, Stillenden und bei Kindern vor dem dritten Lebensmonat nicht verwendet werden.

Die meisten Antibiotika jedoch, nicht nur Bactrim, stehen im Verdacht, vor allem die Mitochondrien zu schädigen. Diese aber produzieren in unseren Zellen 95 Prozent der gesamten zellulären Energie. Die DNA der Mitochondrien ist im Unterschied zur körpereigenen DNA nicht in einem Zellkern geschützt, sie ist den Antibiotika schutzlos ausgeliefert. Liegt eine solche Schädigung der Mitochondrien vor, kann der Organismus weniger Energie produzieren; die Energieproduktion und damit auch die Immunfunktionen lassen nach.

Antibiotika wurden gerade gegen Bakterien entwickelt. Daß in unserem Körper eine gigantische Anzahl von Bakterien eine unverzichtbare Arbeit leisten, wird von der Schulmedizin vernachlässigt, es werden viel zu viele Antibiotika verschrieben. Die offiziell zugegebenen Nebenwirkungen, z.B. im Magen-Darm-Trakt, sind darauf zurückzuführen, daß hier besonders viele Bakterien am Werke sind. Die Darmflora gerät ins Ungleichgewicht, weil die dort tätigen Bakterien von Antibiotika vernichtet werden und Pilze überhand nehmen. So kommen die häufigen Verdauungsprobleme nach Einnahme starker Antibiotika zustande.

Für die zuerst von „AIDS" Betroffenen ergab sich eine unglückliche Verkettung verschiedener sich begünstigender Faktoren: Ein ungesunder Lebenswandel, häufig wechselnder AV sowie Drogengebrauch führen zu häufigen Infektionen. Diese werden mit starken Antibiotika behandelt, diese Antibiotika schädigen die Mitochondrien und damit den gesamten Energiestoffwechsel. Folge: Das Immunsystem wird noch schwächer, Erreger haben es leichter, sich im Körper einzunisten und zu vermehren. Infektionskrankheiten treten dadurch noch häufiger auf, so daß noch mehr Antibiotika verschrieben werden. Ein Teufelkreis, der erst endet, wenn der Patient so ausgezehrt und abgemagert ist, daß er schließlich stirbt.

In der letzten Phase vor dem Tod bereits kann das Immunsystem eine seiner Hauptaufgaben, das Beseitigen körpereigener, abgestorbener Zellen schon nicht mehr wahrnehmen. Für Pilzinfektionen der Lunge, die häufigste Todesursache von „AIDS"-Kranken, ist ein idealer Nährboden bereitet. Medikamente gegen diese Pilze kommen mit auf den Rezeptblock. Eine Vielzahl häufig wechselnder Geschlechtspartner und überwiegend rezeptiver Analverkehr sind engstens mit dem Gebrauch von sexuellen Dopingmitteln, vor allem dem Gebrauch von Poppers, Amyl- bzw. Isobutylnitrit, verbunden. 95 Prozent der homosexuellen Männer in den USA berichten den oft regelmäßigen Gebrauch von Nitriten9,10 [Poppers], das auf eine Jeans geträufelt ähnliche Effekte hat wie „Domestos": Der Stoff wird entfärbt. Das solch eine Inhalation gesundheitlich nicht unbedenklich sein kann, erklärt sich von selbst.

Nitritinhalation erhöht die Blutzufuhr im Penis, setzt die Schmerzschwelle herauf, entspannt die glatte Anusmuskulatur, erleichtert so spontanen Analverkehr, steigert das Orgasmusgefühl und löst einen milden Rauschzustand im Gehirn aus. Das macht Poppers gerade für Schwule interessant.[11-13]

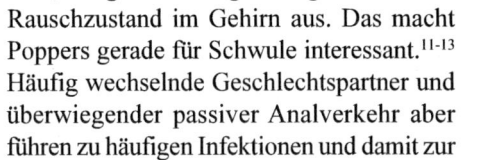
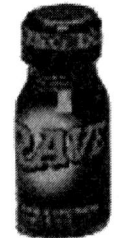

Häufig wechselnde Geschlechtspartner und überwiegender passiver Analverkehr aber führen zu häufigen Infektionen und damit zur Medikation mit antimikrobiellen Chemo-Therapeutika, Antibiotika, Antipara-sitika, Anti-Pilzmitteln, Anti-Virus-Mitteln und Cortico-Steroiden[14].

Jetzt alle möglichen Nebenwirkungen dieser Medikamente aufzulisten, wäre ein Buch für sich. Statt dessen greife ich zum La Roche Medizinlexikon auf CD-ROM und gebe „Corticosteroide" ein:

1. *„Corticosteroide (...) können zu Cortisolismus führen. Einer Krankheitserscheinung nach lang andauernder, auch niedrig dosierter Verabfolgung von Corticosteroiden (wodurch es zu einer Unterfunktion der oder einem Zellabbau in der Nebennierenrinde kommt, wo wichtige Hormone hergestellt werden. Äußert sich im ausgeprägten Fall als Cushing-Syndrom (Symptome u.a.: allgemeine Leistungsschwäche, Knochenschwund, Impotenz (...)".*

Aber bleiben wir bei Poppers. John Lauritsen, der in den USA vorübergehend ein Poppers-Verbot durchsetzte, schreibt dazu folgendes:

*„**Poppers** gefährden und schädigen die Gesundheit auf viele Arten und Weisen: Sie schädigen das Immunsystem, reduzieren die Fähigkeit des Blutes, Sauerstoff zu transportieren. Sie verursachen Blutarmut,20, schädigen die Lunge, bedingen zelluläre Veränderungen. Poppers sind stark genverändernd und haben das Potential, Krebs auszulösen, indem sie nitrithaltige Bestand-*

teile (Nitrosamine) produzieren. Poppers können ernsthafte Hautverbrennungen, den Gehirntod oder Gehirnschädi-gungen durch einen herzgefäßbedingten Kollaps oder Infarkt verursachen. Nitrite wurden benutzt, um durch Einnahme (trinken) Selbstmord oder Mord zu verüben (eine mit Poppers getränkte Socke wurde dem Opfer in den Mund gesteckt). Es gibt starke epidemiologische Hinweise auf den Zusammenhang zwischen Poppers und der Entwicklung von AIDS, insbesondere dem Kaposi-Sarcom. **[links ein Fall von äußerlichen KS- Befall am Bein].** *Bei AIDS-Fällen wird KS (Kaposi Sarcom) fast ausschließlich bei jungen Schwulen diagnostiziert, die Poppers nahmen, aber so gut wie nie bei anderen Risikogruppen."*

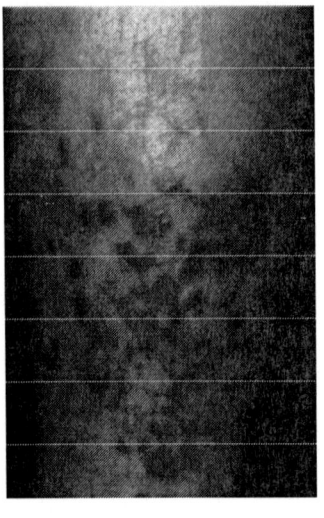

Prof. H.W. Haverkos, Chef des National Insitute on Drug Abuse in den USA erklärte in einem „Arte"- Interview, nach dem Verbot von Poppers habe er beobachtet, daß in der Folgezeit die Kaposi- Fälle stark sanken. Er hat dazu auch mehrere Studien veröffentlicht[11,17,18].

Dagegen schreibt die dt. AIDS-Hilfe, in Ihrer Broschüre „Argumente gegen die AIDS-Kritik":

„Der Gebrauch von Poppers ist konsequenterweise auch nicht illegal. Tausende Menschen haben über Jahrzehnte Poppers zur Behandlung ihrer Herzanfälle regelmäßig genommen. Fälle von AIDS-Erkrankung nach Gebrauch von Poppers traten nur in Verbindung mit einem positiven HIV-Antikörpertest auf. Anfänglich führte eine erstaunliche statistische Korrelation zwischen der Häufigkeit des Gebrauchs von Poppers und dem Auftreten des Kaposi zu der Annahme, daß Amylnitrit ein auslösender Faktor dafür sei. Da aber Korrelation nicht Ursache heißt, ging man dieser Beobachtung weiter nach und stellte fest, daß sich die ursprüngliche Annahme als Irrtum erwies. Spätere Studien zeigten, daß Poppers und/oder der Gebrauch von Drogen keine entscheidende Rolle für das Ausmaß der Immunsuppression oder beim Entstehen des KS bei Menschen mit HIV und AIDS spielen. Wer also den Gebrauch von Poppers einzuschränken versucht, sollte dies offen mit dem Argument der Drogenfreiheit und der Einschränkung individuellen Verhaltens tun."[15]

Hier wird verschwiegen, daß Amylnitrit ein Mittel zur Behandlung akuter Herzanfälle war. Quellen, die Poppers als Ursache von KS ausschließen könnten, werden nicht benannt. Statt dessen wird einer Sexdroge, die anonymen Sex erleichtert, die Absolution erteilt. Kritiker dieser Droge wird vorgeworfen, sie wollten den Schwulen den Spaß an schwulem Sex nehmen.

3. Die Fehleinschätzungen von 1981

Schauen wir uns doch einmal an, was die US-Seuchenbehörde CDC über die ersten AIDS-Fälle veröffentlicht hat:

Aus dem Report der CDC (Centers for Disease Control), 5. Juni 1981

„Morbidity and Mortality Weekly Report", MMWR Vol.30 p250-252

(Übersetzung aus dem Englischen von Michael Leitner)

Zwischen Oktober 1980 und Mai 1981 wurden 5 junge Männer, alles aktive Homosexuelle, in 3 verschiedenen Hospitalen in Los Angeles wegen per Gewebeentnahme diagnostizierter PCP behandelt.

Zwei der Patienten starben. Alle 5 hatten eine laborbestätigte CVM-Infektion [CM-Viren sind eine Unterart der Herpes-Viren] *und Hefepilzinfektionen auf Schleimhäuten. Die Fallbeschreibung dieser Männer folgt:*

Patient 1: Ein vorher gesunder 33 Jahre alter Mann, er entwickelte PCP und orale Pilzinfektionen im März 1981 nach einer zwei Monate dauernden Fieberperiode (...) Die Verschlechterung seines allgemeinen Zustandes erfolgte trotz der Medikation mit Cotrimoxazol, Pentamidin, Acyclovir. Er starb am 3.5. 1981, seine Obduktion bestätigte die PCP- und die CMV-Diagnose.

Patient 2: Ein vorher gesunder 33 Jahre alter Mann, er entwickelte PCP und orale Pilzinfektionen im April 1981 nach einer Fieberperiode von 5 Monaten.(...). Eine CMV-Infektion wurde festgestellt (...) Seine Lungenentzündung sprach auf intravenöse Gabe von Cotrimoxazol an, aber laut den jüngsten Berichten dauert sein Fieberzustand an.

Patient 3: Ein 30 Jahre alter Mann, gesund bis zum Januar 1981, als er in Mund und Speiseröhre von Pilzen befallen wurde. Die Erkrankung sprach auf eine Amphoterizin B-Therapie an.

[Laut „Bittere Pillen" hat dieses Medikament folgende Nebenwirkungen: Kopfschmerz, Schwindel, Fieber, Magersucht, Durchfall, Krämpfe im Verdauungstrakt, Nierenschäden]

Er wurde im Februar stationär wegen einer PCP aufgenommen, die auf eine Cotrimoxazol-Therapie ansprach, aber seine Pilzerkrankung in der Speiseröhre tauchte kurz nach der PCP-Diagnose wieder auf, wieder wurde Amphoterizin B gegeben.(...) Eine Zellentnahme wies CMV-Viren nach.

Patient 4: Ein 29 Jahre alter Mann entwickelte eine PCP im Februar. Drei Jahre vorher war er wegen eines Lymphdrüsenkrebses (Hodgkin) erfolgreich mit Bestrahlung behandelt worden. Sein Zustand verbesserte sich nicht durch Gaben von Bactrim und Corticosteroiden, er verstarb einen Monat später. Die Autopsie zeigte keinerlei Anzeichen von Lymphdrüsenkrebs, aber PCP und CMV wurden in Lungenzellen gefunden.

Patient 5: Ein vorher gesunder 36 Jahre alter Mann mit einer im September 1980 diagnostizierten CMV-Infektion kam im April 1981 in die Klinik, wegen seit 4 Monaten andauernden Fieberzuständen und anderer Symptome. Man fand heraus, daß er PCP, Pilzinfektionen im Mund und CMV-Infektionen hatte. Der Patient wurde mit zwei Intervallen Bactrim behandelt. Die Intervalle wurden wegen Sulfonamid-verursachten Knochenmarksschäden [„neutropenia", hier offenbar verursacht durch zu viele Antibiotika] kurz gehalten. Er wird noch wegen einer Pilzinfektion mit der Creme Nystatin („topical Nystatin") behandelt.

Die PCP wurde für alle 5 gesichert und bestätigt. Die Patienten kannten einander nicht, hatten keine gemeinsamen Kontakte oder Sexualpartner gehabt. Sie haben keine vergleichbaren Vorgeschichten von sexuellen Erkrankungen. Im Blut von 4 der 5 Patienten wurde eine überstandene Hepatitis B Infektion nachgewiesen, allerdings wurden keine aktuellen Hepatitis B Antigene festgestellt. Zwei berichteten von häufigen homosexuellen Kontakten mit wechselnden Partnern. Alle 5 berichteten über den Gebrauch von inhalativen Drogen (inhalant drugs), einer berichtete von intravenösem Drogengebrauch. Drei Patienten hatten eine sehr niedrige Anzahl von T-Helferzellen, bei den anderen wurde die Anzahl dieser Zellen nicht bestimmt.

So weit der Text der CDC. Nun einige Anmerkungen:

Inhalative Drogen! Was ist das? Nun, Haschisch und Marihuana, die gebräuchlichsten Drogen, können es nicht gewesen sein, die fallen unter „recreational drugs". Hier ist Poppers gemeint, das damals in den USA noch erlaubt war.

In dem Bericht klingt an, daß die Patienten Vorerkrankungen hatten, die den Erkrankungen ähnelten, aufgrund derer sie eingeliefert worden waren. Warum sie die CDC als „vorher gesund" einstuft, bleibt vollkommen unverständlich.

Kurze Zeit später, im Sommer 1981 gab es wieder etwas zu berichten, diesmal im „Lancet":

„Opportunistische Infektionen und Kaposi-Sarkome in homosexuellen Männern"

(OPPORTUNISTIC INFECTIONS AND KAPOSI'S SARCOMA IN HOMO-SEXUAL MEN)

DAVID T. DURACK, M.D., von M.L. ins Deutsche übersetzt

„Im Sommer 1981 alarmierte die CDC die medizinische Welt mit einem unerwarteten Ausbruch von PCP und Kaposi Sarkomen in Homosexuellen Männern, die keine bekannten Gründe aufwiesen, diese seltenen Krankheiten zu entwickeln. (...) So überraschend diese Diagnosen waren, es wurden genug Fälle gesammelt, daß jetzt die Wirklichkeit dieser Welle von Erkrankungen beschrieben werden kann. 160 Fälle wurden von der CDC analysiert, 5 bis 6 neue Fälle kommen wöchentlich hinzu.

(...) In dieser Lancet-Ausgabe präsentieren wir zwecks einer Bestätigung früherer Vermutungen detailliertere Informationen über das Syndrom der opportunistischen Infektionen und Kaposi-Sarkome bei jungen homosexuellen Männern. (...)

Die Patienten sind typischerweise junge homosexuelle Männer aus Großstädten, viele von ihnen benutzen Drogen (...) die Todesrate ist beängstigend: 2/3 der Patienten, über die hier berichtet wird, starben nach den Angaben der CDC. Das Rätselhafte an dieser Situation muß geklärt werden (...) warum diese Gruppe, warum jetzt, warum nicht schon früher. Was sagt uns das über Immunität, über die Entstehung von Tumoren? (...) Schwulenorganisationen, die zumeist sehr aktiv und gut informiert sind, werden Maßnahmen ergreifen wollen, ihre Mitglieder zu schützen und zu erziehen. (...)

Folgende Mikroben wurden als Erreger dieses Syndroms identifiziert:

Viren: CMV, Herpes Simplex

Bakterien: Myobacterium tuberculosis, M. autum intrarellulare, Klebsiella pneumoniae und andere nicht aerobe Bazillen

Pilze: Candida albicans and Kryptococcus neoformans

Protozoen: pneumocystis cirinii (PC)."

PC allerdings ist kein Protozoen, wie hier vermutet wird, sondern ein Mikropilz![76,77] Damals wurde eine PCP (Lungenentzündung durch PC-Erreger) übrigens diagnostiziert, in dem man den Brustkorb öffnete, um mit einer eingeführten Spezialkanüle Gewebeproben zu entnehmen. Keine sehr angenehme und gesundheitsfördernde diagnostische Methode.

"Das Manko in der Immunabwehr der Patienten scheint sehr groß zu sein, um an diesen Erregern zu erkranken. (...) Patienten mit derartigen Symptomen sollten schnell und aggressiv untersucht werden („should be investigated promptly and aggressively"), sowie wie andere Patienten mit Immunitätsschäden.

Der Arzt sollte sich auf verschiedene, gleichzeitig auftretende Infektionen einstellen, wenig Reaktion auf die Behandlung oder einer Tendenz zum Rückfall. Wegen der hohen Sterbequote sind invasive Diagnostik-Techniken wie das Öffnen von Lungen vollauf gerechtfertigt. (...)

Bis die Ursache der Immunschwäche der Patienten hinreichend erklärt ist, wird eine frühe, spezifische Therapie der behandelbaren Erkrankungen empfohlen."

Eine Langzeitprophylaxe der PCP wird in Form des Einsatzes von Cotrimoxazol empfohlen, wie er bei Kindern nach einer Leukämie-Therapie gemacht wird.

Da haben wir also wieder Cotrimoxazol/Bactrim, das seit der Veröffentlichung dieses Papiers prophylaktisch gegen „AIDS" eingesetzt werden darf, Menschen ohne „AIDS" oder „HIV-Positivität" dürfen dies nur 14 Tage lang bekommen.

„(...) Warum die Homosexuellen, besonders die, die viele Partner hatten? Homosexuelle Männer neigen häufiger als die allgemeine Bevölkerung dazu, sich mit Geschlechtskrankheiten (STD, sexual transmitted diseases) zu infizieren. Lesbierinnen sind nicht darunter und, warum auch immer, eine Frau ist unter den von der CDC berichteten Fällen.

Männliche Homosexuelle haben ein größeres Risiko, sich mit gewöhnlichen Viren zu infizieren, inklusive Hepatitis B (...) und Viren können die Immunfunktionen unterdrücken. Bemerkenswerterweise leiden viele der 160 Patienten an einer unspezifischen Krankheit, begleitet von Symptomen wie Unwohlsein, Fieber, Gewichtsverlust, einem Verlust an Leistungsfähigkeit und defekten an den Lymphknoten, Monate bevor sie an einer opportunistischen Infektion erkranken.

Sind diese Symptome Manifestationen einer immunsupressiven Virusinfektion?

Den Autoren der heutigen 3 Reporte über diese Fälle gehört unser Dank für das prompte Beginnen mit ihren Untersuchungen. (...)

Die CDC hat mit ihrem üblichen Tempo eine Sondereinheit (Task Force) gebildet, um die Vorgänge zu klären. Fall-kontrollierende Studien über Promiskuität und Nitrat-Inhalation sind in Arbeit.(...)"

Leider hat man das, was man über Nitrat-Inhalation herausbekam, nicht publiziert. Der vorliegende Bericht hatte trotzdem große Auswirkungen auf die Therapie von Patienten. Medikamentös vorgeschädigte Patienten wurden massiv weiter mit eben diesen Medikamenten, besonders mit Cotrimoxazol behandelt. Daß dann die Todesrate massiv vorgeschädigter Patienten bei 2/3 innerhalb weniger Monate liegt, kann nicht überraschen.

Cotrimoxazol war eigentlich ein Hoffnungsträger: Mitte der 70er entwickelt, machte diese Kombination zweier antibiotischer Substanzen selbst resistent gewordenen Erregern den „Garaus". Deshalb wurde es auch bei den ersten „AIDS"-Patienten massivst eingesetzt.

Die Substanz Cotrimoxazol (TMP/SMX) ist ein doppelter chemotherapeutischer Folsäurehemmer. TMP/SMX vermindert die Produktion jeglicher Erbsubstanz, Folsäure ist eine unverzichtbare Zutat. Nitrite und Sulfamethoxazole (ein Sulfonamid-Derivat) oxidieren das 2-wertige Eisen im roten Blutfarbstoff zum 3-wertigen Eisen und vermindern dadurch die Sauerstoffbindung an die roten Blutkörperchen. Es entsteht ein Sauerstoffmangel17-21, ein lebensgefährlicher Mangeltransport des Sauerstoffs in die Atmungskette der Mitochondrien. Diese aber produzieren die Energiewährung für die gesamte Zelle, das Adenosintriphosp ATP22.

Die ärztliche Chance, Krankheitsprozesse auf dem Hintergrund der Lebensgewohnheiten einer ganzen Generation von schwulen Männern in den Metropolen der USA verstehen zu lernen, wurde vertan. Die Hinweise, daß es sich bei vielen Patienten um bekennende Nitritgebraucher handelte, wird im späteren Erklärungsmodell nicht zur Kenntnis genommen.

Mit anderen Worten: Die überdeutlichen Hinweise, daß es sich bei den Patienten um Angehörige einer schwulen Subkultur mit vergleichsweise langjähriger extremer Infektiosität und exzessivem Drogengebrauch bei vermutlich aggressiver Behandlungsweise mit langfristig hohen Dosierungen von Antibiotika, Virustatika und Corticosteroiden gehandelt hat, werden systematisch ignoriert.

Die auch dem gesunden Menschenverstand innewohnende Erkenntnis, daß Krankheiten auch immer Ausdruck des Zusammenwirkens mehrerer Faktoren und damit Spiegelbild der physischen und psychosozialen Lebensumstände der Patienten sind, hat im eindimensionalen Welt- und Menschenbild der sie behandelnden Mediziner und den Experten der CDC keine Berücksichtigung gefunden.

Die Überlegung, daß bei komplexer Einwirkung vielfacher psychischer und physischer Streßfaktoren eine kritische Grenzbelastung im Organismus eintreten könnte, welche das Stoffwechselmilieu u.a. für die Reifung von Immunzellen ungünstiger und gleichzeitig für die Reifung von Mikroben günstiger gestalten könnte, hätte die Zurkenntnisnahme des Lebenszusammenhanges der Patienten, eine ausführliche Erforschung der Krankengeschichte vorausgesetzt. Aber man war von Anfang an auf eine infektiöse Ursache fixiert. Ein für die Patienten tödlicher Irrtum, an dem bis heute stur festgehalten wird.

Trotz ähnlicher Vorerkrankungen, trotz einer Sulfonamid-Schädigung, einer Strahlentherapie und einer Krebs-Vorerkrankung, erklärten die CDC-Experten im ersten Bericht die offensichtlich überwiegend chronisch vorgeschädigten Patienten für „bis dahin gesund". Die eingeengte Sichtweise der CDC-Experten mußte für die „plötzliche" Immunzellschwäche eine einzelne, von außen hinzugekomme Ursache annehmen. Was lag näher, als bei schwulen Männern ein sexuell übertragenes Virus als Übeltäter zu vermuten?

Bald wurde in den Medien von einer Seuche gesprochen, die gefährlicher sei, als alles bisher Dagewesene. Jetzt war der Weg frei für gescheiterte Krebsforscher, die ein Jahrzehnt vergeblich auf der Suche nach Tumorviren gewesen waren. Für diesen Forschungszweig wurden Anfang der 80er Jahre die Gelder zusammengestrichen. Von Arbeitslosigkeit bedroht, machten sie sich auf die Jagd nach dem „AIDS-Virus".

TEIL V:
„AIDS"-Cocktails: Tod auf Rezept

„Heute, da der Arzt an die Stelle des Priesters getreten ist und dank des blinden Glaubens an ihn (...) hat der Zwang, die Arzneien des Arztes einzunehmen, so giftig sie auch sein mögen, ein Ausmaß erreicht, das selbst die Inquisition entsetzt (...) hätte. Unsere Leichtgläubigkeit ist krasser als die des Mittelalters, weil der Priester kein so unmittelbares finanzielles Interesse an unseren Sünden hatte wie der Arzt an unseren Krankheiten."

George Bernhard Shaw, Schriftsteller

1. Die pharmakologische Theorie der „antiviralen Medikamente"

Quelle dieser Informationen, die von mir unkommentiert wiedergegeben werden, ist das deutsche „hiv-net" (http://www.hivnet.de), eine von der Pharmaindustrie finanzierte Internet-Seite.

Es gibt 3 Kategorien von Anti-HIV-Medikamenten, die dieses Virus an unterschiedlichen Punkten an seiner Vermehrung hindern sollen: die Reverse-Transkriptase-Hemmer, bei denen man Nukleosidanaloga von den nichtnukleosidalen RT-Hemmern (NNRTH) unterscheidet und die Protease-Hemmer.

1. RT-Hemmende Nukleosidanaloga

Das HI-Virus enthält keine DNA, nur eine RNA. Durch das viruseigene Enzym Reverse Transkriptase wird die virale RNA in DNA umgeschrieben und in die DNA der Zelle eingebaut. Dabei werden normalerweise die Bausteine der DNA, die Nukleotide, zu einer langen Kette miteinander verbunden.

Nukleosidanaloga sind leicht veränderte Nukleotide. Sie unterscheiden sich nur durch einzelne Atome an ganz bestimmten Zellen. Die Nukleosidanaloga werden anstelle der natürlichen Nukleotide als falscher Baustein in die DNA-Kette eingebaut. Die DNA-Kette kann dann nicht mehr verlängert werden (Kettenabbruch) und das Enzym Reverse Transkriptase wird dabei gehemmt. Das bedeutet, daß keine virale „DNA" entstehen kann, die in die menschlichen Chromosomen eingebaut werden könnte. Die Zelle wird nicht dauerhaft mit HIV infiziert und kann dadurch keine neuen HI-Viren bilden.

2. Nicht-Nukleosidale-RT-Hemmer

Die nicht-nukleosidalen-Reverse-Transkriptase-Hemmer (NNRTH) hemmen zwar auch die Reverse-Transkriptase, unterscheiden sich aber grundlegend in ihrer Form von den Nukleosidanaloga.

Während die Nukleosidanaloga große Ähnlichkeiten mit den natürlichen Nukleotiden aufweisen – sie unterscheiden sich nur durch ein oder mehrere Atome – sind die NNRTH von den Nukleotiden vollkommen verschieden. Sie werden am Computer von Chemikern entworfen. Heutzutage kann man dreidimensionale Bilder der Reversen Transkriptase im Computer erzeugen und Moleküle, die genau in das Enzym hineinpassen, am Computerbildschirm entwerfen. Diese Moleküle werden dann auf ihre antivirale Wirksamkeit hin überprüft.

NNRTH sind keine „falschen" Bausteine wie die Nukleosidanaloga. Sie „klemmen" sich quasi in der Reversen-Transkriptase fest und hemmen so ihre Funktion. Haben die Substanzen eine antivirale Wirkung im Reagenzglas, dann schließen sich Untersuchungen und Studien an, bis letztendlich eine antivirale Wirkung beim Menschen belegt werden kann.

Es befinden sich mehrere solcher NNRT-Hemmer in klinischen Studien. Darunter sind Substanzen, die vielleicht schon im nächsten Jahr verfügbar sein können, wie Atevirdin, Lovirid und die sogenannten TIBO-Substanzen.

Ende Juni 1996 wurde in den USA der erste NNRT-Hemmer (das Nevirapin), sogar vor Abschluß der Phase II-Studien, zur Behandlung der HIV-Infektion zugelassen. Im März 1997 haben die US-Behörden den zweiten NNRT-Hemmer, das Delavirdin, in ähnlich schneller Weise zugelassen.

3. Protease-Hemmer:

HIV vermehrt sich in bestimmten Zellen, vor allem in den Lymphozyten (weißen Blutkörperchen), Makrophagen (Freßzellen) in bestimmten Zellen des Zentralen Nervensystems und des Gehirns sowie in Lymphknoten und anderen Zellen.

Zum Eindringen in eine dieser Zellen benötigt das HIV-Virus sogenannte Rezeptoren auf den Zielzellen. Ohne diese Bindungsstellen ist das HIV-Virus nicht in der Lage, seine Erbinformation in eine Wirtszelle einzuschleusen, kann die Zelle also nicht infizieren. Durch gp120 (ein Glykoprotein der Virushülle) hat das Virus eine hohe Bindungsfähigkeit an den CD4-Rezeptor. Neben diesem Rezeptor (den u.a. auch Zellen der Darmschleimhaut haben), benötigt HIV noch andere – sogenannte Co-Rezeptoren – um eine Zelle infizieren zu können. Je nach Unterart des HIV-Virus kommen hier verschiedene Rezeptoren in Betracht.

Lebenszyklus des HIV:

Nachdem HIV also an die benötigten Rezeptoren angedockt hat, durchdringt es die Außenhülle der Wirtszelle mit Hilfe eines harpunenartigen Proteins und schleust seinen Kernkörper in das Innere der Wirtszelle. Der Kernkörper wird dort aufgelöst, die RNA und die RT liegen frei. Die RT beginnt nun mit ihrer Arbeit und schreibt die virale RNA in sogenannte „provirale DNA" um.

Hier setzen die Reverse Transkriptse-Hemmer ein. Sie bieten der RT Moleküle an, die den benötigten Bausteinen für die Übersetzung ähnlich sind. Sobald sie eingebaut werden blockieren sie jedoch eine weitere Übersetzung, weil sie keine freie Bindungsstelle für einen neuen Baustein aufweisen, folglich also nicht weiter umgeschrieben werden können.

Das virale Enzym Integrase sorgt nun dafür, daß die sogenannte „provirale DNA" im Zellkern in die DNA der Wirtszelle eingebaut wird. Hier setzt eine

Gruppe von neuartigen Substanzen an, die sich derzeit jedoch noch in einem frühen Experimentierstadium befinden: die Integrase-Hemmer. Sie sollen verhindern, daß die „provirale DNA" in die menschliche DNA integriert werden kann, also verhindern, daß es überhaupt zu einer Virusproduktion durch die Wirtszelle kommt.

Da es das HI-Virus nicht dem Zufall überläßt, ob, nach erfolgreicher Integration der eigenen Erbsubstanz in die Erbsubstanz der Wirtszelle, auch Viren produziert werden, hat es das Regulatorgen „tat". Das trägt dafür Sorge, daß die Wirtszelle auch HI-Viren produziert. Es kurbelt sozusagen die Vermehrung an. Hier setzt eine weitere – sich leider ebenfalls noch in einem frühen Experimentierstadium befindliche – Substanzgruppe an, die „tat-Hemmer". Sie sollen verhindern, daß die Virusproduktion überhaupt erst angekurbelt wird.

Das HI-Virus hat es also nun erfolgreich geschafft, seine eigene Erbinformation in die Wirtszelle einzuschleusen und die Wirtszelle dazu zu zwingen, weitere HI-Viren zu produzieren. Diese neuen Viren liegen zuerst einmal in Form langer Proteinketten vor. Diese Ketten werden von der Protease in die entsprechenden Stücke geschnitten und daraus das neue Virus zusammengebaut. Es verläßt die Zelle unter Mitnahme eines Teils der Zellhülle, aus der die neue Virusaußenhülle zusammengebaut wird, um neue Wirtszelle zu infizieren. Der Vermehrungszyklus beginnt von Neuem.

Hier setzen die Protease-Hemmer an. Sie verhindern, daß die Protease die Proteinketten schneiden kann und ein neues, infektiöses Virus zusammengebaut wird, indem sie die „Scheren" der Protease unbrauchbar machen, sozusagen blockiert und verklebt. Was die Wirtszelle verläßt, ist in der Regel kein lebensfähiges, infektiöses Virus mehr, kann also keine weiteren Zellen infizieren.

2. AZT: Gift auf Rezept

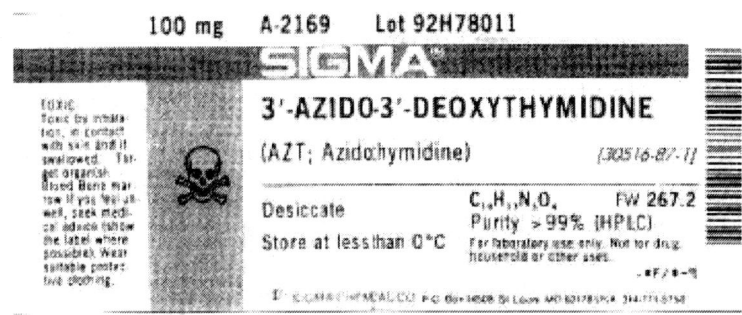

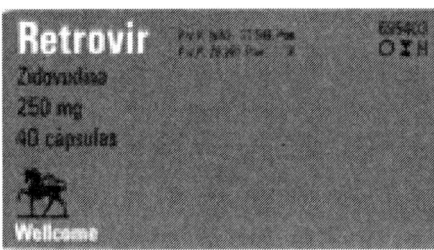

AZT/Retrovir, laut Verpackung für Laboratorien (oben): „Giftig bei Inhalation, Hautkontakt oder Verschlucken. Zielorgane: blutbildendes Gewebe. Fühlen Sie sich unwohl, suchen Sie einen Arzt auf. Schutzkleidung tragen."

Diese Hinweise stehen natürlich nicht auf den Verpackungen (2. Bild++), die Patienten zu Gesicht bekommen. Hier ist das tödliche Gift schließlich Medikament!

Nebenwirkungen von AZT /Retrovir) lt. Glaxo-Packungsbeilage: (Übersetzung der Fachbegriffe mit Hilfe des Roche-Medizinlexikons auf CD-ROM)

- *Blutbildveränderungen, häufig vermehrt bei hohen Dosierungen oder bei AIDS-Patienten, wenn die Blutwerte bei Behandlungsbeginn verringert waren; im Anfangsstadium der Erkrankung seltener:*

- *Anämie (Blutarmut), meist 6 Wo. nach Behandlungsbeginn, eine Verminderung der Zahl und/oder des Hämoglobingehaltes der roten Blutkörperchen, verursacht vor allem durch eine Störung des Sauerstofftransports und ein Absinken der sauerstoffabhängigen Leistungen des Körpers*

- *Neutropenie (Knochenmarksschwächung), meist 4 Wo. nach Behandlungsbeginn, oftmals gefolgt von Leukopenie (Verminderung der weißen Blutkörperchen)*

- *Übelkeit*

Weiterhin häufig, aber im unklaren Zusammenhang mit Retrovir:

- Erbrechen, Appetitlosigkeit, Bauchschmerzen, Kopfschmerzen, Exanthem (Ganzkörperausschlag), Fieber,

- Myalgie (örtlicher oder diffuser Muskelschmerz),

- Parästhesie, (Fehlempfindung des Hautsinnes in Form von „Kribbeln", „Pelzigsein", „Ameisenlaufen" etc., u.U. mit Schmerzcharakter), Paresthesia (Lähmung) als Einschränkung des aktiven Bewegungsumfanges oder Herabsetzung der Kraftentfaltung bzw. der Sensibilität),

- Schlaflosigkeit, Unwohlsein, Schwäche, Verdauungsbeschwerden.

Weiterhin, aber in unklarem Zusammenhang mit Retrovir:

- Benommenheit, Diarrhöe (Durchfall), Schwindel, Schwitzen, Atembeschwerden, Flatulenz (Blähungen), Geschmacksstörungen, Brustschmerzen, Konzentrationsschwäche, Angst, häufiges Wasserlassen, Depression, allgemeines Schmerzgefühl, Schüttelfrost, Husten, Nesselsucht, Juckreiz, grippeähnliche Erscheinungen, Krampfanfälle und andere zerebral bedingte Erscheinungen, Myopathie (degenerative Skelett/ Muskelerkrankung), Pankreatitis (Entzündung der Bauchspeicheldrüse) Pigmentierung der Nägel sowie Haut und Mundschleimhaut,

- Panzytopenie (Verminderung der Erythro-, Granulo- u. Thrombozyten im strömenden Blut entweder infolge verminderter Produktion in den blutbildenden Organen oder erhöhten Zelluntergangs, [toxisch-allergischer-Effekt] mit Knochenmarkhypoplasie [Zellreifungs- u. Zellteilungshemmung, Knochenmarksblockade, -sperre]),

- isolierte Thrombozytopenie (Verminderung der Plättchenzahl im peripheren Blut, entweder infolge verkürzter Thrombozytenüberlebenszeit [Thrombo-zytolyse, gesteigerter Verbrauch oder erhöhte Thrombozytoklasie] oder als Bildungsstörung),

- Laktatazidose (mit schwerer Stoffwechselstörung einhergehende, im allg. irreversible Erhöhung des Milchsäuregehaltes, als Folge eines zu niedrigen Sauerstoffgehaltes im Blut, Lebererkrankungen wie schwere Hepatomegalie (Lebervergrößerung) mit Steatose (Leberverfettung) und erhöhte Werte von Leberenzymen und Bilirubin (ein gelber Blutfarbstoff) im Blut.

AIDS-Patienten zeigen häufig eine starke Schwächung ihrer Muskulatur. Natürlich wird von der Pharmalobby behauptet, dies sei auf das HIV zurückzuführen. Wie dies passieren soll, kann man natürlich nicht schlüssig erklären.

Seit 1990 ist allerdings erwiesen, daß dies auf eine durch AZT verursachten Schädigung der Mitochondrien in den Muskelzellen zurückzuführen ist. Die Mitochondrien werden durch übermäßige Freisetzung von aggressivem Sauerstoff (Sauerstoffradikalen) in ihrer Hauptaufgabe, der Bildung von ATP als Schlüsselsubstanz der Stoffwechselenergie, beeinträchtigt[63]. Im Tierversuch wurde 1991 bewiesen, daß AZT massive Veränderungen in der mitochondrialen DNA (mtDNA) in der Leber von Mäusen nach Administration von AZT verursachte[64]. Diese Studie kommt zu dem Schluß, daß „AIDS"-Patienten „unbedingt mit dem Einnehmen von AZT aufhören müssen." Die Ergebnisse dieser Studie wurden kurz darauf bestätigt.[65]

Daß AZT Mitochondrien tötet, sollte zumindest beim Hersteller GlaxoWellcome niemanden verwundern. Schließlich hatte man AZT Anfang der 60er Jahre aus Heringsrogen (Sperma) isoliert. Dort hat es die Aufgabe, die Mitochondrien abzutöten. Männliche Wirbeltiere übertragen ihre Mitochondrien nicht auf die weibliche Eizelle, es werden nur die mütterlichen Mitochondrien weitervererbt. Deshalb müssen die Mitochondiren der Spermien vor dem Eindringen in die Eizelle abgetötet werden.

Inzwischen gehört es eigentlich zum wissenschaftlichen Allgemeinwissen, daß Stoffe wie AZT durch ihre Giftwirkung viele Organe schädigen, wie z.b. Herzmuskulatur, Hirn- und Nervensystem sowie Leber und Pankreas[66]. Dies trifft natürlich auch auf die AZT-Nachfolgemittel Hivid (ddC), Videx (ddI), Zerit (d4T) und Epivir (3TC) und zu. All diese Präparate verursachen wie AZT exakt die gleiche Schädigung der Mitochondrien[67]. Seit 1991 wären Pharmaindustrie, Behörden und Regierung gezwungen gewesen, diese Schädigungen einer Behandlung mit Nukleosidanaloga ernst zu nehmen und den Beweis zu erbringen, daß der Tod von AIDS-Patienten nicht mit ihrer medikamentösen Behandlung in Verbindung steht. Sie sind generell dieser Verpflichtung ausgewichen, wohl unter dem Druck der Pharmaindustrie.

Vom HI-Virus wird behauptet, es zerstöre T4-Zellen, einen Teil der Immunabwehr. AZT ist ein Medikament, daß 1963/64 gegen Leukämie entwickelt wurde. Es wurde damals nicht zugelassen, weil die Todesrate der Laborratten zu hoch war. Bei Leukämie liegt eine Überproduktion von weißen Blutkörperchen vor. Genau die sollte AZT stoppen. Sehr merkwürdig: Beim Krankheitsbild „AIDS" liegt eine zu geringe Anzahl der T4-Helferzellen vor, einer Untergruppe der weißen Blutkörperchen. Und da verschreibt man AZT ausgerechnet einer Patientengruppe, bei denen eine zu geringe Anzahl von T4-Zellen, also von weißen Blutkörperchen festgestellt wurde! Und killt weitere T4-Zellen! Und hemmt deren Produktion durch Schädigung nebenbei des Knochenmarks, wo diese produziert werden.

Als in den 80ern die Angst vor AIDS grassierte, war es eine US-Schwulenorganisation, die die Zulassung von AZT durchdrückte. Hersteller Wellcome hatte ihnen versprochen, dies sei das einzige Mittel gegen den Virus. Ich habe 1998 in Barcelona jemanden getroffen, der fünf Jahre lang AZT genommen hatte. Er hörte erst auf, als ihm auffiel, daß alle seine Freunde und Mitpatienten mittlerweile gestorben waren. Das war damals gerade drei Jahre her, nur langsam erholt sich sein Körper von Wirkungen und Nebenwirkungen.

1999 berichtete das Flaggschiff der „AIDS-Industrie", die meinungsführende Fachzeitschrift „Science", über eine Tagung der internationalen „HIV/AIDS-Experten". Der Tenor lautete: „Das Rätsel des CD4-(Immunzell)-Verlustes bleibt ungelöst.[47] Den gemeingefährlichen Nonsens, den die „AIDS"-Medizin vertrauensseligen Bürgern und Patienten verkauft, brachte der „AIDS"-Immunologe Paul Johnson von der Harvard Medical School in Boston mit der ernüchternden Feststellung zum Ausdruck: „Wir sind noch sehr verwirrt über die Mechanismen, die zur CD4-Immunschwäche führen, aber zumindest sind wir jetzt auf einer höheren Verständnisebene verwirrt."

Abgesehen davon sind von einer Immunzellreduzierung in „HIV-Positiven" nicht die T4/T8-Zellen betroffen, wie 1995 von einer Forschergruppe nachgewiesen wurde.[48] Trotzdem werden weiter fleißig bei „Positiven" die T4/T8-Werte gemessen und bei zu geringer Anzahl werden dann Zellgifte verabreicht.

„Was immer auch passiert, der Gebrauch von AZT und anderen 'Anti-Virus-Medikamenten', die die Vermehrung des HIV verzögern sollten, in der Tat aber wahllos Körperzellen töten (und letztendlich den ganzen Organismus), muß umgehend eingestellt werden. Es ist besonders erschreckend, daß AZT und ähnliche Chemotherapeutika bevorzugt solche Zellen attackieren, die sich schnell vermehren, namentlich die Zellen des Darmepithels, was Durchfall und mangelnde Aufnahme der Nahrung verursacht und die Zellen des Knochenmarks, tragischerweise die Produktionsstätten der Zellen des Immunsystems, schädigt."

(John Lauritsen. 1990. Poison by Prescription. The AZT Story. Asklepios, New York)

Die sog. AIDS-Medikamente sowie Antibiotika wirken kontraproduktiv, schwächen den Körper an seiner empfindlichsten Stelle, den Mitochondrien. Patienten mit Immunproblemen bekommen Medikamente, die das Immunsystem langfristig zerstören: **„However, for AIDS-Patients it is urgently necessary, to develop a remedy substituting this toxic AZT."**[68]

AZT wirkt giftig auf die Herzmuskulatur, das Hirn, das Nervensystem, sowie Leber und Pankreas. Auch AZT-Nachfolgepräparate wie ddl und ddC schädigen die Mitochondrien.[71] Positive Statistiken, z.B. über AZT kommen auch dadurch zustande, daß Patienten, die während der Testdauer sterben, aus der Statistik herausgenommen werden: sie hätten ja nicht über die gesamte Testdauer an dem Versuch teilgenommen. Und die Medikamente sorgen für Gewichtsverlust: Sie stören die Vermehrung aller sich schnell teilenden Zellen, auch der Bakterien der Darmflora. Das erklärt die Auszehrung und die Magen/Darmprobleme von „AIDS"-Kranken, die diese Mittel schlucken. Und viele andere Sekundäreffekte, die natürlich dem Virus in die Schuhe geschoben werden, wie z.b. das „Glasknochensyndrom", ein Resultat der Attacken auf das blutbildenden Gewebe, also das Knochenmarkes.

Eine für AZT verheerende Studie („Concord-Studie") wurde vom Hersteller selbst durchgeführt, aber nach zwei Jahren AZT wurde offensichtlich, daß es die Patienten krank machte. Der Kieler Arzt Dr. Claus Köhnlein, der sich beruflich mit AZT und „AIDS" befaßt hat, bringt die Concord-Studie auf einen sehr kurzen Nenner: „Je mehr AZT die Patienten bekamen, umso schneller starben sie auch."

Es war die Fischl-Studie, die nicht nur in den USA 1987 zur überstürzten Zulassung von AZT führte. Sie wurde abgebrochen, man wollte den Placebo-Patienten keinen Verzicht auf AZT zumuten. Ähnlich wie die Protease-Inhibitoren, die ganze 45 Tage klinisch getestet wurden, wurde auch AZT völlig überhastet zugelassen. Ein Hustenmittel zugelassen zu bekommen, dauert hingegen mehr als zwei Jahre.

„DIE WELTWOCHE", Zürich, Nr. 26, 25. Juni 1992:

(...) Die Resultate waren derart überwältigend, daß die Fischl-Studie, die ursprünglich sechs Monate hätte dauern sollen, nach gut vier Monaten vorzeitig abgebrochen wurde. Die Organisatoren glaubten, es nicht verantworten zu können, angesichts des unbestreitbaren Nutzens von AZT der Hälfte der Patienten weiterhin eine Gipspille zu geben und ihnen die Wunderarznei AZT vorzuenthalten. Aber die Fischl-Studie erwies sich in der Folge als gigantischer Pfusch. (...)

Das Aidsestablishment, aber auch die Betroffenen und ihre Organisationen, kümmerten sich allzu lange nicht darum, daß der Außenseiter Lauritsen die Fischl-Studie anhand erdrückender Fakten als 'schlampig, betrügerisch und vollkommen wertlos' bezeichnete. Da die Aidsnot groß war und groß ist, wollten und wollen Ärzte und Betroffene nur das Positive sehen.

(...) Es überrascht nicht, daß etwa ein Jahr nach Zulassung von AZT US-Hausärzte feststellten, daß etwa die Hälfte der Aids-Patienten das Mittel nicht vertrug, weil es ihr Knochenmark angriff und die Produktion von lebenswichtigen Blutzellen drosselte. (...)

AZT-Kritiker leiten daraus ab, es sei Verhaltensblödsinn, ein paar Viren, von denen man nicht weiß, wie sie die gefürchtete Krankheit Aids tatsächlich auslösen, mit einem hochgiftigen Medikament zu jagen. Der Retrovirenkenner Peter H. Duesberg erklärt, bei dieser Jagd gingen aufgrund der zelltötenden Eigenschaften von AZT viele gute Zellen zugrunde, gesunde Zellen, auf die Sie und ich und besonders Menschen mit AIDS. dringend angewiesen sind. Aidsarzt Joseph A. Sonnabend drückt den gleichen Gedanken so aus: „AZT kann nicht zwischen gesunden und HIV-infizierten T4-Zellen unterscheiden. Es tötet beide. HIV und AZT haben also eines gemeinsam: Beide töten T4-Helferzellen, die das Rückgrat des Immunsystems bilden – mit dem Unterschied, daß AZT ein 500mal gefährlicherer Killer ist als HIV." (...) Joseph Sonnabend weist besorgt darauf hin, „daß nie zuvor (...) ein so giftiges Medikament als Dauermedikation verordnet worden sei." Weitere Anti-HIV-Mittel, etwa ddI und ddC (Markennamen Videx und Hivid), die nach der gleichen Logik wie AZT funktionieren und vergleichbare Nachteile haben, werden demnächst auf den Markt kommen.

Wellcome im Hintergrund

Nach Duesberg ist die Anwendung von AZT etwa mit dem Versuch zu vergleichen, einen Terroristen zur Strecke zu bringen, indem man das Trinkwasser einer Stadt vergiftet. Vielleicht, so Duesberg, würde man den Terroristen erwischen, mit ihm aber die meisten anderen Stadtbewohner auch. (...) Verschwiegen wird, daß von den ersten 4000 Patienten in den USA, die AZT nach dessen Zulassung erhielten, in den ersten vier Monaten nicht wie angeblich nach Fischl ein Prozent, sondern acht bis zwölf Prozent starben. Es wird nicht gesagt, daß die Anti-HIV-Wirkung von AZT lediglich im Reagenzglas nachgewiesen wurde, nicht aber im Menschen. Zitiert werden die Studien einer Margret A. Fischl (1987), eines Douglas D. Richman (1987) oder eines Paul A. Volberding (1990) und ihrer Mitarbeiter. Alles Studien, die von der AZT-Herstellerin Wellcome finanziert wurden; alles Studien, die Mängel aufwiesen, um es mit den dezenten Worten der renommierten britischen Medizinzeitschrift The Lancet auszudrücken. Nicht von Wellcome finanzierte Studien werden einfach ignoriert. Die erste große unabhängig von Wellcome durchgeführte französische AZT-Studie von E. Dournon und Mitarbeitern (1988), die mehr Patienten umfaßte und länger dauerte als die Fischl-Studie, wird so gut wie nie erwähnt. Denn Dournon und Mitarbeiter zeigten, daß AZT nach sechs Monaten keinen Nutzen mehr brachte, daß bei 50 Prozent der mit AZT Behandelten schwerste Veränderungen des Blutbilds auftraten und daß 20 Prozent der Patienten innerhalb von neun Monaten verstarben; von einer lebensverlängernden Wirkung keine Spur."

Der Schweizer Immunologe Alfred Hässig ist überzeugt, daß AZT nicht nur das Knochenmark, sondern alles sich schnell erneuernde, also durch dauernde Zellteilung charakterisierte Gewebe lebensgefährlich schädigt. Wie Hässig erklärte, könnte es sich herausstellen, daß das Knochenmark gar nicht das erste Ziel des DNA-Killers AZT ist. Hässig unterstreicht, daß die Darmschleimhaut (die sich dreimal schneller teilt als das Knochenmark) von dem mehrmals täglich geschluckten AZT vielleicht sogar noch mehr geschädigt wird als das Knochenmark. Da auch die lebenswichtigen Darmbakterien für ihre Vermehrung von der DNA-Synthese abhängig sind, liegt es auf der Hand, daß AZT die Darmflora schwer schädigt.

So weit die Weltwoche.

Heute wird AZT in geringeren Dosierungen gegeben. An seinem zweifelhaftem Nutzen und an der toxischen Wirkung allerdings ändert dies nicht viel: Die Menschen sterben halt etwas später, weil weniger Gift gegeben wird.

Das läßt sich auch am folgenden Diagramm des RKI ablesen: Mit der Einführung von AZT steigen die Zahl der „AIDS"-Toten (dunkelgrau) und Neuerkrankten (hellgrau) rapide an. Diese Zahlen gehen wieder steil nach unten, als Anfang der 90er Jahre die AZT-Dosis auf ein Drittel der ursprünglichen Menge reduziert wurde.

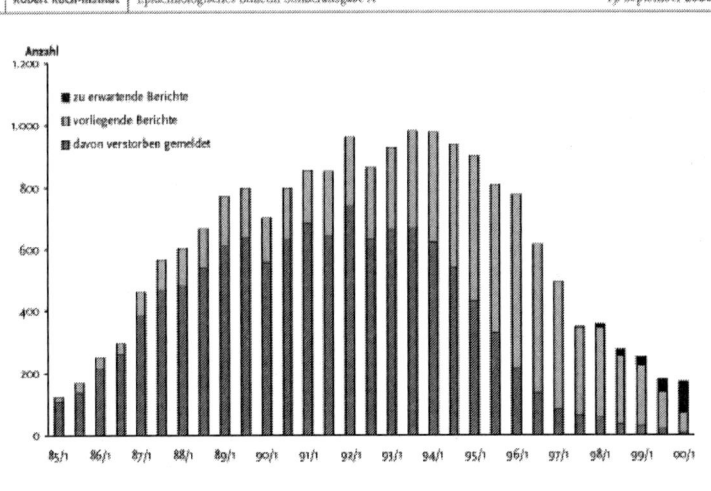

Anzeige von Glaxo/Wellcome in „The Lancet"

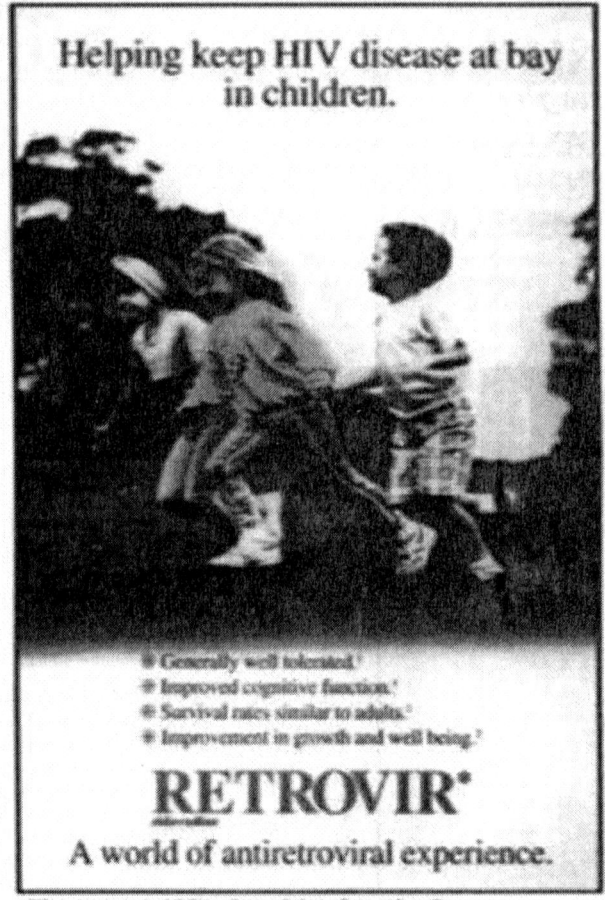

„Retrovir wirkt allgemein gut verträglich, verbessert Gehirnfunktionen, Wachstum und Wohlbefinden. Überlebensraten ähnlich wie bei Erwachsenen. Retrovir – eine Welt antiretroviraler Erfahrungen.

Es gibt in Deutschland laut RKI ganze 500 „HIV-positive" Kinder. Obwohl die Gefahr, daß eine HIV-Test-positive Mutter ein HIV-Test-positives Kind bekommt, deutlich unter 20 Prozent liegt. Trotzdem werden alle diese Mütter unter großem Druck der Ärzte zu einer „Cocktail"-Therapie bedrängt. Ihre Kinder werden direkt nach der Geburt nicht nur mit „Antiviralem", sondern auch mit Chemo-Antibiotika behandelt.

Zitat aus: „HIV und AIDS-Ein Leitfaden für Ärzte, Helfer und Betroffene", herausgegeben von der Deutschen AIDS-Hilfe.

„Unabhängig von der CD4-Zellzahl wird für alle HIV-exponierten [gefährdeten] *Kinder bis zum sicheren Ausschluß einer Infektion eine primäre PCP-Prophylaxe mit Bactrim/Cotrimoxazol (TMP/SMX) empfohlen."*

Säuglinge HIV-Test-positiver Mütter werden also mit dem gleichen Mittel behandelt, das bei allen frühen AIDS-Patienten mit großer Wahrscheinlichkeit schwere mitochondriale Schäden verursachte, das außerdem den Neuaufbau von Erbsubstanz hemmt. Und das bei einem neu geborenen Organismus, dessen primäre Aufgabe der Neuaufbau von Zellen und somit auch von Erbsubstanz ist.

Doch damit nicht genug der Belastung. Es wird empfohlen, das komplette Programm der bei gesunden Kindern schulmedizinisch empfohlenen Impfungen an den „positiven" Kleinen durchzuführen. Ich frage mich hier, was man glaubt, dem Körper von Säuglingen so alles zumuten zu können. Aber offenbar ist „HIV" ein so böser Feind, daß man keinerlei Rücksicht darauf nimmt. Auf die Idee, daß so eine Therapie allein, besonders bei Neugeborenen, eine derart massive Belastung der Immunität und der Energieproduktion tödlich sein kann, darauf kommt keiner der daran beteiligten Ärzte.

Eine Vorstellung davon, wie die Studien von „AIDS"-Medikamenten zustande kommen, bekam ich in New York, im November 1999. Ich wußte schon vorher, daß Arzneimittelstudien zumeist von den Herstellern des zu testenden Medikamentes finanziert werden. Ich wußte ebenfalls, daß die beteiligten Ärzte und sonstigen Mitarbeiter von den Herstellern bezahlt werden, was eine objektive Sichtweise auf die Produkte nicht gerade erleichtert.

Welches Ausmaß an Zynismus, Menschenverachtung und Mengele-Mentalität in solchen Studien zutage tritt, überraschte mich dann doch.

Nach einem Vortrag, den ich bei HEAL New York zusammen mit Freunden gehalten hatte, kam eine jüngere Frau auf mich zu. Ich merkte gleich, daß ihr etwas auf der Seele brannte. Sie schien, bei allem was sie sagte, von einem sehr großen Schuldgefühl getrieben zu sein.

Ihr Name war Lynn Gannett, sie hatte in der AZT-Studie nach der Fischl- Studie, die teilweise an der Syracuse-Klinik, New York stattfand, mitgearbeitet. Ihre Aufgabe war, zwischen 1990 und 1993 für die Ärzte Daten in die Computersysteme eingegeben. Dabei stellte sie nicht nur fest, daß die Ärzte ihr sehr häufig andere Werte diktierten, als auf den Patientenblättern standen. Wenn sie die Ärzte darauf aufmerksam machte, wurde sie eingeschüchtert.

Der Ehrgeiz der Ärzte, soviel Patienten wie möglich in die Studie einzubeziehen, habe mitunter makabre Züge gehabt: „Ein Patient, er war HIV-negativ, wurde auf AZT gesetzt. Daß er gar keinen positiven HIV-Test gehabt hatte, bemerkte man erst 3 Wochen später."

Gannett hat Dutzende von Beispielen gesammelt. „Es herrschte andauernder Druck von oben, mehr Patienten in die Studie einzubeziehen. Eines Tages wurde eine Frau in die Studie aufgenommen. Abgesehen von ihrem positiven HIV-Test hatte sie eine lange Geschichte von Herzproblemen und anderen Vorerkrankungen. Aufgrund dieser Kriterien hätte sie niemals in die Studie mit einbezogen werden dürfen. Der Körper der Frau reagierte sehr empfinglich auf AZT, das sie in einer Kombination mit Pentamidin bekam. Die Laborwerte deuteten auf schwere Blutarmut hin." Diese Patientin habe weiterhin AZT bekommen. Als sie schließlich auf der Intensivstation gelandet war, kurzatmig und dem dem Tode nahe, hätten die Ärzte ein Einsehen gehabt. „Zuerst reduzierten sie die AZT-Dosis von 1000 auf 500 mg täglich. Aber es half nichts, ihr Zustand verschlimmerte sich. Erst 3 Tage später wurde bei dieser Frau AZT abgesetzt." Dies sei, so erzählt Gannett weiter, keinesfalls eine Ausnahme gewesen. Die gesamte Studie sei eine Ansammlung von Chaos, Inkompetenz und Pflichtverletzung gewesen. „Es war unmöglich, die Forschungsergebnisse zu analysieren, es gab zu viele Lücken. Und das passierte nicht nur in unserer Syracuse-Klinik, sondern auch in den anderen Krankenhäusern, die an der Studie teilnahmen."

3. Die Protease-Inhibitoren

Immer wieder höre ich das Argument: „Seit mein Freund/ Bekannter die Cocktails schluckt, geht es ihm besser!" Gewöhnlich frage ich dann, ob er denn vorher AZT genommen habe. Diese Frage wird sehr häufig bejaht. Die Besserung des Befindens läßt sich ganz einfach erklären: Während nach längerem Gebrauch AZT bereits seine volle Langzeitgiftwirkung entfalten konnte, steht beim Umstieg auf die Cocktails (in denen nur manchmal AZT in geringerer Konzentration gegeben wird) die Giftwirkung der neuen „Medikamente" erst am Anfang: es dauert Monate oder manchmal auch Jahre, bis die massiven Nebenwirkungen offensichtlich werden: der Organismus erholt sich vorübergehend. Und es gibt den Placebo-Effekt: Auf ein neues Medikament wird Hoffnung projiziert, der Patient faßt neuen Lebensmut, glaubt, jetzt länger leben zu können.

Unzweifelhaft dagegen die kurzfristigen Erfolge der Kombitherapie: Vielen Patienten geht es besser, wenn sie in einer lebensbedrohlichen Situation erstmals 3 „antivirale" Substanzen plus Cotrimoxazol einnehmen. Die Frankfurter Ärztin Juliane Sacher, die diese Mittel selbst manchmal kurzfristig und niedrigdosiert anwendet, erklärt diesen Effekt auf eine verblüffend einfach Weise: „Die Kombination aus Cotrimoxazol und der Kombi verlangsamt jegliche Zellvermehrung im Körper. Besonders stark sind davon Krankheitserreger betroffen, die sich sehr schnell vermehren." Nach jeder niedrigdosierten Kurztherapie setzt Sacher dann allerdings naturheilkundliche Mittel ein, um die Giftwirkung der „Cocktails" aufzufangen.

Geschürt werden die falschen Hoffnungen, die den Patienten gemacht werden, vor allem durch Berichte von spontanen, extremen Befindlichkeitsverbesserungen, die publizistisch voll ausgeschlachtet werden. Zu finden sind die allerdings niemals in der Fachpresse, nur in populären Magazinen und Schwulenzeitschriften.

Zudem geht es den Patienten schon nach wenigen Monaten wieder schlechter, oder sie sterben, wie der bekannte „Proteasen-Lazarus" Jerry Roemer: Er stand, Zeitungsberichten zufolge, nach der Einnahme von „Saquinavir" von seinem Totenbett auf, ließ sich neben seinem Fahrrad ablichten, machte einen vitalen, sportlichen Eindruck. Der „Erfolg" war nur von kurzer Dauer: Er verstarb am 22. August 1997. Sein Tod wurde natürlich publizistisch nicht verbreitet, die Nachricht von seinem Tod fand ich in dem „AIDS"-kritischen Magazin „Continuum".

Wenn sich das „HIV" vermehrt, so belehrt uns die offizielle „AIDS"-Wissenschaft, entstehen lange Vorläufermoleküle von Eiweißen, die an bestimmten Stellen exakt auseinandergeschnitten werden müssen, um die funktionellen HIV-Eiweiße zu erzeugen, aus denen sich letztendlich die neuen HI-Viren bilden. Künstlich hergestellte kurze Eiweißmoleküle, die den zu schneidenden Stellen des Vorläufereiweißes nachgebildet wurden, aber selbst nicht schneidbar sind, sollen laut Modell die natürliche Aktivität des HIV, bzw. seiner Protease hemmen und so die Bildung neuer HI-Viren vermindern.

In die Wirklichkeit umgesetzt, ist es leider unmöglich, einen solchen Hemmstoff zu entwickeln. Genau wie das HIV selbst konnte auch seine Protease nicht isoliert werden, sie wurde lediglich gentechnisch rekonstruiert. Worauf diese „Rekonstruktion" beruht, welcher Stoff als Modell diente, wie authentisch er sein konnte kann man sich ausmalen, wenn man die Manipulationen bei der „HIV"-Erfindung betrachtet.

Das künstliche „Nachbild" des Enzyms „HIV"-Protease aber hat eine große Ähnlichkeit mit dem extrem wichtigen menschlichen Verdauungsenzym Pepsin. Abgesehen davon, daß „HIV" nicht existiert und deshalb eine Unterbindung seiner Vermehrung völlig sinnlos ist, scheint hier eine Erklärung vorzuliegen, warum viele Protease-Patienten über starke Verdauungsprobleme klagen: Könnte es nicht sein, daß dies daran liegt, daß die Protease-Inhibitoren unter anderem die Bildung von Pepsin verhindern? Wäre es dann nicht schizoid, wenn gleichzeitig von Pharmaentwicklern gefordert wird, „ein therapeutisch einsetzbarer Inhibitor muß jedoch spezifisch sein und sollte menschliche Enzyme dieser Substanzklasse nicht hemmen"[67]

Es ist theoretisch wie praktisch nicht möglich, die nicht nachgewiesene, sondern nur behauptete HIV-Protease punktgenau zu treffen: Die biochemischen Prozesse innerhalb der Zelle mit seinem Auf- und Abbau einer Vielzahl von Eiweißen, von deren Aufgaben nur ein Teil hinreichend erforscht ist, ist zu kompliziert, um Stoffe zu entwickeln, die tatsächlich spezifisch, ausschließlich auf ein Enzym wirken. Wie sonst lassen sich die massiven Nebenwirkungen der Protease-Hemmer erklären[39], wenn diese Stoffe angeblich zielgenau, nur aufs „HIV" wirken? Wie erklärt man Übelkeit, Konzentrationsschwäche, Magen- und Kopfschmerzen, Durchfall (teilweise unverdaute Nahrung), Müdigkeit, Ausschlag, veränderte Geschmackswahrnehmung, Erbrechen, Schlaflosigkeit, Schwindel, Hepatitis, Leberversagen u.v.a.m.? Oder ist hier wieder das „HIV" selbst die Ursache?

Medikamente, welche angeblich spezifisch nur aufs „HIV" wirken, haben diese Summe von Nebenwirkungen, auf den gesamten Organismus verteilt!

Natürlich wirken die Cocktails, ähnlich wie AZT und auch die Krebs-Chemotherapie, nicht spezifisch: Sie vergiften den gesamten Organismus, bringen natürliche Prozesse durcheinander, vermindern die Produktion sämtlicher neuer Erbsubstanz, speziell der sich schnell teilenden Zellen, wie z.B. der Immunzellen und Darmbakterien. Daher auch Verdauungs- und Auszehrungsprobleme bei Patienten, die diese Mittel nehmen.

Die Protease-Hemmer wurden klinisch ganze 45 Tage lang getestet. Dazu das Wall Street Journal am 10.10.96: „Die neuen AIDS-Medikamente wurden von der (US-) Food and Drug Administration so schnell zugelassen, daß die Forscher gar nicht genau wissen, was sie bewirken (...) Protease-Patienten sind Versuchskaninchen, in einem der größten und teuersten medizinischen Experimente unserer Zeit."

Dr. Andrew Carr vom „Centre for Immmunology" des St. Vincent Hospitals, Sydney, sagte nach der Zulassung der Protease-Inhibitoren einem Journalisten des „New Scientist" (vol. 153, no. 2067; Feb. 97) folgendes: „Es herrscht therapeutisches Chaos. Ärzte verschreiben, was Patienten haben wollen, oder sie vermuten, verschreiben zusätzliche Medikamente nach Gefühl. Etwas derartiges habe ich in der Medizin noch nicht gesehen."

Protease-Inhibitoren werden vom Körper nicht vollständig abgebaut, sie lagern sich in kristalliner Form ab. Die Folge ist eine langsame Vergiftung des Körpers. Die Studien, die „beweisen", die Protease-Inhibitoren senkten den „Viral Load", sind übrigens in aller Regel von den Herstellern selbst finanziert.

Sehen wir mal davon ab, daß es kein isoliertes HIV gibt und daß der Erfinder der PCR die Messung eines „Viral Load" per PCR unsinnig findet: Was ist es dann wert, wenn die Pharma-Hersteller versichern, ihre Protease-Hemmer senkten den „Viral Load"? Ein heftigst mit Nebenwirkungen gespicktes Pharmagift wird hier anscheinend ohne jede Grundlage in die Stigmatisierten hineingepumpt, einen Laborwert zu senken (Viral Load) der überhaupt keine diesbezügliche Aussagekraft hat: Die PCR mißt eine erhöhte Produktion von DNA/RNA-Bruchstücken, die aufgrund von Hyperaktivität oder entzündlicher Prozesse in vorgeschädigten Zellen und damit Organismen häufiger vorkommt, als in gesunden. Diese Überaktivität kann zu Kachexie, Durchfällen, Muskelschwund u.v.a.m. führen. Wird diese Hyperaktivität mit Prothease-Inhibitoren gebremst, geht es dem Patienten kurzzeitig besser. Langfristig eingenommen, führen diese Medikamente allerdings zum Tode.

Die nachhaltigste „Nebenwirkung" der Protease-Inhibitoren steht natürlich nicht im Beipackzettel: Durch den starken Einschnitt in die genetische Substanz des Körpers wirken sie stark genverändernd: Nachkommen eines Cocktail-Patienten dürften eine erschreckende Ähnlichkeit mit den Föten, Embryonen und Kindern „Agent-Orange"-geschädigter Vietnamesinnen haben.

Propaganda

Richtig makaber wird es, schaut man im „hiv.net" (Internet: http://www.hivnet.de), einem im Jahre 1999 von Glaxo und MSD gesponserten Internet-Projekt unter „Nebenwirkungen von Protease-Hemmern" nach:

Nebenwirkungen von Proteasehemmern mit Überraschungseffekten

von Alan Huff

„*Ellen, eine 42-jährige Buchhalterin, wurde seit 12 Monaten mit einer Dreierkombination behandelt. Während dieser Zeit fiel die Viruslast unter die Nachweisgrenze.* „*Aber eine höchst ungewöhnliche Entwicklung war die Vergrößerung meiner Brüste*", *relativiert Ellen den Erfolg.* „*Sie wurden rund, voll und schwer und stehen grad so raus wie bei den Nachtclubtänzerinnen in Las Vegas mit ihren Silikon-Implantaten.*" *Fast ungläubig fährt sie fort:* „*Meine BH-Körbchengröße war früher 34A und jetzt habe ich 36D. Ich wandte mich an meinen Arzt, der aber nur meinte, daß ich damit losziehen und mir einen Freund suchen sollte! Wir kamen nicht auf die Idee, daß Crixivan die Ursache war. Ich werde dem Pharmaunternehmen die Rechnung für meine neuen BH's schicken.*"

Das ist sicherlich eine Schadensersatzforderung, die gerne beglichen wird! Ich frage mich hier, warum Merck Brustvergrößerungen nicht mit in ihren Beipackzettel[39] aufgenommen hat.

Lassen wir mal den Sarkasmus beiseite: Ich weiß nicht, ob die 42jährige Buchhalterin wirklich existiert, oder ob ihre Geschichte frei erfunden wurde, um die Nebenwirkungen zu verharmlosen. Die schweren Störungen des Stoffwechsels führen bei vielen Cocktail-Benutzern zu Fettablagerungen. Zumeist aber an weniger exponierten Stellen wie der oben erwähnten.

4. Von Langzeitpositiven lernen

Schaut man sich abseits zweifelhafter Propaganda das Profil von Langzeitpositiven an, von Menschen, die mindestens 10 Jahre mit „HIV" leben, so stellt man fest, daß sich diese dadurch auszeichnen, daß so gut wie keiner über längere Zeit „AIDS"-Medikamente nimmt. Acht mir vorliegende Studien über long-time-survivors zeigen:. Keiner der Langzeitpositiven, die an den Studien teilnahmen, nahm diese Medikamente langfristig! Die überwiegende Mehrheit überhaupt nicht!

Positiv getestete Menschen sollten nicht, wie es die Broschüren der deutschen AIDS-Hilfe empfehlen, ihr Testament machen, sondern lernen, ihre Angst loszuwerden und um verschreibungswütige Ärzte einen großen Bogen zu machen.

Die Fakten dagegen sind eindeutig, hier eine kleine Leseprobe aus einigen Studien, die Vitalität und Immunität von Langzeitpositiven erforschten (Übersetzung aus dem Englischen):

„Mit Ausnahme der Patienten 17 und 24 hatte kein Patient jemals antiretrovirale Medikamente bekommen."[43]

„Die mittlere Infektionszeit der Patienten lag bei 14 Jahren (Extremwerte: 11-15 Jahre) und keiner war jemals mit antiretroviralen Mitteln behandelt worden."[44]

„Langzeitpositive (LZP) hatten bedeutend weniger Symptome und bessere Werte als Patienten, die seit kürzerer Zeit infiziert waren und die steigende Viral Load-Werte [VLW] hatten. Nur 38 Prozent der LZPs hatte jemals AZT [Retrovir?] oder andere Nucleosidanaloga [wie ddI oder ddC] eingenommen, die Vergleichsgruppe der VLW's hingegen nahm zu 94 Prozent solche Medikamente. LZP's hatten deutlich weniger Infektionen."[40]

„Keiner der Probanden [Versuchsteilnehmer] nahm antivirale Substanzen für längere Zeit. Kurzzeitig allerdings hatten die Patienten Nr. 2, Nr. 7 und Nr. 3 AZT oder Recombiant gp160 eingenommen. Kein Proband nahm diese Medikamente während der Studie ein."[41]

„Antiretrovirale Therapie und PCP-Prophylaxe verlängern AIDS-freies Überleben. Trotzdem hatten 45 Prozent der Gruppe, die bis zu 3 Jahre lang T4-Werte unter 200 hatten, niemals diese Medikamente eingenommen. [...] Schlußfolgerungen: Eine große Anzahl von Probanden bleibt frei von AIDS-Symptomen und zwar bis zu 3 Jahren, bei CD4-Werten unter 200. [...] Wie auch immer: 45 Prozent der Gruppe der AIDS-freien Patienten hatten keine antiretrovirale Therapie begonnen und blieb frei von AIDS-Symptomen, auch wenn die T4-Werte unter 200 fielen."[42]

„Keiner der Langzeitsymptomlosen (LZS) oder derjenigen, die langsam steigende Viral-Load-Werte hatten, bekam irgendwelche retroviralen Medikamente während der Studie. Drei Probanden mit schnell steigenden Viral-Load-Werten (H 172, H 411 and H 1145) waren mit AZT behandelt worden."[45]

Es gilt ja in der „AIDS"-Wissenschaft als gesicherte Erkenntnis, daß die „AIDS"-Medikamente das Leben verlängern. Dies spiegle sich auch darin wieder, daß die Anzahl der „AIDS"-Neuerkrankungen und der Todesfälle kontinuierlich sinke. Aber gleichzeitig beklagt man sich darüber, es würde nur ein kleiner Teil der „HIV-Positiven" die Medikamente nehmen: Wo ist die Logik?

Pressemitteilung GLAXO WELLCOME 1997

Hamburg, 26. November 1997

„Frühtherapie bei HIV – AIDS wird behandelbar

Die verbesserten therapeutischen Möglichkeiten zur Behandlung der HIV-Infektion standen im Mittelpunkt der Pressekonferenz 'Frühtherapie bei HIV – Aids wird behandelbar', die am 14. 10. 1997 in Hamburg stattfand. Dabei wurde deutlich, daß heute immer noch zu oft wertvolle Zeit bis zum Therapiebeginn verschenkt wird. Obwohl die Bedeutung der Viruslast für die Progression der Erkrankung bekannt ist, hapert es nach überwiegender Meinung der Aids-Experten immer noch gewaltig mit der Frühbehandlung. Dies bestätigen auch die epidemiologischen Daten des Robert-Koch-Instituts. **Nur etwa ein Drittel aller HIV-Infizierten lassen sich vor der Diagnose Vollbild Aids mit prophylaktisch therapeutischen Maßnahmen behandeln.** *Mehr als die Hälfte der nicht behandelten Patienten war mindestens ein halbes Jahr vorher über die HIV-Infektion informiert. Damit wird wertvolle Zeit für den notwendigen Therapiebeginn verschenkt.(...)"*

Aha, die Langzeitüberlebenden meiden in absoluter Mehrheit die Medikation, nur ein Drittel aller Symptomlosen nimmt diese Gifte, aber die Pharmaindustrie feiert die Erfolge ihrer Produkte. Diese solle man so früh wie möglich einnehmen. Drei Jahre später wurde übrigens die Marschrichtung der Behandlung von „AIDS" verändert. Anstatt sofort nach Bekanntwerden der „Infektion" mit den „Cocktails" zu beginnen, wird seit dem Jahr 2000 empfohlen, erst bei klinischen Symptomen mit der Therapie zu beginnen.

5. Der letzte Coup der Pharmaindustrie: Medikamentöse Erstschläge nach einem vielleicht infektiösem Verkehr mit jemandem, der vielleicht mit „HIV" infiziert ist

Ärzte Zeitung, 4.6.1998:

„Postexpositionelle HIV-Prophylaxe bei nicht-beruflichen Risiken/ Empfehlungen der AIDS-Gesellschaften und des RKI

Was tun nach ungeschütztem Sex bei HIV-Infektion?

Berlin (eis). Daß antiretrovirale Medikamente nicht nur bei HIV-Infektion

die Viruslast senken, sondern auch bei HIV-Exposition eine Infektion verhindern können, ist belegt worden. Erstmals sind jetzt Empfehlungen für eine medikamentöse Prophylaxe nach ungeschütztem Geschlechtsverkehr mit einem HIV-infizierten Partner oder bei anderen nicht-beruflichen Risiken gegeben worden. Bisher gab es nur Prophylaxe-Richtlinien für eine HIV-Exposition im Beruf, etwa durch eine Nadelstichverletzung. Die neuen Empfehlungen sind von der Deutschen und der Österreichischen AIDS-Gesellschaft zusammen mit dem Robert-Koch-Institut in Berlin beschlossen worden (Epidem Bull 21, 1998, 151). Ausdrücklich wird darauf hingewiesen, daß die medikamentöse Prophylaxe keine Alternative zu Kondomen oder anderen Schutzmaßnahmen ist.

Die Prophylaxe wird empfohlen nach ungeschütztem vaginalen oder analem Geschlechtsverkehr mit einem nachgewiesen HIV-infizierten Partner, etwa wenn ein Kondom gerissen ist; ebenso nach gemeinsamer Nutzung kontaminierter Drogenbestecke.

Große Zurückhaltung zur Verordnung sei geboten, wenn die HIV-Infektion nicht geklärt ist.

Keine Indikation für eine Prophylaxe sind Küssen oder andere Sexualpraktiken ohne Sperma- oder Blut-Schleimhautkontakte. Auch eine Verletzung durch altes, weggeworfenes Spritzenbesteck – wie bei Kindern häufig – ist danach keine Indikation für eine medikamentöse Prävention.

Ein maximaler Schutz wird nur erreicht, wenn die Medikamente bereits zwei Stunden nach der Exposition gegeben werden, so die Empfehlungen. Später als 72 Stunden nach Schleimhautexposition und 24 Stunden nach perkutaner oder intravenöser Exposition sei die Prophylaxe unwirksam. An Medikamenten sollten zwei Nukleosidanaloga und ein Protease-Hemmstoff in den vorgesehenen Dosierungen über vier Wochen appliziert werden.

Bei Schwangeren sollte auf Protease-Hemmstoffe verzichtet werden. Wegen möglicher Wechselwirkungen mit anderen Pharmaka ist bei Verschreibung von Protease-Hemmstoffen oder Reverse-Transkriptase-Hemmern auf eine vollständige Medikamentenanamnese zu achten, heißt es weiter. Patienten seien zudem darauf hinzuweisen, daß die Einnahme jedes zusätzlichen Medikaments während der Prophylaxe besprochen werden muß."

So weit die Ärztezeitung. Wenn ich das hier richtig verstehe, dann können die Medikamente „HIV" killen. Aber nur, wenn es im Körper gerade frisch eingetroffen ist. Aber warum killen diese Mittel „HIV" nicht, wenn es über Jahre hinweg einem „Infizierten" gegeben wird? Angeblich sinken doch die „Viral Load"-Werte auf null!!! Um dies zu erklären, hat die „AIDS"-Medizin neuerdings die These aufgestellt, „HIV" bilde irgendwo in den Tiefen des Körpers „Reservoirs", wo es gewissermaßen einen Winterschlaf hielte, bis die Viren irgendwann ausschwärmten und das Immunsystem zerstören.

6. Die Aufrechterhaltung der Zulassung der „Antiviralen HIV-Medikamente" ist illegal

Medikamente müssen auch nach der Marktzulassung beobachtet werden, besonders, wenn sie bekannte Nebenwirkungen haben. Vorgeschrieben ist dabei ein Stufenplanverfahren nach dem Arzneimittelgesetz (AMG). Das AMG wurde nach dem Contergan-Skandal zum Schutz des Patienten, besonders auch nach Markteinführung eines Medikamentes, geändert.

Es folgt ab hier eine rein wörtliche Wiedergabe der Drucksache 12/8591, Deutscher Bundestag - 12. Wahlperiode- Bericht des Bluteruntersuchungsausschusses, Seiten 37-39:

2.1.5.1 Nachmarktkontrolle

(...) Während mit dem Zulassungserfordernis präventiv dafür gesorgt werden soll, daß lediglich Arzneimittel mit einer positiven Risiko-Nutzen-Bilanz in den Verkehr gelangen, soll die sog. Nachmarktkontrolle gewährleisten, daß ein Arzneimittel auch nach der Zulassung intensiv beobachtet wird, so daß sich erst in dieser Phase herausstellende Risiken und Gefahren möglichst früh erkannt werden, und daß pharmazeutische Unternehmer und Behörden zur Risikoabwehr möglichst schnell und wirksam reagieren können. Im Rahmen der Nachmarktkontrolle kann die Zulassung durch die zuständige Bundesoberbehörde zurückgenommen, widerrufen oder zum Ruhen gebracht werden.

Der organisationsrechtliche Rahmen der Nachmarktkontrolle sieht in der Bundesrepublik Deutschland zur Zeit so aus, daß Bund (bis zum 30. Juni 1994 in erster Linie das BGA) und Länder (und dort wieder – mit Ausnahme der Stadtstaaten – die Regierungspräsidien oder Bezirksregierungen) gemeinsam die staatliche Aufgabe der Nachmarktkontrolle wahrnehmen und die Befugnisse ihrer jeweiligen Behörden im Wege der Kooperation abstimmen müssen. (...)

2.1.5.2 Beteiligung der Ärzte an der Nachmarktkontrolle

Die Ärzte, niedergelassene wie Krankenhausärzte, sind am System der Nachmarktkontrolle insofern beteiligt, als sie berufsrechtlich gemäß; 24 Abs. 7 Musterberufsordnung für die deutschen Ärzte (MBOÄ) dazu verpflichtet sind, der ihrerseits vertraglich mit der Bundesoberbehörde verbundenen Arzneimittelkommission Arzneimittelrisiken mitzuteilen. Es handelt sich insofern um ein Spontanberichtssystem.

Daneben laufen zur Zeit einige Projekte zur Intensiverfassung (vgl. Sander, AMG, A III Einführung, 2.10). Ein strukturiertes Melde- und Erfassungssystem für unerwünschte schädliche Arzneimittelwirkungen, das in erster Linie bei den Versorgungskrankenhäusern ansetzt, gibt es in der Bundesrepublik Deutschland nicht.

2.1.5.3 Das Stufenplanverfahren

Das wichtigste Instrument im Rahmen der Nachmarktkontrolle ist das seit dem 1. Oktober 1980 installierte sog. Stufenplanverfahren. Seine Rechtsgrundlage findet es in §63 AMG und der „Allgemeine(n) Verwaltungsvorschrift zur Beobachtung, Sammlung und Auswertung von Arzneimittelrisiken (Stufenplan) nach §63 des Arzneimittelgesetzes" vom 20. Juni 1980 (BAnz. Nr. 114 vom 26. Juni 1980), zuletzt geändert am 10. Mai 1990 (BAnz. Nr. 91 vom 16. Mai 1990).

Ziel des Stufenplans ist es, im Hinblick darauf, daß der Erkenntnisstand über unerwünschte Nebenwirkungen eines Arzneimittels bei der Zulassung wegen der Begrenztheit der vorangegangenen klinischen Prüfung naturgemäß begrenzt ist, zu gewährleisten, daß Arzneimittel auch nach der Zulassung hinsichtlich ihrer Risiken intensiv beobachtet, bekannt gewordene Risiken zentral erfaßt und ausgewertet und die nach dem Arzneimittelgesetz ggf. zu ergreifenden Maßnahmen koordiniert werden. Zu diesem Zweck baut der Stufenplan ein System auf, im Rahmen dessen die Bundesoberbehörde und – vom Anspruch her – alle Personen und Institutionen, die am Verkehr mit Arzneimitteln oder ihrer Anwendung beteiligt und sachkundig sind, zur Beobachtung, Sammlung und Auswertung von Arzneimittelrisiken zusammenwirken, die zu ergreifenden Maßnahmen genannt und Wege zur Information von Fachkreisen und Öffentlichkeit bestimmt werden (vgl. Sander, AMG, Stufenplan, Anh. I/63).

Als Behörden und Stellen, mit denen die zuständige Bundesoberbehörde zusammenzuwirken hat, nennt der Stufenplan in Ziffer 2 die obersten Landesgesundheits- und Veterinärbehörden, die Arzneimittelkommissionen der Kammern, der Heilberufe und der Heilpraktikerschaft, die Bundesver-

bände der pharmazeutischen Industrie und die von ihnen benannten Stellen, die Arzneimittelrisiken sammeln, die Informations- und Behandlungszentren für Vergütungsfälle, das Deutsche Krebsforschungszentrum, die zuständigen Stellen im Geschäftsbereich der Bundesminister, die Dienststellen der Weltgesundheitsorganisation, die Mitgliedstaaten der Europäischen Gemeinschaften, den Ausschuß für Arzneispezialitäten der Europäischen Gemeinschaften, die Arzneimittelbehörden anderer Länder und andere internationale Stellen. Insofern wird kritisiert, daß zwar die „Anbieterseite" des Arzneimittelmarktes beteiligt ist (vgl. Ziffer 2.3), nicht aber die „Nachfrageseite" in Form von wissenschaftlich und praktisch kompetenten Vertretern der Patientenschaft und/oder der Arzneimittelkritik (vgl. Hart F I 4). Dadurch besteht die grundsätzliche Gefahr, daß die Bundesoberbehörde unter einen strukturell einseitigen Druck gerät, zumal Patienten, Ärzte und Kassen im Hinblick auf das Ergreifen von Risikoabwehrmaßnahmen nicht klagebefugt sind.

Die Verwaltungsvorschrift zum Stufenplan sieht die Einladung zu jährlich zwei oder mehr Routinesitzungen (Ziffer 5) und – beim Vorliegen eines begründeten Verdachts auf ein gesundheitliches Risiko – zu Sondersitzungen (Ziffer 7) vor.

Zu den Routinesitzungen werden die obersten Landesgesundheits- und Veterinärbehörden, je ein Vertreter der Arzneimittelkommissionen der Kammern der Heilberufe und der Heilpraktikerschaft, ein Vertreter der Bundesverbände der pharmazeutischen Industrie oder der von ihnen benannten Stellen sowie der Bundesgesundheitsminister und andere Bundesminister, deren Geschäftsbereich berührt ist, eingeladen. Sie dienen der Auswertung der eingegangenen Meldungen über Arzneimittelrisiken und der Beratung über Maßnahmen zur Beschaffung weiterer Informationen.

Für die Befassung mit konkreten Gefahrmeldungen oder Situationen sieht die Verwaltungsvorschrift zwei Gefahrenstufen und ein dementsprechend abgestuftes Vorgehen vor (vgl. Ziffer 6). Gefahrenstufe I tritt ein, wenn Meldungen oder sonstige Informationen auf die Möglichkeit von Arzneimittelrisiken hinweisen und verpflichtet die Bundesoberbehörde lediglich zum Eintritt in einen Informationsaustausch – zunächst mit dem betroffenen pharmazeutischen Unternehmer und erst danach mit allen anderen am Stufenplan Beteiligten (vgl. oben) -, der sich insbesondere auf die Häufigkeit der vermuteten Arzneimittelrisiken, ihre möglichen Ursachen und den Grad der Gefährdung bezieht.

Gefahrenstufe II tritt ein, wenn der Informationsaustausch in Gefahrenstufe I oder die Meldungen und sonstigen Informationen einen begründeten Verdacht auf ein gesundheitliches Risiko ergeben und verpflichtet die zuständige Bundesoberbehörde zur Einberufung einer Sondersitzung. Zu dieser sind die obersten Landesgesundheits- und (ggf.) -veterinärbehörden, je ein Vertreter der Arzneimittelkommissionen der Kammern der Heilberufe und der Heilpraktikerschaft, Sachverständige, je ein Vertreter der Bundesverbände der pharmazeutischen Industrie oder der von ihnen benannten Stellen, der betroffene pharmazeutische Unternehmer, der Sachverständige seiner Wahl mitbringen kann, der Bundesgesundheitsminister und andere Bundesminister, deren Geschäftsbereich berührt ist, sowie die andere Bundesoberbehörde einzuladen." Hier noch einmal der wichtigste Satz:

„Gefahrenstufe I tritt ein, wenn Meldungen oder sonstige Informationen auf die Möglichkeit von Arzneimittelrisiken hinweisen und verpflichtet die Bundesoberbehörde lediglich zum Eintritt in einen Informationsaustausch."

Der Totenkopf auf der AZT-Verpackung, die lange Liste von Nebenwirkungen, das sind konkrete Hinweise darauf, daß dieses Arneimittel gesundheitliche Risiken hat. Diese Risiken hätten fortlaufend beobachtet werden müssen.

Spätestens jedoch 1989 hätte AZT vom Markt genommen werden müssen. Über die Zwischenergebnisse des Frankfurter HIV-Modells (im folgenden „Frankfurter Studie" genannt), der größten deutschen Studie zur Medikation bei HIV-Test-Positiven, veröffentlichte die Ärztezeitung in Ausgabe 189/1989 einen Artikel mit der Überschrift: „In der Frühphase alternative Therapien statt AZT?" Helga Rübsamen-Waigmann, Leiterin der Studie, habe der Zeitung zufolge vor der Anwendung von AZT in der Frühphase der HIV-Infektion gewarnt. Der Chef, Hans Dieter Brede, Leiter des Georg-Speyer-Hauses (GSH) in Frankfurt habe außerdem festgestellt, daß alternative Therapiemethoden AZT im ersten Jahr der Studie überlegen gewesen wären. Dazu Juliane Sacher: „Bei den AZT-Patienten gab es einen Abfall des Immunstatus von 77 Prozent, bei meinen Patienten von 7 Prozent. Das klingt nicht schlecht für meine Therapien, aber eines hat mich irritiert: Die Patienten, die gar nicht behandelt werden wollten, hatten gar keinen Abfall ihres Immunstatus'."

Der zweite wichtige Satz war:

„Gefahrenstufe II tritt ein, wenn der Informationsaustausch in Gefahrenstufe I oder die Meldungen und sonstigen Informationen einen begründeten Verdacht auf ein gesundheitliches Risiko ergeben und verpflichtet die zuständige Bundesoberbehörde zur Einberufung einer Sondersitzung."

Das Zwischenergebnis der Frankfurter Studie hätte also schon 1989 zu einer Überprüfung der AZT-Zulassung führen müssen. Doch getan hat sich nichts.

Was daran liegt, daß sowohl RKI, als auch BMfG einerseits das Arzneimittelrecht sehr eigenwillig auslegen und die Ergebnisse der Frankfurter Studie nicht kennen.

Dr. Ulrich Marcus vom RKI schrieb am 7.10.96 unter dem Geschäftszeichen 4-2-6719-2490/96, Stufenplanverfahren dienten nur dann zum Schutz vor nebenwirkungsreichen Medikamenten, wenn es ungefährlichere Alternativen gäbe. Dies sei derzeit bei der HIV-Medikation nicht der Fall, deshalb sei ein Stufenplanverfahren nicht eingeleitet worden.

Ein Satz von Dr. Marcus, der zwei Unwahrheiten enthält:

1. Wurden durch die Frankfurter Studie Alternativen bekannt, und zwar die von Frau Sacher angewendeten naturheilkundlichen Therapien

2. Das AMG dient, wie oben der Bundestag schreibt, zum Schutz vor sämtlichen nebenwirkungsreichen Medikamenten. Nach dem Gesetz kann auch ein Medikament gegen eine Krankheit ersatzlos gestrichen werden, ohne vorhandene Alternativen, wenn das Medikament den Patienten mehr schadet, als nützt.

Nicht nur Dr. Marcus hat Probleme mit der Wahrheit, wenn es um AZT geht. Auch das BMfG ignoriert die Frankfurter Studie.

Weil beim Petitionsausschuß des Bundestages zwei Petitionen eingegangen waren, die sich gegen AZT richteten und auf die Frankfurter Studie beriefen, fragte der Petitionsausschuß beim BMfG an, was es denn mit diesem auf sich habe. Der Petitionsauschuß bekam am 7.5.98 unter dem Geschäftszeichen 111-3096/98 folgende Antwort:

„1. Dem Bundesministerium für Gesundheit und dem zuständigen Bundesinstitut für Arzneimittel und Medizinprodukte sind weder der Plan noch die Durchführung oder die Ergebnisse einer Studie bekannt, in der zu einer antiretroviralen Therapie alternative medikamentöse Behandlungen untersucht worden sind. Auch über die Art der von Frau Dr. Sacher durchgeführten Alternativmedikation (...) liegen keine Erkenntnisse vor. Frau Dr. Sacher ist dem BfArM bisher nicht als Sachverständige auf dem Gebiet der Behandlung von HIV-Infektionen bekannt. (...)"

Abgesehen davon, daß mir Frau Dr. Sacher umfangreiche Korrespondenzen mit dem BMfG vorlegen konnte, ihr Name bei den Zuständigen für AZT zumindest bekannt sein dürfte, ist an diesem Statement interessant, daß man offensichtlich die Frankfurter Studie nicht kennt.

Ich habe einfach mal ein Fax an das Frankfurter Georg-Speyer-Haus geschickt, das damals die Studie durchführte. Ich wollte wissen, wer der Auftraggeber dieser Studie war. Das GSH antwortete am 7.10.99. Eine Frau Dr. Ursula Dietrich schrieb mir wörtlich: „Ich habe Ihre Anfrage bezüglich der in der Ärztezeitung veröffentlichten 1989 Studie über AZT auf den Tisch bekommen. (...) Diese Studie wurde damals vom BMfG finanziert."

Aha, das BMfG kennt also seine eigene Studie nicht. Wahrscheinlich hat man nicht nur die Studie bezahlt, sondern auch den Reißwolf, in dem sie damals gelandet ist.

Die damalige Leiterin der Studie, Helga Rübsamen-Waigmann (die so gern Pfeile an „HIV"-Partikel malt) arbeitet mittlerweile bei der BAYER AG in Wuppertal. Eine Anfrage an sie blieb unbeantwortet. Ich wollte von ihr wissen, ob sie ihrer aus dem AMG bestehenden Informationspflicht bezüglich der Unterlegenheit von AZT gegenüber einer naturheilkundlichen Therapie oder einem völligen Therapieverzicht nachgekommen wäre. Auch das GSH wurde plötzlich sprachlos, als ich Beweise haben wollte, ob das GSH damals das BMfG auf die Resultate der Frankfurter Studie aufmerksam gemacht hatte...

Dr. Schlebusch von der Essener Zentralstelle zur Dokumentation von Naturheilverfahren sprach im Herbst 1999 erstmals beim BMfG wegen des Artikels aus der Ärztezeitung vor. Als er ein halbes Jahr später immer noch keine Antwort erhalten hatte, schrieb er das BMfG per Einschreiben/Rückschein an. Auch daraufhin bekam er innerhalb von zwei Monaten keine Antwort.

Erst als ich als Journalist da richtig Druck machte, ging es plötzlich ganz schnell. Allerdings bekam Dr. Schlebusch keine Antwort auf seine Anfrage. Er hatte wissen wollen, inwiefern das Stufenplanverfahren bei AZT durchgeführt worden sei. Dr. Schomburg vom BMfG antwortete am 27. Juli unter dem Geschäftszeichen 111-43059, die Frankfurter Studie sei 1993 einvernehmlich eingestellt worden. Wegen diverser Fehler sei eine Auswertung der Ergebnisse nicht möglich gewesen. Auf Schlebuschs Frage, ob nach dem Artikel in der Ärztezeitung ein Stufenplanverfahren eingeleitet worden sei, antwortet Dr. Schomburg nicht. Er führt lediglich an, daß in Deutschland jedes Arzeimittel einer Nachmarktkontrolle unterliegen würde.

Ich möchte es Ihnen überlassen, das Ganze für sich zu bewerten. Am Ende des Buches finden Sie den Text einer von mehreren Personen gestellten Strafanzeige nebst diverser Beweisdokumente. All diese Strafanzeigen wurden trotz bester Beweislage niedergeschlagen.

TEIL VI:
Wenn der Test positiv ausfällt...

Freiheit bedeutet Verantwortlichkeit. Das ist der Grund, weshalb die meisten Menschen sich vor ihr fürchten.

George Bernard Shaw

1. Bange machen gilt nicht!

Ich habe in diesem Buch bislang darauf geachtet, journalistische Spielregeln einzuhalten. Ich habe mich darauf beschränkt, überprüfbare Fakten zu präsentieren, Wertungen außen vor zu lassen und die Interpretationen der Fakten Ihnen, dem Leser, zu überlassen. Jetzt ist es für mich an der Zeit, diese Position zu verlassen.

Ich habe am Anfang dieses Buches davon gesprochen, daß Angst meiner Meinung nach die Hauptgefahr ist, der HIV-Test-Positive ausgesetzt sind. Danach habe ich mich mit diesem Thema eher wenig auseinandergesetzt. Es war wichtiger, zunächst Sachfragen zu klären, Statistiken zu entzaubern, beweisbare Fakten zu Tests, Isolationen und „Cocktails" zu bringen.

Ich werde versuchen, die psychische Situation transparent zu machen, in der sich HIV-Test-positive Menschen befinden. Außerdem werde ich diesen Betroffenen ein paar Tips mit auf den Weg geben, Beobachtungen mitteilen, die ich in vielen Dutzend Gesprächen mit HIV-Test-Positiven gesammelt habe, die ihre Angst vor „AIDS" verloren haben, oder sich auf einem guten Weg dahin befinden.

Bei den „AIDS"-Hilfen und in Positiven-Gruppen trifft man hingegen auf das Gegenteil: Menschen, die nur über Krankheit und Tod sprechen. Ihr einziger Lebensinhalt sind ihre Laborwerte und die Bestandteile der Kombitherapie, die sie gerade einnehmen.

Das negative Denken, die destruktive Eigendynamik einer solchen Gruppe von Menschen, die ihre verbleibende Lebenszeit für sehr begrenzt halten, sollte man nicht unterschätzen: Man überbietet sich gegenseitig mit seinem Pessimismus und „infiziert" sich gegenseitig damit.

Diese „AIDS"-Hilfen, die das Forum für solche Gruppen bilden, werden von der Pharmaindustrie gefördert. Nicht mehr so massiv, wie in den 80er Jahren, aber man hat einen engen Kontakt. Ich möchte den Leuten in den „AIDS"-Hilfen nichts unterstellen, aber diejenigen, die ich aus Dortmund und Berlin kennengelernt habe, halte ich für Opfer ihres eigenen Helfersyndroms. Sie haben jahrelang die AZT-Medikation forciert, die heute in der Schulmedizin nachträglich als großer Fehler gilt. Sie haben danach Ihren Betroffenen zur 3er-Kombi, so früh wie möglich, geraten. Heute setzt sich in der Schulmedizin die Erkenntnis durch, mit den Medikamenten zu warten, bis Symptome auftauchen.

Und manchmal steigern sich Aktivisten in solchen „AIDS"-Hilfen in Aktivitäten hinein, die schon mehr als makaber sind.

Im Frühjahr 1998 habe ich in Hamburg gelebt und gearbeitet. Als ich abends in einem Schwulen-Café einen Flyer entdeckte, wollte ich erst gar nicht glauben, was da alles zu lesen war. Es ging um eine Veranstaltungsreihe für „HIV"-Positive und „AIDS"-Kranke am 25. und 26.4.1998 in Hamburg. Sponsor waren alle „AIDS" Organisationen der Stadt und andere schwule Einrichtungen, sowie der Verband Hamburger Friedhöfe AöR; Veranstaltungsort war das Krematorium Olsdorf. Im Krematorium des größten deutschen Friedhofes, das ohnehin nicht gerade eine fröhliche, vitale, lebensbejahende Atmosphäre verbreiten dürfte, wurden Betroffene mit folgenden Vorträgen und anderen Veranstaltungen traktiert (Folgend rein wörtliche Zitate aus dem Veranstaltungskalender):

„Noch einmal sprechen von der Wärme des Lebens – Wir tanzen gemeinsam zu Mozarts Requiem – Lebendiges vom Tod – Sterben und Lauschen (mit Meditation) – Trauer: Einführung und Erfahrungsaustausch – Lebensangst und Todessehnsucht – Der Traum vom anderen Tod – Dem Tod begegnen – Ausstellungen: Sargobjekte, Totenhemden, virtueller Friedhof."

Wer an einer solchen Veranstaltung teilnimmt, der kommt dem Tod dadurch mit tödlicher Sicherheit ein gutes Stück näher! Auf der Rückseite der Broschüre outen sich dann noch die beteiligten Organisationen und legen ihre Ziele offen:

„Auf den Informationstagen stellen sich erst mal die wichtigsten Hamburger Initiativen und Institutionen, deren Aufgaben das Lebensende betreffen, der Öffentlichkeit vor: AIDS-Beratungsstelle der Gesundheitsbehörde, Arbeitsbereich Kinder und AIDS, Big Spender (schwuler Förderverein zur Finanzierung von AIDS-Projekten), Leuchtfeuer" (Hamburger AIDS-Hilfe) und viele andere.

Ich weiß, ein Nachvollziehen dessen, was es bedeutet, plötzlich den Stempel „HIV-positiv" in seinem Inneren zu haben, ist eigentlich unmöglich. Ein Großteil derer, die zum Test rennen, tun es ja, weil sie schwul sind oder es „ziemlich doll" getrieben haben. Daher ist es kein Wunder, daß ausgerechnet sie unter den HIV-Test-Positiven den Löwenanteil stellen. Der Test ist auch so geeicht, daß er nach Eiweißprofilen sucht, die Teile der Schwulen und einige andere aufgrund seiner Konstruktion herauspickt. Er sucht nach Menschen, die mehr Eiweiße im Blut haben, als der Durchschnitt, Eiweiße sehr ähnlich denen, die Gallo und Montagnier 1984 im Blut ihrer schwulen Patienten fanden: Menschen, die Poppers benutzten, häufig mit Antibiotika behandelt worden waren, aufputschende Drogen benutzten.

Abgesehen davon, daß mir in der Schwulenszene fast kein schwuler HIV-Test-Positiver begegnet ist, der keine Drogengeschichte gehabt hätte, stoße ich auch bei nicht-schwulen Betroffenen immer wieder auf Drogen oder andere Stressoren. Es gibt weltweit keinen einzigen HIV-Test-Positiven, das RKI kann für Deutschland keinen einzigen Fall benennen, wo nicht der HIV-Test-Positivität immunbelastende Verhaltensweisen vorangegangen wären.

Es fällt mir immer wieder auf, daß HIV-Test-Positive etwas gemeinsam haben. Ich halte beispielsweise einen Vortrag, schaue ins Publikum und weiß mit großer Sicherheit, wie viele „Positive" im Publikum sitzen. Das sieht wahrscheinlich sonst niemand, aber HIV-Test-positive Menschen haben etwas in ihrem Blick, das ich sonst nirgendwo sehe. Ihr Blick hat etwas von einem traumatisierten Reh, das einem Auto nachts in die Scheinwerfer schaut.

Diese Beobachtung bezieht sich nur auf etwas, daß nach dem Test passierte. Aber was führte zu diesem Testergebnis?

Abgesehen von den physischen Faktoren, im Testkapitel aufgelistet, gibt es da noch eine weitere Ebene. Ein großer Teil der Betroffenen hat Probleme mit dem Vater, hat eine eher passive Grundeinstellung, läßt mit sich machen, nicht nur beim Sex. Und läßt sich auch viel einfacher von dem Urteil eines HIV-Tests ins Bockshorn jagen. Alle Langzeit-"Positiven", die ich kenne, haben eine stabile Psyche. So etwas scheint man sich hart erarbeiten zu müssen, um zu überleben.

HIV-Test-positiven Menschen, zumeist haben sie ein Zuneigungs-Defizit, haben dann mit Hilfe von Promiskuität zunächst versucht, Zuneigung zu finden. Das funktioniert nicht, sie haben dann versucht, mit Hilfe von Drogen und Stimulantien die Anzahl ihrer Sexpartner zu maximieren.

Das trifft nicht auf jeden zu, aber es ist eine überdeutliche Tendenz, die ich beobachtet habe. Und jeder, der im „HIV"-Testschema hängen bleibt, sollte sich Gedanken dazu machen, ob er nicht vielleicht auch aus psychischen Gründen dieses Testorakel vor seinem geistigen Auge baumeln sieht.

Eines der Hauptprobleme ist, wie man es schafft, nicht immer an „TOD" zu denken. Einfach ist das nicht, die Medien sind voll von dieser irrationalen AIDS-Propaganda, und auch die Internet-Seiten von Pharmakonzernen hämmern HIV-Test-Positiven immer wieder ein: „Du bist infiziert, Du wirst sterben!" Die Graphik auf der nächsten Seite stammt von der Website von Glaxo.

Betroffenen Menschen wird so der Tod als nüchterne Zwangsläufigkeit dargestellt. Resultat: sie leben mit dem künstlich erzeugten Bewußtsein, daß ihre Zeit begrenzt ist, warten auf den Tod, oder darauf, das irgendwann die Symptome kommen. Die Tatsache, daß es Langzeitpositive mit 14 Jahren HIV+ und mehr gibt. Es wird auch ignoriert, daß es Langzeitpositive gibt, die nach vielen Jah-

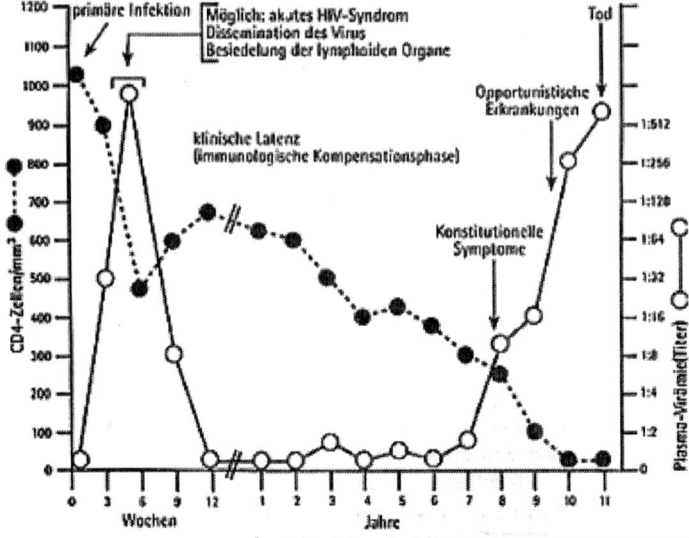

(nach Pontoleo et al., N Engl J Med 1993; 328:327-35)

ren wieder einen negativen Test bekommen. Aber mit der Angstschiene arbeiten auch die Ärzte, vor allem solche, die eine HIV-Schwerpunktpraxis mit mehreren Angestellten haben. Eigentlich sind es Mini-Kliniken. Und ein eigenes Labor haben sie auch sehr häufig. So haben sie alles unter Kontrolle, verschreiben ihren Patienten Medikamente aufgrund von Laborwerten, die ihr eigenes Labor bestimmt hat.

Diese Ärzte, wie beispielsweise Dr. Jessen aus Berlin, sind bei der Medikation besonders experimentierfreudig. Manchmal wird geltendes Recht ignoriert oder Vorschriften für die Zulassung eines Testverfahrens übergangen, wenn Dr. Jessen in die Zeitung, in diesem Fall in die „Süddeutsche Zeitung" möchte.

Dr. Jessen wurde eines Tages von einem jungen Schwulen aufgesucht. Der hatte Angst, sich evtl. mit HIV infiziert zu haben, war aber kerngesund. Dr. Jessen witterte seine Chance: Er machte im eigenen Labor Antikörpertest, interpretierte diesen nach den Regeln für „Risikogruppen" und machte auch gleich eine Viruslastmessung, bei der jeder Mensch irgendeinen Wert bekommt, so auch der junge Schwule.

Diesen Patienten behandelte er dann mit einer eigenen Mischung diverser „AIDS-Cocktails", gab neuere Leukämiemittel hinzu, setze diese ab, und siehe da: Der junge Mann war HIV-Antikörpertest-negativ. Das war eine Sensation, der Fall wurde weltweit bekannt als „Der Berliner Patient". Einziger Schönheitsfehler: Der ahnungslose Patient hatte mangels eines existenten „AIDS-Virus" niemals eine gefährliche oder gar tödliche Infektion gehabt. Daher gab es eigentlich keinen Grund, das ganze als Sensation zu verkaufen oder den jungen Patienten überhaupt irgendwelchen Pharmagiften auszusetzen.

Bei meinen Recherchen in Berlin fiel mir auch ein Dr. Moll sehr unangenehm auf. Der ist zwar nicht ganz so präsent in den Medien, hat aber auch eine Schwerpunktpraxis. Er und seine angestellten Ärzte scheinen eine Prämie zu bekommen, wenn man sich anhört, was ehemalige Patienten aus seiner Praxis berichten:

Ich sprach mit vier ehemaligen Moll-Patienten, alle berichteten mir beinahe wortwörtlich das Gleiche: Beim ersten Besuch habe ein Assistenzarzt eine Kurve aufgemalt. Das Jahr null habe den Zeitpunkt der Infektion bezeichnet, beim Jahr zehn habe „Tod" gestanden. Je nachdem, wie lange der jeweilige Patient schon „HIV-Test-positiv" war, habe der Arzt dann auf das passende Jahr in der Kurve gezeigt und dazu gesagt: „Sie sind jetzt hier."

Bei Patienten, die keine Cocktails verschrieben haben wollten, fielen dann auf Seiten der Assistenzärzte Sätze wie: „Sie wollen die Medikamente wirklich nicht nehmen? Ich nehme mal an, daß Sie Herr Dr. Moll das nächste Mal sehen möchte." Die Frau, die mir das erzählte, ist natürlich nicht mehr in die Praxis gegangen.

Ärzte wie Jessen und Moll, die es eigentlich besser wissen sollten, spielen mit der Angst ihrer Patienten, versuchen so, den Patienten „therapiewillig" zu bekommen, möglichst früh zur Einnahme dieser Mittel zu überreden. Sie machen ihren Patienten klar, sterben müßten sie sowieso, aber mit den Medikamenten würden sie länger leben. Sie erinnern ihre Patienten ganz bewußt an das Todesurteil, um ihnen die „Cocktails" zu verschreiben.

Was dieses Todesurteil wider besseres Wissen für die Psyche bedeutet, kann sich wahrscheinlich nur jemand vorstellen, der in einer solchen Situation ist, oder es bei jemandem mitbekommen hat.

Die ständige Angst vor für andere harmlosen Infekten, das Bewußtsein ‚Es ist etwas in mir, was mich schwach macht', die Angst, jemanden anzustecken, daß es die Arbeitskollegen erfahren, setzt die Betroffenen unter eine permanent andauernde Existenzangst. Und damit kann nur ein innerlich sehr starker Mensch fertig werden, denn diese jahrelange Existenzangst ist ein Raubbau am Körper, er schwächt den gesamten Organismus, hat Auswirkungen auf jede einzelne Zelle. Dazu kommen noch Pharmagifte wie die „Cocktails" und jahrelange

Antibiotikavergabe als „Prophylaxe".

Wer einen positiven Test hat, hat gesundheitliche Probleme oder kann sie bekommen. Einerseits stellt der Test einen hohen Antikörper- oder Eiweißspiegel im Blut fest und das ist ein Hinweis auf bestehende Gesundheitsprobleme. Und dann gibt es diese Todesangst, das sind viele Jahre existentieller Streß. Das und der Druck der Medizin, sich der toxischen Medikation auszuliefern, das sind die Gefahren, denen ein „Positiver" ausgesetzt ist, nicht ein virtuelles Virus. Das Testergebnis zu erfahren, ist ein Schock; nichts ist mehr, wie es vorher war, das Leben aber ändert sich in einer einzigen Sekunde. Das alte Ich, das alte Leben, die alte Identität ist futsch, eine völlig neue Lebenssituation entsteht, in der „HIV" stets präsent ist, es wird zentraler Bestandteil der neuen Identität.

Bei vielen Positiven hatte ich den Eindruck, wenn ich versuchte, sie über die Widersprüche der HIVologie zu informieren, sie fühlten sich von mir bedroht. Sie reagierten, als wollte ich Ihnen etwas wegnehmen, wenn ich versuchte, ihnen die Existenz von „HIV" argumentativ auszureden. Es war, als wollte ich ihnen die Existenzgrundlage entziehen.

Über die Medikamente kann man mit den wenigsten sprechen, sie delegieren die Verantwortung für ihre Gesundheit an den Arzt und wollen nichts hören, was ihre vergebliche Hoffnung auf endgültige Heilung durch das Schlucken von Pillen anzweifelt.

Andererseits genießen sie die wenigen Augenblicke, in denen das Virus nicht ihr Bewußtsein dominiert. Ein Freund von mir sagte einmal: „Ein schöner Tag ist, wenn ich mal ein paar Stunden nicht daran denken muß." Deshalb halte ich die roten AIDS-Schleifchen für destruktiv: Da geht es einem mal gut und dann kommt so ein Typ mit einer roten Schleife daher und „HIV" übernimmt wieder die Kontrolle über das Denken. Vielen Dank für das Erinnern!

Aufgrund der vorliegenden Fakten muß die Zwangsläufigkeit

HIV = AIDS = TOD

kategorisch verneint werden. Es gibt Beweise gegen die Existenz von „HIV" wie gegen „AIDS" als Infektionskrankheit. Ein Zusammenhang zwischen dem hypothetischen Krankheitserreger „HIV" und „AIDS" ist nicht bewiesen, es gibt keine Beweise dafür, daß „HIV-Positive" bei gesunder Lebensführung, versterben.

2. Ich habe einen positiven Test

Zunächst einmal Ruhe bewahren, so schwer das auch ist. Solange Du fest an die Möglichkeit des Überlebens glaubst, solange Du Dich weigerst, nicht bewiesenen HIV-Theorien glauben zu schenken, keine „AIDS"-Medikamente schluckst, gesund und im Einklang mit Deinem Körper lebst, wirst Du weder erkranken, noch sterben. Die einzige Gefahr ist die Angst In Dir Selbst! (Eine Arbeitsgruppe, die sich hiermit beschäftigt, ist der „Arbeitskreis Waldhut" Postfach 1143, D-79787 Lauchringen). Wenn Dir der Begriff „negative Imagination"(negatives Denken) nichts sagt, Dir mögliche Auswirkungen davon nicht gegenwärtig sind, dann denk doch mal über folgendes nach: Einen Menschen, der Dir vertraut, begrüßt Du jeden Morgen mit: „Bist Du krank? Du siehst echt übel aus! Fehlt Dir was? Hast Du Dir ein Virus geholt oder etwas anderes?" Der Mensch denkt jetzt ständig darüber nach, was ihm fehlen könnte und, tatsächlich, ist er nicht oft schlapp und unmotiviert und die Ränder unter seinen Augen waren doch früher auch nicht da, oder?

Er würde nach Symptomen an sich suchen und sie wenn Du ihn oft genug darauf ansprichst, auch finden. Er würde zum Arzt gehen und wenn er darauf besteht, krank zu sein, würde der Arzt auch etwas finden. Dein Nachbar hätte jetzt seine Krankheit bestätigt, würde irgendwelche Medikamente schlucken und unter Nebenwirkungen leiden. Und der Arzt hielte dies für Symptome einer neuen Krankheit. Er würde weiter forschen, denn es könnte doch sein, daß er einer neuen Erkrankung auf der Spur ist. Und da wird er ehrgeizig, er könnte ja berühmt werden!

Das war ein Hinweis zum Nachdenken, nichts, was Du Deinem Nachbarn antun solltest, okay?

Das mit Dir und Deinem Nachbarn war ein Beispiel, in dem EIN Mensch einem anderen eine Krankheit einredet. Jetzt stell' Dir mal vor, was mit jemandem passiert, der es in jeder Zeitung liest, daß es eine tödliche Krankheit ist, an der er leidet. Der im Fernsehen Leute sieht, die die gleiche „Infektion" haben wie er. Und diese Leute sterben, scheinen ihm nur ein paar Monate oder Jahre voraus zu sein. Er hört Menschen über diese Krankheit reden und hofft nur, daß ihm niemand ansieht, daß er es wohl auch bekommen wird.

Das mit dem Nachbarn hast Du netterweise unterlassen, aber das mit Zeitung, Fernsehen und allen, die über diese Krankheit reden, das hat man mit Dir gemacht. Ohne substanzielle Grundlage, ohne wissenschaftliche Beweise. Jetzt mach' es Dir bitte nicht zu einfach: Natürlich ist die Gesellschaft, die Dich stigmatisierte, irgendwie Schuld, aber gesund bleiben oder werden, kannst Du nur alleine.

Es mag sein, wenn Du bereits länger „infiziert" bist, daß Du glaubst, eine Schwächung oder Belastung Deines Körpers zu verspüren. Auch das ist kein Beweis für das Virus, es ist eine Folge der permanenten, mehr oder weniger bewußten Existenzangst, die Du hast. Streß verbraucht viel Energie und blockiert die Immunfunktionen.

Was für „normale" Menschen alltäglich ist, ein kleiner Schnupfen, das Abholen von Labortests beim Arzt, ein leidenschaftlicher Kuß, sich zu verlieben, der Anblick dieser „Red Ribbons" (AIDS-Schleifchen): jedes Mal eine Situation, die Dich an Deine angeblich limitierte Lebenserwartung erinnert, die Dir Angst macht, die Dich mit dem Dogma „HIV = AIDS = TOD" konfrontiert. Die Dich für das Wohl Deiner Umgebung verantwortlich macht. Und dazu die Angst, als „positiv" aufzufallen, geoutet zu werden:

AIDS = Angst In Dir Selbst

Ich empfehle hier die Lektüre des Buches „Leben ohne Grenzen" von Roger Buchschacher (Arcados Verlag, Basel) Der Autor war heroinabhängig. Als er vor ungefähr fünf Jahren dieses Buch schrieb, glaubte er noch an die Existenz des Virus. Das hat sich mittlerweile geändert. Trotzdem ist das Buch gut, weil es sanfte Wege zeigt, mit Angst und einem geschwächtem Körper umzugehen und über mehr Körperbewußtsein den Weg zu völliger Gesundheit zurückzufinden. Roger Buchschacher arbeitet heute selbst als Therapeut.

„Wenn Du Dich entschlossen hast, selbst aktiv zu werden, dann hast Du alle Möglichkeiten dieser Welt. Ich denke, es gibt so viele verschiedene Wege zur Heilung, wie es Kranke und sogar Menschen gibt. Und schlußendlich mußt Du Deinen selber für Dich finden. Nur Du weißt, was wirklich in Dir abläuft. Nur Du kennst Deine innersten Gefühle, Interessen, Ängste, Frustrationen etc. Sie sind bei jedem Menschen anders. Jeder Mensch reagiert unterschiedlich auf einen HIV-positiven Testbefund. Dieses Wissen dürfte für die meisten Betroffenen zur Herausforderung werden. Es gilt, eine neue Lebensaufgabe zu bewältigen. Und das kann nur jeder für sich selbst tun. Nur Du kennst Deinen individuellen Lebensstil. Er ist bei jedem Menschen anders und deswegen kannst nur Du für Dich selbst einen gesunden und glücklichen Lebensstil erschaffen, der Deiner Persönlichkeit entspricht. Ich will damit nicht sagen, daß Du fremde Hilfe nicht in Anspruch nehmen sollst. Im Gegenteil, Du mußt sogar. Aber jede Therapie kann nur wirksam sein, wenn Du als Betroffener selbst mitmachst. (...) Das Virus bzw. die Krankheit sind jetzt ein Teil Deines Lebens. Es ändert nichts daran zu sagen Der, die oder das ist Schuld. Selbstmitleid hilft niemandem. Am wenigsten Dir. Abgesehen davon helfen Dir irgendwelche Schuldzuweisungen jetzt auch nicht weiter. Ich weiß, das

klingt hart und für einige sogar gefühllos. Aber wir müssen endlich damit aufhören, immer nur die Schuld in der Außenwelt zu suchen. Wir müssen aufhören, die Verantwortung nach außen zu projizieren, wenn das Problem in uns liegt.

(...) Der Schweizer Naturarzt Alfred Vogel schreibt: ‚Unwissenheit und Unvernunft mit Bezug auf die Erfordernisse unseres Körpers tragen zu gut 80 Prozent dazu bei, wenn wir krank werden. Und nicht der Medizinglaube, noch die Medizin selbst vermögen uns die Gesundheit wieder zu geben, wenn wir krank sind – sondern wir müssen zurückkehren zu einer natürlichen Lebensweise. Denn der überwiegende Teil unserer Krankheiten ist durch widernatürliche Lebensweise und Ernährung hervorgerufen worden.' Du hast jetzt eine neue Lebensaufgabe. Ob Du voll passiv der Dinge harrst oder ob Du auch selbst bereit bist, aktiv etwas für Dich zu tun, ist Deine freie Entscheidung. Es ist Deine Entscheidung zu einem bewußteren Leben. Was immer Du zu tun gedenkst; eines muß ich fairerweise voraus schicken. Es gibt kein Patentrezept für einen individuellen Heilungsprozeß und auch keine Garantie auf Heilungserfolg. Jede Krankheit ist ein persönlicher und individueller Prozeß des Betroffenen. Gesundheit und Heilung lassen sich nicht erzwingen und nicht erkaufen. Kein Arzt und kein Heiler der Welt kann und darf Dir garantieren, daß er Dich heilen oder Deinen Zustand stabil halten kann. Dies aus dem einfachen Grund, weil in letzter Instanz nur DU selber das schaffen kannst. Es ist deine Verantwortung über Dich und Dein Leben. Deine Selbstverantwortung! Wenn Du bereit bist, Dich aktiv mit Dir auseinanderzusetzen und anfängst, Deine eigenen Erfahrungen in Bezug auf das HI-Virus und Deinen Lebensstil zu machen; wenn Du bereit bist, Deinen Lebensstil in Richtung Stärkung der Lebenskraft zu verändern, dann wirst Du auch automatisch die Verantwortung für Dein Leben und Deine Gesundheit übernehmen. Du wirst deinen eigenen Weg finden."

So weit Roger Buchschacher.

Denk daran: Du bist kein Ausgestoßener! Niemand sieht Dir Dein Testergebnis an. Und auch nur einigermaßen aufgeklärte Menschen werden auch in Zukunft keine Angst vor Dir haben. Und Du selbst mußt nun versuchen, diese Angst zu überwinden!

Und falls Du keine Beziehung hast, ist das nicht das Ende von Liebe, Sex und Zärtlichkeit. Es gibt genug, denen es ebenso geht wie Dir und es gibt Menschen, die keine Angst vor Dir haben werden, wenn sie sich rational mit HIV/AIDS befassen! Vor allem aber DU mußt Dich rational mit den Widersprüchen bei der AIDS/HIV-Hypothese auseinandersetzen. Das wird für Dich nicht einfach, weil alles noch mal von vorn beginnt. Du mußt durch alles noch mal durch, alles aufarbeiten. Das ist nicht leicht. Du kannst noch viele Jahrzehnte leben, aber aufgrund der Meinungsterrors zu „HIV/AIDS" in der Öffentlichkeit mußt Du Dir das hart erarbeiten.

Schau auf die lange Liste der Kreuzreaktionen des „HIV"-Tests. Schreibe an die Hersteller der Tests, sie sollen versichern, daß ihr Test spezifisch, theoretisch fehlerfrei, „HI-Viren" nachweisen kann. Diese Bestätigung werden sie aus Gründen, die mittlerweile klar sein dürften, nicht geben. Ziehe Deine Schlüsse daraus.

Wenn Dich Dein Arzt mit den „Cocktails" nervt, leg ihm ein Stück Papier auf den Tisch. Er soll Dir schriftlich versichern, daß Dir diese Medikamente gut tun, Dein Leben verlängern. Auch das wird kein Arzt machen. Hake dann mal nach, er soll Dir erklären, warum er Dir einerseits die „Cocktails" aufdrängt, aber keinerlei Versicherung abgeben möchte, daß Dir die Dinger gut tun.

Das „HIV+" kein Todesurteil ist, hast Du vielleicht schon aufgenommen. Aber bist Du Dir wirklich ganz sicher, daß Dich dieses Virus nicht erwischen kann? Du mußt um die Absurdität des Dogmas fundiert wissen und mußt fest an deine Möglichkeiten *glauben*.

Die Psyche spielt eine außerordentlich wichtige Rolle. Ständige Todesangst macht krank, auch wenn das Virus nicht existiert. Die Idee, infiziert zu sein, ist ein Selbstläufer. Fang nicht an, den Test zu verdrängen. Setze Dich logisch und kritisch mit ihm auseinander. Behalte Dein Testergebnis nicht für Dich, rede mit jemandem, dem Du wirklich vertraust. Sei kritisch gegenüber Ärzten, von sehr wenigen Fachärzten abgesehen haben sich die meisten niemals ausführlich oder gar kritisch mit „HIV und AIDS" auseinandergesetzt. Viele glauben einfach ihren Fachzeitschriften und verschreiben Medikamente, ohne deren Wirkungen und Nebenwirkungen genau zu kennen. Sie verfahren nach den Ergebnissen von Studien, die oft von den Herstellern finanziert werden!

GIB AIDS KEINE CHANCE
mach keinen Test!!!

Nun, zum Test bist Du schon gegangen, das war ein Fehler. Aber bitte projiziere keine Hoffnung darauf, nach ein paar Monaten gesunder Lebensweise einen neuen Test zu machen, und der wäre schon negativ! Wenn Du Hoffnung darauf setzt, kannst Du nur enttäuscht werden. Die Wahrscheinlichkeit, daß der Test immer noch positiv ausfällt, ist sehr groß. Wenn Du darauf Hoffnung setzt, dann bist Du Dir Deiner Sache noch nicht sicher und suchst Zuflucht und Zuspruch in der Hoffnung. Also darauf, dieser Kaffeesatz-Test würde Dir etwas bescheinigen, was Du nur selbst feststellen kann: Daß Du gesund bist und keine Angst vor Krankheit und Tod haben mußt.

Mach' Dir klar, wenn Du wirklich trotzdem einen neuen Test machen willst, daß es wenig bedeutet, wenn er wieder positiv wird. Denn auch er wird nur wieder die gleichen Autoimmunprozesse nachweisen, wie der erste Test, den Du gemacht hast. Versuche, nur dann einen neuen zu machen, wenn Du psychisch stabil bist, wenn Du Dich körperlich und seelisch gut fühlst, wenn alle möglichen Kreuzreaktionen ausgeschlossen werden können. Dann mach einen Test, wenn Du unbedingt willst, aber sieh das nicht als Attest, sondern geh auf diesen Punkt zu wie auf einen sportlichen Wettkampf.

Beim Test ist es wichtig, daß man Dich keiner Risikogruppe zuordnet. Spiel einen Heterosexuellen, falls Du schwul bist und man es Dir vielleicht anmerken könnte.

Arztbesuche

Ich bin im Laufe der letzten vier Jahre, nach Gesprächen mit Dutzenden LZP's (Langzeitpositiven) und vielen „relativ frisch" Getesteten zu der Überzeugung gelangt, daß die Todesursache Nr.1 bei HIV-Test-positiven Menschen schlichtweg ANGST ist. Die körperlichen Auswirkungen dieser Angst sind meiner Meinung nach heftiger, als die Wirkungen von Cocktails oder der Antibiotika-„Prophylaxe". Und deshalb müssen das Vermeiden von Angst und die Therapie von Angst bei HIV-Test-positiven Menschen an erster Stelle stehen. Und deshalb benutze ich gegenüber jedem, der HIV-Test-positive Menschen grundsätzlich und immer für medikations- und therapiebedürftig und somit für krank hält und ihnen Angst macht („Wenn Sie nichts machen, wird es Ihnen schlecht gehen"), auch deutliche Worte. Hier findet, wenn auch unbewußt, ein Marketing statt, daß typisch ist für die Pharmamedizin: Man drückt auf den „Angst-Knopf" der Patienten, diese verfallen in panikartige Zustände, und weil man gewisse Medikamente als einzigen Ausweg darstellt, öffnen die Opfer ihren Mund und schlucken alles, was an Pharmagiften auf dem Markt ist.

Zwar deuten die 70 nachgewiesenen Kreuzreaktionen des HIV-Tests darauf hin, daß HIV-Positive in ihrem Körper einen Krankheitsherd, eine chronische entzündliche Reaktion haben können. Doch das ist nicht zwangsläufig der Fall. Nicht alle bekannten Kreuzreaktionen des Tests sind auch Krankheiten, nicht immer besteht Therapiebedarf. Ein durch eine Grippe oder eine andere banale Erkrankung hervorgerufener positiver HIV-Test ist kein Grund, hinter dem Testergebnis eine schwerwiegende physische Ursache zu vermuten.

Dazu kommt, daß die wenigsten Menschen heute vollkommen gesund sind: Zu viele Umweltgifte, zu schlechte Ernährung, Vereinzelung des Menschen und zu viele Drogen. Mit schulmedizinischen und auch naturheilkundlichen Tests kann man heute bei einem beachtlichen Prozentsatz der Menschen auf der Straße Therapiebedarf bezüglich ihrer Immunität oder ihrer Vitalität feststellen. Doch wenn sich solche HIV-Test-negativen Menschen halt „nicht mehr so fit wie früher" fühlen, dann glaubt der HIV-Test-positive Mensch, jetzt ginge es ans letzte Kapitel seiner „Infektion". Negativ Getestete finden sich ab, positiv Getestete verfallen in noch größere Panik. Einem HIV-Test-positiven Menschen macht man somit Todesangst, wenn man an seinen Körper Ansprüche stellt, die nur ein Teil der nicht HIV-Test-positive Menschen erfüllen kann.

Angst ist, wie jeder Streß, stark immunsupressiv und somit mitverantwortlich für den Abbau von Immunität. Es sollte niemanden verwundern, daß sich die Immunparameter HIV-Test-Positiver unter dem lang andauernden Streß, dem sie ausgesetzt sind, stark verschieben. Ursache sind hier in erster Linie keine verborgenen Krankheiten, sondern eben jener Streß. Und der Weg hin zur Gesundung führt nur über die Überwindung von Angst und dem Streß, den sie nach sich zieht. Und deshalb sollte jeder HIV-Test-positive Mensch, der sich gesund fühlt und der sich gut ernährt, Therapeuten meiden, die ihm Angst machen. Denn hier kämpft dann die medikamentöse Therapie gegen Auswirkungen, die vom Therapeuten und seinen Diagnosen selbst verursacht wurden. Ein Therapeut, der mit Angst arbeitet, macht seine Patienten krank und hält sie, wenn auch manchmal unbewußt, in einem Abhängigkeitsverhältnis! Statt dessen sollte ein Arzt alles tun, um diese Menschen von ihrem Angst-Film herunter zu bekommen, und nicht noch in die gleiche Kerbe hauen, indem die Litanei von Viruslast und T4-Zellen rauf- und runter gebetet wird.

Der einzige gemeinsame Faktor, den beinahe alle HIV-Test-Positiven gemeinsam haben, ist (mehr oder weniger) starker chronischer Streß infolge des durch den Test verhängten „Todesurteils AIDS". Der bei HIV-Test-Positiven oft meßbare Abfall der T4 und der Anstieg der T8-Zellen, ist aller Wahrscheinlichkeit nach eine Folge dieses permanenten, über Jahre andauernden psychischen Stresses. Da braucht es in erster Linie mentalen Therapien, sonst helfen auch die besten Naturheilmittel nichts!

Ein HIV-positiv getesteter Mensch braucht keine Ärzte, die das Überleben an kaum oder nur wenig aussagekräftigen Zahlen festmachen. Sonst stirbt der Patient am Ende, wenn die letzte meßbare T4-Zelle verschwunden ist. Nicht, dass er dann zwangsläufig in einen multi-infektiösen Zustand verfiele, aber der sture Glaube an die Zahlen kann in der Zwischenzeit ein regelrechtes Programm im Hirn etabliert haben: Die Null-Linie auf dem Laborausdruck mit seinen T4-Werten ist für ihn zur Demarkationslinie zwischen Leben und Tod geworden.

Für HIV-Test-Positive ist ein gesunder Lebenswandel (den natürlich auch „negative" Menschen führen sollten) genau so wichtig, wie das Ding namens „HIV" aus ihren Köpfen herausbekommen. Dieser Kampf mit sich selbst ist sogar die eigentliche Herausforderung an den Patienten. Allerdings auch an seinen Arzt. Aber Therapeuten, deren Kopf voll ist mit dem schulmedizinischen Unsinn zu HIV/AIDS oder einem Rest davon, sind da sicher kein probater Weg. Die Rolle von Angst bei der Therapie außen vor zu lassen und sich nur auf die Behandlung der körperlichen Symptome zu beschränken, ist ein Herumdoktern an Symptomen unter gleichzeitiger Ignoranz ihren Ursachen gegenüber.

Der New Yorker AIDS-Aktivist Michael Ellner spricht immer von den „Menschen in der AIDS-Zone". Damit meint er, dass ein Mensch sich von der Angst-Propaganda der AIDS-Industrie noch nicht gelöst hat und in ihrer Gedankenwelt gefangen ist. Aber erst, wenn man als positiv getesteter Mensch diese Zone verlassen hat, dann hat man „HIV" als infektiöse Ursache von „AIDS" mental überwunden. Und, nach meinen bisherigen Erfahrungen, hat man sie damit definitiv überlebt.

Ein Aspekt der AIDS Zone ist die Abhängigkeit und Unmündigkeit, das Suchen nach einfachen Antworten und eindeutigen, auf alle Menschen passenden Regeln. Aber man hilft Betroffen nicht, wenn man versucht, ihnen das Finden der eigenen Wahrheit abzunehmen. Der Wunsch nach schnellen, einfachen Lösungen ist Teil der AIDS-Zone und macht auch ihre Attraktivität aus. Doch die einfachen, allgemein gültigen Lösungen – die gibt es leider nicht. Wege, die wirklich weg von ANGST und hin zu Gesundheit führen, sind zwar schwieriger als das Schlucken von Medizin, aber sie sind, solange die Todesdrohung „AIDS" nicht offiziell aufgehoben wurde, der einzige Weg, irgendwann im hohen Alter an Altersschwäche zu sterben.

Selbstverständlich sollte bei HIV-positiv getesteten Menschen eine physische Untersuchung stattfinden. Aber ein Mensch, der beispielsweise im Moment Panikattacken hat, der sollte sich in erster Linie um seine mentale Gesundheit kümmern, weil mögliche körperliche Symptome wie relativ niedrige T4-Werte Folge seiner seelischen Verfassung sein können. Und diese T4-Werte sind mit Medikation alleine nicht in den Griff zu bekommen, wenn der Zustand der Panik anhält.

Ich kann jedem HIV-Test-positive Menschen nur empfehlen, sofort nach dem Testergebnis seinen Lebenswandel zu hinterfragen, gesund zu leben und sich primär um mentale Gesundheit zu bemühen. Und alles zu lesen und zu überprüfen, was die AIDS-Kritik an Arbeiten produziert hat. Wissen ist der beste Weg, Ängste mit der Realität zu konfrontieren und sie dadurch los zu werden. Macht ein HIV-Test-Positiver Mensch hingegen nichts und versucht nur, seine Angst zu verdrängen, dann wird er irgendwann krank und muß zum Arzt. Und hier besteht, wie oben erläutert, das Risiko einer Re-Infektion mit der „AIDS-Angst". Jetzt geht der Streß erst richtig los: Schlechte Werte und Pillen schlucken, die den Körper noch weiter schwächen. Hier, in einem Zustand evtl. schwerer chronischer Erkrankungen, das Ruder noch herumzureißen, ist deutlich schwieriger, aber bei weitem nicht unmöglich.

Laß Dir von Deinem Arzt keine Angst machen: Viele Ärzte warten bei der Diagnose „HIV-positiv" und erst recht bei „AIDS" geradezu auf das Ausbrechen der Krankheit. Damit sie das böse, unsichtbare, unisolierbare Virus endlich mit allen Mitteln bekämpfen können. Sie sind darauf getrimmt, auf die frei definierten „AIDS"-Symptome anzusprechen. Diese aber sind nur die Symptome von 30 altbekannten Krankheiten. Was ist ein solcher Arzt wert, wenn er auf den TOD seiner Patienten wartet, wenn er angeblich Kranke mit Gift voll pumpt und einfach nur zu eindimensional ist, sich mal ein paar Gedanken über die Widersprüche des Dogmas zu machen?

Fast alle Langzeitpositiven, die ich traf, berichteten mir über Probleme mit ihren Ärzten, über Druck, die Medikamente zu schlucken.

Schon einen zu finden, der keine Angst vor „AIDS" hat, ist häufig schwierig. Zweites Problem ist die Tatsache, daß Ärzte Probleme haben, ganz normale Krankheiten von „Positiven" als ganz normale Krankheiten zu behandeln. Immer wird das unsichtbare Virus im Hintergrund vermutet, immer will der Arzt nicht ein Wehwehchen behandeln, sondern Krieg gegen das böse HIV führen.

Ein Mann aus Barcelona berichtete mir sogar von einem Arzt, der ihm weismachen wollte, seine hohen T4-Werte wären sehr seltsam, merkwürdig und beunruhigend nach 10 Jahren HIV+. Er verkaufte ihm eine gute Nachricht als Problem, wartete auf den Ausbruch der Krankheit bei seinem Patienten. Er konnte einfach nicht begreifen, daß sein Patient immer noch gesund war. Mein spanischer Freund hat diesen Arzt natürlich nicht wieder aufgesucht.

Heute, vier Jahre später, 14 Jahre nach seinem positiven Test, geht es ihm noch immer gut. Er genießt sein Leben und er weiß, er wird nicht an diesem Virus sterben.

Ich habe einen Freund sterben sehen....

Frage Dich zunächst, was Du von ihnen wußtest! Glaubten sie an das Virus? Haben sie Antibiotika und „antivirale Medikamente" wie AZT und HIV-Cocktails geschluckt? Welche Vorerkrankungen hatten sie? Hepatitis, Herpes etc.? Nahmen sie Poppers? Vielleicht sind sie ja gar nicht am Virus gestorben, sondern an ärztlicher Fehlbehandlung, einer anderen Erkrankung oder an Angst?

Der Tod allein beweist gar nichts: Überleg' doch mal, wie leicht es ist, sich etwas Negatives einzubilden. „Das klappt nicht, der mag mich nicht, das schaffe ich nicht." Im Falle HIV/AIDS handelt es sich aber nicht um eine eingebildete Geschichte: In der gesamten Öffentlichkeit ist eine große Angst vor dem Virus vorhanden, die Medien überschlugen sich mit aberwitzigen Schätzungen, die von der Wirklichkeit samt und sonders ad absurdum geführt wurden. Wir sehen Kranke und Sterbende in Zeitungen, TV und vielleicht auch im Freundes-/ Bekanntenkreis und immer wieder heißt es: Es ist AIDS, Schuld ist das HIV.

Den infizierten Menschen wird über Jahre hinweg eingeredet: „Du hast nur ein paar Jahre, Du wirst sterben." Das setzt sie unter ständige Existenzangst. Der Körper steht unter Dauerstreß und Todesangst. Jahrelang. Das macht kein Körper mit, ohne tatsächlich schwächer und schwächer zu werden.

Jedes Niesen wird für viele „Positive" zu einer tödlichen Bedrohung: Ist mein Immunsystem am Ende, bricht jetzt die Krankheit aus? Ärzte neigen dann dazu, meist aus gutem Glauben, prophylaktisch Antibiotika zu verschreiben, auch das extrem giftige Bactrim. Dieser ständige Antibiotikamißbrauch führt zu einer Schwächung des Körpers, zu einer Schwächung des Immunsystems und erleichtert es vor allem Pilzen, über den geschwächten Körper herzufallen. Jetzt hat dieser Mensch die Symptome von 'AIDS', ohne Virus, nur durch Todesangst und Medikamentenmißbrauch.

Vier unangenehme Fragen

Wenn Du immer noch etwas unsicher bist, ob das nicht vielleicht doch alles Unfug ist, was in diesem Buch geschrieben steht, dann greife Dir ein Blatt Papier und stelle Gesundheitsämtern, Ärzten, Ministerien und dem RKI ein paar Fragen, die sie nicht beantworten können:

1. Wo ist das isolierte HI-Virus? Können Sie eine einzige Studie benennen, die eine behauptete Virusisolation durch das Foto eines isolierten HI-Virus beweist? Gibt es eine Arbeit, in der das Virus abgebildet wurde und sowohl die viralen Eiweiße als auch das Erbgut des Virus in jeweils einem Gel dargestellt worden sind? (einfacher virologischer Standard-Nachweis)

2. Können Sie mir versichern, daß die von Ihnen verwendeten Tests definitiv HIV-Antikörper nachweisen und aussagefähig sind im Hinblick auf eine HIV-Infektion? Können Sie mir versichern, daß es auch nach den Kontrolltests keine falsch-positiven Ergebnisse gibt? Können Sie mir versichern, daß der

HIV-Antikörpertest so geeicht wird, wie dies bei Antikörpertests normalerweise üblich ist?

3. Wo gibt es eine Veröffentlichung, in der zweifelsfrei nachgewiesen wurde, daß und wie das HI-Virus das Immunsystem zerstört?

4. In welcher Veröffentlichung erfolgte der zweifelsfreie Beweis, daß es sich bei AIDS um eine unheilbare Infektionskrankheit handelt?

Du wirst überrascht sein, was für ausweichende und absurde Antworten Du bekommst!

Aber mit Briefe schreiben und dem Vermeiden der Medikamente ist es nicht getan. Wenn man einen vorgeschädigten Körper hat, dann muß man ihn wieder aufbauen. Der später im Buch stehende Text von Felix de Fries gibt einen Überblick über die bekanntesten Methoden.

3. Gespräche mit Betroffenen

Im Juli 2000 habe ich für eine Berliner Tageszeitung zusammen mit Jan-Philipp Hein an einer siebenteiligen AIDS-Serie gearbeitet. Diese Serie ist nie erschienen. Warum sich der Chefredakteur letztendlich gegen eine Veröffentlichung der von ihm bestellten Serie entschied, weiß ich nicht.

Im Laufe der vier Wochen, in denen wir kistenweise Beweise und wissenschaftliche Artikel sammelten, auswerteten und überprüften, führte ich auch Interviews mit HIV-Test-positiven Menschen, die nicht den schulmedizinischen Weg lebenslänglicher Pillenschluckerei gehen, sondern auf andere Art und Weise versuchen, ihr HIV-Testergebnis zu überleben. Die meisten dieser Menschen bewundere ich sehr. Sie haben sich von der Angst vor dem „Todesvirus" gelöst oder sind zumindest dabei, es zu tun. Sie alle haben sich sehr intensiv mit sich selbst auseinandergesetzt und dabei einen Lebensmut gefunden, um den ich sie manchmal beneide.

Wenn ich jetzt meine Gespräche mit diesen Menschen wiedergebe, so möchte ich damit mehrere Dinge erreichen:

- anderen Betroffenen Beispiele geben, wie man seinen Weg finden kann,
- ihnen zeigen, daß es möglich ist, das Trauma „HIV- positiv" loszuwerden,
- für nicht Betroffene transparent machen, in welcher psychischen Si-

tuation HIV-Test-positive Menschen sind,
- den Druck offen legen, den verantwortungslose Ärzte in Schwerpunktpraxen auf Betroffene ausüben, aufzeigen, wie sie mit der Angst ihrer Patienten spielen.

Die Namen der Betroffenen habe ich wunschgemäß geändert. Sie wollten alle anonym bleiben, denn sie planen ihr Leben langfristig. Deshalb möchten sie im Auge der Öffentlichkeit nicht als „HIV-Infizierte" gelten.

Die erste von zwei Frauen, mit der ich mich treffen konnte, war Irvana aus Berlin. Vor 14 Jahren hatte sie Sex mit einem Mann, der ihr erst nachher gestand, einen positiven HIV-Test zu haben: „Das war wie ein Todesurteil, für mich brach die Welt zusammen. 1986, das war ja noch die Hoch-Zeit der HIV-Hysterie. Ich bin sehr froh, daß ich auch damals schon die Schulmedizin sehr kritisch gesehen habe und deshalb nie in eine Schwerpunktpraxis gegangen bin. Es ist doch unlogisch, Menschen ohne Symptome nebenwirkungsreiche Medikamente einzuflößen!".

Irvana wollte damals ihre Tochter, sie ist jetzt 15 Jahre alt, zur Adoption freigeben, weil sie glaubte, nicht mehr lange genug zu leben, um dem Kind eine gute Mutter zu sein. Heute ist sie froh, das nicht getan zu haben. Wie sie es schaffte, für sich an eine langfristige Perspektive zu glauben, kann sie nicht genau sagen: „Das hat sich ganz langsam entwickelt. Ich habe von Duesberg gehört, seine Bücher gelesen. Es klingt vielleicht absurd, aber durch diesen HIV-Schock habe ich gelernt, zum ersten Mal bewußt mit mir und meinem Leben umzugehen. Ich hatte auch viel Glück, es gab viele gute Freunde, mit denen ich über diese HIV-Sache sehr offen reden konnte!".

Heute glaubt Irvana, daß sie Opfer einer Kreuzreaktion des HIV-Tests gewesen ist: „Ich bin in Afrika aufgewachsen, hatte Kontakt mit sehr vielen Krankheitserregern, gegen die mein Organismus Antikörper gebildet hatte. Ich war 10, da lag ich sogar 6 Monate im Krankenhaus, ich hatte verschiedenste Infektionen, die die Ärzte einfach nicht unter Kontrolle bringen konnten."

Dieser offene Umgang mit HIV, von dem Irvana gesprochen hat, scheint mir ein sehr wichtiger Faktor zu sein: Wer ein großes Problem in seinem Innern einschließt, verdrängt es. Lösen kann man dieses Problem aber nur, wenn man es nicht einschließt, sondern offen damit umgehen kann.

Die andere Frau, mit der ich im Sommer 2000 sprach, ist die 49 Jahre alte Daniela aus Hessen. Ihre „HIV"-Geschichte fing im Herbst 1997 an: „Ich hatte Bronchitis und Hautausschlag, fühlte mich schwach. Schmerzen, Erbrechen und Fieber kamen hinzu. Schließlich hatte ich starke Bewußtseinseintrübungen, war nicht mehr ansprechbar und landete auf der Intensivstation eines Frankfurter Krankenhauses. Dort machte man mit mir einen HIV-Test, ohne irgendeine Genehmigung einzuholen." Daniela, die 1984 eine Tumor-OP mit Bluttransfusionen hatte, verließ das Krankenhaus auf eigene Verantwortung, landete in der Uni-Klinik, in der Ambulanz von Frau Prof. Helm. „Diese übte bald Druck auf mich aus, weil sie in meinem Blut einen „Viral Load" von 5 Millionen gemessen hatte. 4 Tage später machte ich aber bei meinem Hausarzt einen neue Messung. Als da nur ein „Viral Load" von 50.000 gemessen wurde, da bin ich mißtrauisch geworden!"

Daniela, in deren Blut schließlich eine ganze Palette von Antikörpern gegen diverse Viren gefunden wurde, die vermutlich beim „HIV-Test" eine Kreuzreaktion ausgelöst hatten, wird mit Nahrungsergänzung (siehe folgende Kapitel) therapiert. Heute geht es ihr gut. Die Ursachen ihrer Gesundheitskrise vom Herbst 1997 sieht sie in dem psychischen Streß, dem sie damals ausgesetzt war. Ohne ihren Mann, der stets für sie da war, so sagte sie mir, hätte sie diese Krise kaum überwinden können.

Meine Frage, was sie anderen „Positiven" mit auf den Weg geben würde, beantwortete sie so: „Es ist schwer, Allgemeingültiges zu sagen. Jede 'HIV-Positivität' hat ihre eigene Geschichte. Auf jeden Fall aber braucht man einen Arzt, dem man vertrauen kann. Ich habe einen solchen gefunden. Das ist für mich eine glückliche Fügung des Schicksals, ein Geschenk. Ich denke, jeder muß sich fragen: Was hat mir der Test, was haben mir meine Symptome sagen wollen? Das Wichtigste ist, man muß mitten im Leben stehen und seine Passivität überwinden.

Frauen, nicht intravenös drogensüchtig, aber trotzdem von einem positiven „HIV-Test" betroffen, sind unter HIV-Test-Positiven eine Rarität.

Ein eher typischer Fall dagegen ist Ralf. Ralf ist schwul, als er 1997 „HIV-positiv" getestet wurde, hatte er mehrere Jahre ausschweifenden Nachtlebens mit jeder Menge Kokain und Alkohol hinter sich. „Es ging mir wirklich ganz übel, ich hatte Pfeiffersches Drüsenfieber. Der Arzt in der Schwerpunktpraxis setzt mich gleich auf antivirale Medikamente. Heute nehme ich solche Medikamente nur noch kurzfristig und niedrigdosiert, wenn es mir schlecht geht, in meinem Körper irgendwelche Entzündungsprozesse ablaufen."

Ralf, seine Ernährung und seine Lebensweise hat er mittlerweile radikal umgestellt, ist sich sicher, daß er auf die „Cocktails" irgendwann verzichten kann: „Ich habe 5 Jahre Raubbau an meinem Körper getrieben. Ich brauche noch ein paar Jahre, bis ich die Folgen all dieser Drogenexzesse aufgefangen habe. Ich bin nicht der einzige Schwule, der so etwas machen sollte, nach meinen Beobachtungen haben ungefähr 80 Prozent aller Schwulen mit einem positiven ‚HIV-Test' ein Drogenproblem."

Um nach einem positiven Test mit Sicherheit eine langfristige Perspektive zu haben, bedarf es für Ralf vor allem eines: „Man braucht Geduld, sehr viel Geduld. Und man muß verstehen, daß es eine lange Vorgeschichte ist, die zu dem Testergebnis geführt hat. Und man braucht einen Arzt, der zuhören kann, Ursachen eines Krankheitsgeschehens begreifen kann. Genau das können gerade die Schwerpunktärzte nicht. Die beraten nicht, die hören nicht zu. Die schauen nur auf Testresultate und Laborwerte und verschreiben nur Pillen."

Ein Musterbeispiel dafür, daß sich HIV-Test-Positive eine sehr langfristige Perspektive erarbeiten können, ist der 40jährige Karol. Karol wurde 1984 positiv getestet und machte beim Interview einen sehr vitalen Eindruck: „Ja, es geht mir gut. Das war nicht immer so. Anfang der 90er Jahre habe ich meinen Freund verloren, der sehr lange AZT genommen hatte. Ich habe das Zeug daraufhin abgesetzt. Mitte der 90er Jahre hatte ich dann mal laut Labor 0 T4-Zellen. Auch das habe ich überlebt. Ich lebe heute ziemlich gesund, habe es geschafft, über meine Zukunft positiv zu denken. Meine Angst habe ich bekämpft, indem ich mich über die Fragwürdigkeiten der HIV-Medizin ausführlich informiert habe. Ich will so alt werden, wie meine Oma. Die ist 85 geworden."

Mit seiner Angst hatte auch Mathias, er ist Anfang 30, sehr große Probleme. Anfang 1997 wurde er bei seinem Arzt, der hatte eine „HIV"- Schwerpunktpraxis, positiv getestet. „Es war natürlich ein Schock. Ich war noch nie im Leben krank gewesen und dann so etwas. Der Arzt überredete mich sofort zur Kombitherapie, machte mich glauben, ich hätte sonst nicht mehr lange zu leben."

Mathias bekam zuerst eine Zweierkombi, aber die vertrug er extrem schlecht: „Zum ersten Mal in meinem Leben war ich krank. Zwei Tage Kombitherapie, und es ging mir hundeelend – Verstopfung, Bauchschmerzen, ich fühlte mich betäubt, wie unter Drogen."

Nach einem halben Jahr stieg seine „Viruslast", er wurde auf eine Dreierkombi gesetzt, sein Arzt vermutete Resistenzen. Aus der chronischen Verstopfung wurde extremster Durchfall, er bekam Fettablagerungen am ganzen Körper und Probleme mit der Leber. „Ich wechselte in eine andere Schwerpunktpraxis, aber da gab es auch nur die gleichen Sprüche, das man angeblich ohne die Medikamente nicht mehr lange leben wird. Schließlich landete ich bei einer Viererkombi. Ich fühlte mich so elend und irgendwie habe ich da erkannt, daß ich sterben werde, wenn ich diese Pillen weiterhin schlucke. Als ich meinem Arzt mitteilte, daß ich die Kombi absetzen will, meinte er trocken, daß ich dann sterben würde. Das hat mich nicht mehr verunsichern können, ich habe ihm nur geantwortet: ‚Vielleicht, aber nicht mit diesen Pillen!'"

Seit Mathias diese Pillen absetzte, ist er ohne Krankheitssymptome. Er ernährt sich von Öko-Produkten, nimmt Nahrungsergänzungen zu sich und fühlt sich bis auf eines bestens: „Es sind die Fettablagerungen der Protease-Hemmer. Die gingen nur sehr langsam weg. Arme und Beine hingegegen sind seit den Protease-Hemmern abgemagert, bauen einfach keine neue Substanz auf. Dabei wurde ich niemals, von keinem Arzt, über irgendwelche Nebenwirkungen aufgeklärt. Ich fühle mich körperlich beschädigt durch die sogenannten ‚AIDS'-Medikamente. Was man an mir gemacht hat, das war Körperverletzung!

Mathias ist sich sicher, das auch sein positiver Test durch schulmedizinischen Unfug zustande kam: „Ich hatte insgesamt fünf Hepatitis-Impfinjektionen und drei Auffrischungen. Diese Impfungen haben beim ‚HIV-Test' Kreuzreaktionen verursacht!"

Mathias ist froh, daß er gut verdient, denn seine alternativen Therapien muß er selbst bezahlen: „Alles, was mich bei der Behandlung nicht krank gemacht hat, muß ich selbst bezahlen. Dabei sind die Gift-Cocktails um ein Vielfaches teurer. Egal – ich werde so alt, wie andere Menschen auch. Meine Blutwerte sind besser, als die von vielen ‚HIV-Negativen'. Am besten fühle ich mich, wenn ich nach einem Besuch bei meiner naturheilkundlich orientierten Ärztin zu meiner schulmedizinischen Hausärztin gehe. Die ist immer total irritiert, weil ich so gute Werte habe!"

Für Mathias spielt die Psyche eine zentrale Rolle: „Wer glaubt, sterben zu müssen, der wird auch sterben. Der Körper hat die Fähigkeit, auch schwere Krankheiten zu überwinden – wenn er nur seine Kräfte mobilisiert. Das gelingt den allermeisten jedoch nicht, weil sie Krankheit nicht als Information sehen, sondern als Feind. Es gilt nicht, die Krankheit zu bekämpfen mit ‚militärischen Mitteln' wie Chemobomben, sondern sie zu verstehen, sein Leben zu ändern und dadurch die Krankheit einfach überflüssig zu machen."

Das Kapitel „HIV" ist für Mathias fast vom Tisch. Für Bernd, er ist 35 (arbeitet in der Berliner Kulturszene), ist es hingegen noch ein sehr akutes Thema: „Ich habe als Kind oft Penicillin bekommen. Mein Test ist gerade zwei Jahre her. Zwei Partner wurden positiv getestet, deshalb wollte ich schauen, wie es bei mir aussieht. Ich vertrage „Combivir" eigentlich ganz gut, aber ich habe mich über die Kritik an der AIDS-Medizin informiert. Cotrimoxazol habe ich schon abgesetzt, jetzt will ich die Einnahme von „Combivir" langsam auf null fahren."

Extrem gefährlich sieht Bernd den Kult, der um „HIV" gemacht wird: „Die Positivengruppen, die sind mir ein Greuel. Jeder gibt sich brav seiner Opferrolle hin. In diesen Gruppen gibt es eine sehr starke, aber negative Eigendynamik!" Auch an den „AIDS-Hilfen" läßt Bernd kaum ein gutes Haar: „Für Schwerstkranke sind die schon wichtig. Aber insgesamt nehmen die sich zu ernst. Die beraten nicht individuell, gehen auf Themen wie Lebensführung, Ernährung und so gar nicht ein. Denen geht es nur ums eigene Ego, sie wollen sich wichtig fühlen!" Bernd, der von sich sagt, er habe sehr ungesund gelebt, hat auch seine ganze Lebensweise umgestellt: „Ich bin in der schwulen Szene schon so etwas wie ein Einsiedler. Weißbrot mit Nutella, das war einmal. Ich habe 4 Freunde, die auch einen positiven ‚HIV-Test' haben, aber wenn ich versuche, mit denen zu reden, gibt es immer Streit."

Bernd steht am Anfang seines Weges, ist aber voller Optimismus. Und das, obwohl er sich mitunter stark ausgegrenzt fühlt: „Die ‚HIV-Negativen' sehen Leute wie mich doch als eine Art Monster. Ich will gar nicht wissen, wie gründlich die ihre Gläser spülen, aus denen ich getrunken habe." Probleme hat er auch, wenn es sich verliebt oder jemanden interessant findet: „Man muß den Leuten schon sagen, daß es da mal diesen Test gegeben hat. Aber wie macht man das? Sagt man es gleich am Anfang, dann rennen sie weg. Und sagt man es ihnen nicht und macht aus Fairnessgründen Safer Sex, dann hat man ein schlechtes Gewissen."

Meine Frage, was er denn nun anderen Betroffenen mitteilen würde, hat Bernd im Juli 2000 so beantwortet: „Wenn man auf sein Gefühl vertraut und das konsequent umsetzt, dann ist man als Schwuler mit einem positiven Test ziemlich einsam. Trotzdem muß man sich auf sein Gefühl verlassen, man muß in sich hineinhören. Ernährung ist das Wichtigste, sein Leben sollte man nicht an Tabletten festmachen. Warum ist man da, wo man jetzt ist, mitsamt diesem verdammten Testergebnis. Das ist die Frage, auf die man eine Antwort finden muß!"

Ich möchte allen, die zu diesen Interviews bereit waren, hiermit danken. Ich bin da auf eine sehr große Offenheit gestoßen und danke für das mir entgegengebrachte Vertrauen.

Hier noch ein Text, den mir eine Frau nach mehreren Treffen zugeschickt hat:

Überleben lernen

Erfahrungsbericht einer „HIV positiven" Frau

(September 2000)

Vor acht Jahren habe ich meine Unbeschwertheit verloren. Mit 23, gerade kein Kind mehr, aber voll mit Flausen über meine Zukunft im Kopf, erhielt ich die Diagnose:

„Sie müssen bald Sterben – spätestens in acht Jahren", ließ mich der Arzt im Krankenhaus wissen. Er muß es ja wissen, dachte ich damals noch und begann bitterlich zu weinen. Er untermalte seine schwerwiegenden Worte mit dem Todesdiagramm (selbstgemalt) auf einem kleinen Zettel, indem er einen Strich malte wo ich spätestens sterben würde. Heute 8 Jahre später – was ist geschehen? Ich lebe immer noch!

Diese Tatsache habe ich nicht den Ärzten oder den Wissenschaftlern zu verdanken – ich kann mir selbst danke dafür sagen, daß ich trotz gezielter psychologischer Angriffe seitens der Ärzte und Schwerpunktpraxen stark genug war mich der Therapie zu entziehen.

Denn die Rede von Therapie begann gleich nach dem ersten angefertigten Blutbild.

„Wenn die T-Helferzellen das nächste Mal wieder so niedrig sind, sollten wir über eine Therapie sprechen." Er meinte wohl AZT (1992), ich habe es nie erfahren, denn ich bin nicht mehr hingegangen. Ich wechselte zu einer Spezialistin, die mir erklärte, es sei ganz normal wenn die T-Helfer niedrig sind, kurz nach dem Schock bei der Diagnose AIDS. Das hätte der Arzt im Krankenhaus wissen müssen, als AIDS-Spezialist, bevor er voreilig die Therapie mit AZT erwähnte, oder?

Die Ärztin gab mir zur Information eine Broschürenmappe, fürs erste. Diese Mappe bestand aus zehn Einzelbroschüren zu verschiedenen Themen über HIV und AIDS, unter anderem wie man sein Begräbnis plant. Diese Broschüre war von der Deutschen AIDS-Hilfe hergestellt, gesponsert von einer Firma die AIDS-Medikamente vertreibt.

Die Themen drehten sich vorwiegend um Verhalten und Therapie bei HIV-Positivität. Das waren allerdings nicht so die Themen, die mich interessierten, ich wollte wissen was da in mir steckte, welches böse Virus. Ich merkte meine Informationen über AIDS waren recht spärlich. In einer Schwulenbuchhandlung fand ich bessere Literatur. Meine ersten Bücher zu diesem Thema waren:

1.) Homöopathischer Kurier, Spezial, AIDS

2.) Raum und Zeit, Spezial, HIV und AIDS.

Raum und Zeit war die erste Lektüre und ich begriff nur langsam was darin stand. Es gab tatsächlich Leute, die an der Existenz des Virus zweifelten. Jeder Satz war wie eine Ohrfeige, die mich wach und wacher rüttelte. Am Ende wußte ich gar nichts mehr. Was war nun wahr? Die Logik der Argumente in „Raum und Zeit" schienen mir plausibler und meiner Wahrheit näher als die Theorie eines Virus, welches von Natur aus ein Killer sein soll. Der „Homöopathische Kurier" verstärkte diese Ansicht in mir weiter. Daraufhin bin ich jahrelang nicht mehr zum Arzt gegangen. Selbst als ich krank wurde, Herpes Zoster über dem Brustraum, behandelte ich mich ausschließlich mit naturheilkundlichen Methoden. Der Zoster verschwand in 2 Wochen vollständig.

Seither bin ich selten krank geworden, einige Male hatte ich fieberhafte „Grippe". Aber Fieber ist therapeutisch günstig zu werten, wenn die Person stark genug dafür ist. Und das war ich, dank der homöopathischen Therapie mit der ich begonnen hatte. Heute, acht Jahre später, fühle ich mich gesund und wohl. Wenn ich zum Arzt gehe, dann weil mich interessiert, ob immer noch irgendetwas nachweisbar ist oder ob schon alle pathogenen Keime verschwunden sind.

Ich bin noch nicht am Ziel angekommen d. h. nicht völlig gesund. Aber ich würde sagen, AIDS hat was von einer Lebensaufgabe und viele Ebenen. Es geht eben nicht, Pille schlucken und weg ist es. Man ist gezwungen, sich mit etwas auseinander zusetzen, mit sich selbst und seiner eigenen Schwäche (Krankheit) oft auch noch mit eigenen Schamgefühlen, Schuldgefühlen und Ängsten.

Aber eins steht heute schon fest, der Arzt im Krankenhaus hatte unrecht. Ich habe seine Todesdiagnose überlebt.

4. Therapeutische Konzepte zur Behandlung der bei HIV-Test-Positiven vorkommenden Erkrankungen

von Juliane Sacher, Ärztin, Frankfurt a. M.

Von der Frankfurter Ärztin Juliane Sacher habe ich in diesem Buch schon mehrmals berichtet. Jetzt ist es an der Zeit, daß sie ihren Behandlungsansatz beschreibt. Sacher hat von den nicht schulmedizinisch arbeitenden Ärzten mit Sicherheit die größte Erfahrung in der Behandlung HIV-Test-positiver Menschen.

Es handelt sich bei HIV/AIDS um eine chronische Erkrankung, die verschiedene Ursachen hat. Aus diesem Grund muß man versuchen, herauszufinden, warum der jeweilige Patient betroffen ist. In den meisten Fällen sind verschiedene Vorerkrankungen oder Medikamenten- bzw. Drogeneinnahmen dafür verantwortlich, daß der Organismus geschädigt wurde. Als Reaktion darauf entwickelt der Körper chronische Entzündungsprozesse, um mit den toxischen Schädigungen fertig zu werden. Diese chronischen Entzündungsprozesse wiederum führen zu weiteren inter- und intrazellulären Schädigungen durch die Sauerstoffradikale, die bei akuten und chronischen Entzündungen vermehrt entstehen.

Therapeutisch muß man also an dieser Stelle vorrangig eingreifen. Dies geschieht an erster Stelle durch bestimmte Vitamine und Mineralien, Spurenelemente und Aminosäuren für das Glutathion-System. (Vit A, E, C, ß-Carotin, Selen, Cystein, Glutamin...) Zn hat den besten Effekt auf das Immunsystem, wenn man es „intervallmäßig" einnimmt, d.h. i. Wechsel l Monat 2x1 Znorotat40 oder Unzink - l Monat Pause usw.. Dies gilt für viele Mittel.

Zur Erkennung des Zustandes der darmeigenen physiologischen Keimflora, pathogener Keime und Pilze und des darmeigenen Immunsystems (Peyerschen Plaques) lasse ich spezielle Stuhluntersuchungen durchführen. Therapeutisch führe ich verschiedene Darmsanierungen durch mit Mitteln wie Perenterol, Symbioflor, Mutaflor, Heilerde etc. Oft ist die Hauptstörung eine schlechte Leberfunktion, so daß nicht mehr ausreichend HDL gebildet werden kann. Zur Verbesserung der Leberfunktion gebe ich Silymarinpräparate (Mariendistel), Hepa Merz (Ornithinaspartat) und Padma 28.

Cholesterin ist bekanntermaßen das Basismolekül für die Steroidhormone wie Cortison und die Sexualhormone. Typischerweise reduzieren sich eben diese dann meist bei einer Verschlechterung im Verlauf der Erkrankung. Es kommt u.a. zu depressiven Verstimmungen, Potenz- und Libidoverlust, multiplen Allergien etc. Bei vermindertem DHEA und Testosteron gebe ich zuerst DHEA Kps. und, wenn das nicht, hilft auch Testosteron als Injektion.

Die hohen Gammaglobulinwerte mit der erhöhten Unterfraktion IgG sind ein typisches Zeichen für den autoaggressiven Verlauf bei HIV-Positiven. Es entstehen hierdurch vor allem zirkulierende Immunkomplexe (CIC), die selbst wiederum hemmend auf eine Reihe immunologischer Vorgänge einwirken, u.a. wird auch die Phagocytosefähigkeit der Makrophagen gehemmt. Hier sollte eingeschritten werden. Hilfreich sind einmal Enzyme und zwar vor allem das Wobenzym (3x5-10 Drg) oder Phlogenzym 2x3 und/oder Padma 28 (3x2Tbl).

Auch der Einsatz einer hochdosierten (mind.40Y) Ozontherapie – anfangs 2 x wo und dann 1 x wo über einige Wochen – führte zu erstaunlichen Verbesserungen. Ich konnte immer wieder sehen, daß dadurch eine Stabilisierung des verbesserten Gesamtzustandes eintrat.

In akuten Fällen führe ich für einige Zeit 1-2 wöchentlich 0,9 Prozentige NaCl-Infusionen wechselnd mit Glutathion, Lymphomyosot, VitC, B-Vitaminen, Carbo vegetabilis, Derivatio, Polilevo, ACC, Katalysatoren des Zitronensäurezyklus, Thymus etc. durch.

Bei den erniedrigten Leukozyten sollte man das homöopathische Mittel Lachesis D 12 Tbl, – täglich morgens 1 lutschen – ausprobieren.

Natürlich empfehle ich eine Ernährungsumstellung. Jeder Organismus kann nur lebensfähig bleiben, wenn die Nahrung die richtigen Stoffe für die notwendigen Körperfunktionen bekommt, und

1. möglichst schadstoffarm ist,

2. möglichst vitamin- und mineralstoffreich ist,

3. mit ausreichenden Mengen an Flüssigkeit pro Tag begleitet wird.

Unter Flüssigkeit wird Wasser und dünner Tee (am besten grüner) verstanden.

Zur Ernährungsumstellung gehört auch das streßfreie und langsame Essen, da nur in diesem Fall die notwendigen Verdauungsenzyme durch Speichel, Magen- und Dünndarmsaft, Gallen- und Bauchspeicheldrüsensekret gebildet werden. Eine schlecht oder sogar nicht verdaute Nahrung, die den gesamten Darm bis zu seinem Ausgang passiert, schädigt den Darm und das darmeigene Immunsystem (bes. die Peyerschen Plaques). In der Darmschleimhaut sitzt über 70 Prozent des zellulären Immunsystems (einschließlich der T4- und TS-Zellen). Kein Wunder also, daß das Immunsystem gestört und/oder geschädigt wird, wenn sich jemand schlecht ernährt.

Zur Nahrungsergänzung eignen sich auch Algen, z.B. Spirulina oder

Klammatalgen, Grünalgen auch Aloe vera.

Basistherapie sind auch psychotherapeutische Begleittherapien wie Farbtherapien, (Chakren-) Meditation, aber auch Coaching und energetische Therapien wie Akupunktmassage und Craniosakraltherapie.

5. Empfehlungen für HIV-Test-Positive

(Therapieempfehlungen nach Arbeiten von Dr. med. Heinrich Kremer (Hamburg), Prof. Dr. med. Alfred Hässig (Bern) und Dr. rer. nat. Stefan Lanka, (Stuttgart), Mitglieder der Studiengruppe Ernährung und Immunität, Bern)

Die verschiedenartigen Krankheiten, welche das AIDS-Syndrom definieren können: Pilzbefall der Lunge, der Schleimhäute, des Gehirns und des Darmes und degenerative Veränderungen in den Endothelzellen der Blutgefäße und Lymphbahnen (KS) sind Folge einer langfristig veränderten Produktion von gasförmigen Stickoxyd- und Sauerstoffradikal-Molekülen in Immunzellen und anderen Körperzellen. Findet diese statt, so werden die T-4 Helferzellen überwiegend als Zellen mit dem Th-2 Zytokinprofil ausgebildet, die sich ins Knochenmark verlagern, wo sie die Abwehrtätigkeit gegen Mikroben durch Antikörper in Gang bringen, aber nur noch in geringerem Masse, als die im Plasma meßbaren Th-1 Zellen, welche von Pilzen und Viren befallene Zellen angreifen. Hält dieser Zustand an, so werden durch einen erhöhten Zellzerfall vermehrt Proteine des Zellskeletts und der Mitochondrien freigesetzt, gegen die dabei in erhöhtem Masse Antikörper gebildet werden. Eine erhöhte Menge von solchen Antikörpern, welche z.b. bei chronischer Hepatitis auftreten, weisen HIV-Antikörpertests von einem bestimmten Wert an als „HIV positiv" aus. Eine andauernd erhöhter Spiegel von Stickoxyden und Sauerstoffradikalen entsteht durch:

☞ fortgesetztem Antigenkontakt durch häufig wiederholte Verletzungen und schmutziges Wasser,

☞ durch Inhalation von Nitriten (Poppers), welche als NO in den Zellen gespeichert werden und bei einem erhöhten Einströmen von Kalzium (z.b. bei körperlichen Leistungen) freigesetzt werden, wobei sie besonders in den Endothelzellen der Blutgefäße und Lymphbahnen, die einen niedrigen Kapilardurchmesser aufweisen, zu Schwellungen und degenerativen Veränderungen (Kaposi Sarcom) führen,

☞ bei einer Beeinträchtigung der Mitochondrien, die als Einzeller in den Zellen mit Hilfe von Sauerstoff und den energiereichen Elektronen aus Nahrungsbestandteilen das Energieträgermolekül (ATP) bilden, das für alle Körperfunktionen benötigt wird.

Ursache für eine fortgesetzte Beeinträchtigung der Mitochondrien und ihrer Tätigkeit sind:

☞ die Schädigung ihrer Erbstruktur (DNA) durch Chemoantibiotika (wie Bactrim), welche die Bildung und Freisetzung der für ihren Aufbau benötigten Folsäuren und Purine blockieren. Die Erschöpfung ihres Thiol-Pools durch Chemoantibiotika, nukleosidanaloge Stoffe (wie AZT, DDI, DDC) und durch Schwermetalle (in Impfstoffzusätzen), welche die SH-Gruppen in Cystein- und Glutathion binden,

☞ ein Mangel an Glutathion, wie er bei einer Beeinträchtigung der Glutathionbildung in der Leber durch chronische Hepatitis (häufig bei Schwulen, Hämophilen und Drogenkonsumenten), starken Alkoholkonsum oder durch einen Cysteinmangel in der Ernährung (in Entwicklungsländern) entstehen kann. Glutathionmoleküle reduzieren Sauerstoffradikale und Stickoxyde so, daß sie die Energiebildung in den Mitochondrien nicht stören. Ein fortgesetzter Glutathionmangel hat zur Folge, daß sich Th-1 Zellen beim Angriff auf Zellen, die Pilze und Viren beherbergen, durch Stickoxyde selber vergiften,

☞ die Beeinträchtigung des Sauerstofftransports in die Zellen durch Oxydation des sauerstoffhaltigen Blutfarbstoffes (Methhämoglobinaemie). Diese überfordert die Reduktionsleistung der Glutathione. Sie ist häufig die Folge stark oxydativ wirkender Drogen (u.a. Chemoantibiotika, Nukleosidanaloga und Poppers),

☞ der Mangel an pflanzlichen Antioxydantien, welche giftige Sauerstoffabbauprodukte in den Zellen binden und dadurch Entzündungs- und Streßreaktionen dämpfen.

Bei einer fortgesetzten Beeinträchtigung der Mitochondrien lösen diese ihre Symbiose mit dem Zellkern auf (Warburg Phänomen), während der Zellkern sein Überleben durch eine erhöhte Aktivität der Reversen-Transkription (Übertragung der Botensubstanz RNA in die DNA) sicherzustellen versucht. Die Zellen schalten dabei zunehmend auf einen sauerstofflosen Vergärungsstoffwechsel um, welcher den Organismus mit Milchsäuren belastet, Pilze und opportunistische Erreger wachsen läßt, und schließlich zur Krebszelle oder zum Wasting (Schwund) führen kann, bei dem die Zellen lebensnotwendige Stoffe ersatzweise direkt aus dem Muskeleiweiß beziehen. Fortgesetzt aktivierte Freßzellen lösen dabei über das Kleinhirn die Ausschüttung von Streßhormonen aus, die das Immunsystem andauernd auf die Abwehrtätigkeit durch Antiköper einstellen, während der Abbau von degenerierten Zellen zunehmend beeinträchtigt wird.

☞ Durch die Zufuhr von Schwefelverbindungen in Meersalz, Mineralwasser und Algenprodukten (Algen zum Essen oder zum Baden, Agar, Kelp u.a.), von cystein- und methionhaltigen Eiweißgemischen (in N-Acethyl-Cystein, Quark und Molkenprodukten) kann die Glutathionbildung in den Zellen und in der Leber aktiviert werden. Daneben kann Glutathion direkt intravenös verabreicht werden.

☞ Durch pflanzliche Antioxydantien (z.b. PADMA 28), welche giftige Sauerstoffabbauprodukte binden, und durch natürliche Proteasehemmer (Polyanionen in Meeralgen und Knorpelpräparaten), die körpereigene Antiproteasen aktivieren und Kationen binden, welche die Zellhülle angreifen, können fortgesetze Entzündungsreaktionen, die zu einer erhöhten Zellteilung führen, abgebremst werden.

☞ Durch die Ko-Enzyme Q10 und NADH und durch hochdosiertes Vitamin C und E kann der Elektronen-Transport in der Atmungskette der Zellen verbessert werden. Durch Folsäure, Thiole und niedrige Gaben von Selen (Bierhefe) und Zink kann die Reparatur von Erbstrukturschäden in den Mitochondrien unterstützt werden.

☞ Durch Prostaglandin-Modulatoren aus Fischölen (Omega-3 Fettsäuren) oder in schweren Fällen durch selektive Cyclooxygenase-2-Hemmer, gegebenenfalls Diluoromethylornithin als Poliamin-Hemmer und Gamma-Globuline können opportunistische Infektionen behandelt werden. Mit Grapefruitkern-Extrakt (Citricidal) und lokal durch Gurgeln mit Apfelessig-Honig kann der Pilzbefall behandelt werden.

☞ Durch Mariendistel und Krallendorn kann die Lebertätigkeit angeregt werden und durch Milchsäure-Bakterien-Präparate (Kanne-Brottrunk) kann die Darmflora aufgebaut werden.

☞ Durch essentielle Fettsäuren in Leinöl, Distelöl, Hanföl, Sojaöl, Nachtkerzenöl und Kreuzkümmelöl in Verbindung mit Quark (Cystein) kann die Sauerstoffaufnahme verbessert werden.

☞ Durch ätherische Öle, die auf der Brust und in den Armbeugen verrieben werden, kann das Immunsystem über die Nerven und die Grundsubstanz angeregt werden.

☞ Durch einen gezielten Streßabbau (Autogenes Training und Stretching sowie Massage) und durch den Verzicht auf häufigen Konsum von Drogen zum Überspringen von körperlichen und seelischen Leistungsgrenzen (Kaffee, Alkohol, Nikotin, Amphetamine (Extasy), Kokain, Heroin und Poppers),

☞ durch das Vermeiden von Entzüdungsreaktionen und Überanstrengungen und das angstfreie Beachten von Safer-Sex-Regeln,

☞ und durch eine äußerst zuckerarme, ballaststoffreiche Ernährung mit vollwertigen Kohlenhydraten, pflanzlichen Antioxydantien (Gemüse, Früchte, Kräutertee und Grüntee), Sauermilchprodukten, Sojaeiweiß und Fisch aber ohne eisenreiches (rotes) Fleisch

... kann bei HIV-Test-Positiven und AIDS-Patienten eine flexible Abwehrfähigkeit wiederhergestellt werden.

Der Erfolg dieser präventiven, Immunsystem stützenden Therapie kann durch Messung des Streßhormon-Profils, der T-4-T-8-Zellen Ratio, der Freßzellen-Aktivierung (Neopterin-Test), der kutanen Anergie (Hautreaktion gegen Antigene) und des Glutathionspiegels im Plasma und in den T-Helferzellen festgestellt werden.

Die sog. HIV-Retroviren, die heute für mehr als 30 verschiedene AIDS-definierende Krankheiten verantwortlich gemacht werden, konnten bis heute nicht entsprechend den in der Virologie geforderten Kriterien als übertragbare, fortpflanzungsfähige Viren isoliert, fotografiert oder biochemisch charakterisiert werden. Bei ihrer Postulierung durch Gallo und Montagnier 1984 wurden die Helfer-Lymphzellen von AIDS-Patienten mit leukämischen, weißen Blutzellen und embryonalen Zellen angezüchtet, welche eine stark erhöhte Aktivität der Reversen-Transkription (Übertragung der Botensubstanz RNA in die DNA) aufweisen, und zusätzlich durch Zugabe des Streßhormons Hydrocortison aktiviert. Das erhöhte Auftreten der Reversen Transkription wurde dann als Beweis für das Vorhandensein eines neuen Virus interpretiert. Ein virus-spezifisches Enzym („Reverse Transkriptase") konnte dabei nicht nach den dafür erforderlichen Kriterien nachgewiesen werden. Synthetisch hergestellte Proteasehemmer, welche die Bildung der Eiweiße für Zellteilchen hemmen sollen, die als Hi-Viruspartikel bezeichnet wurden, führen bei den Behandelten zu Unwohlsein, Diabetes, Nierensteinbildung und Leberversagen. Nach einer kurzfristigen Abnahme durch Abbremsung einer fortgesetzten Entzündungsreaktion steigen bei der Kombitherapie aus Proteasehemmern und sog. Nukleosidanaloga (AZT, DDI, DDC u.a.) diese nicht näher charakterisierten Teilchen von Botensubstanz (RNA) wieder an, was als sog. Resistenzbildung bezeichnet wird. Ebenso wie langfristig abgegebene Chemoantibiotika führen sog. Nukleosidanaloga wie AZT, welche nur zu 1 Prozent phosphoriliert und in den Zellkern eingebaut werden, durch Schädigung der Mitochondrien zu irreversiblen Schädigungen im Gehirn, im Knochenmark, in den Muskeln und in inneren Organen. Genauere wissenschaftliche Grundlagen, der hier dargestellten Zusammenhänge, findet man und frau auf den Homepages: www.virusmyth.com und www.aids-info.net oder bei der

Studiengruppe für AIDS-Therapie

c/o Felix A. de Fries,

Eglistr. 7,

CH-8004 Zürich,

Tel./FAX: 0041 (0)1 401 34 24

Zwei Dinge sind unendlich, das Universum und die menschliche Dummheit – aber bei dem Universum bin ich mir noch nicht ganz sicher.

Albert Einstein

Schlußfolgerungen:

Wie ich mit Hilfe einiger kluger Köpfe dargelegt habe, gibt es kein „HIV", ist „AIDS" keine Infektionskrankheit, taugen die „HIV"-Nachweise nichts, können die „antiviralen" Medikamente auch gesunde Menschen krank machen. Die Beweise dafür sind offensichtlich. Sie sind der Wissenschaft, der Politik, den Ressortchefs großer Magazine und der Pharmawirtschaft bekannt. Namentlich bekannt sind diese Hinweise dem Dortmunder Gesundheitsamt, Dr. Frank Laurich (GlaxoWellcome), seiner Kollegin Dr. Petra van Veen (Roche), dem Rat der Stadt Dortmund, dem Justizministerium NRW, dem Bundesgesundheitsministerium, RKI und PEI, dem Berliner Staatsanwalt Hartmann, vielen seiner Kollegen, über 60 Polizeidienststellen im gesamten Bundesgebiet und vielen anderen. Das kann ich jederzeit durch Einschreiben-Rückscheine dokumentieren. Per Fax und E-Mail wurden mehrere hundert TV- und Radiosender, sowie Zeitungsredaktionen informiert.

Nachfragen, Reaktionen oder gar Konsequenzen gibt es keine, die breite Öffentlichkeit erfährt darüber nichts. Es gab in all den Jahren nur zwei „AIDS"-kritische Artikel und zwar in „Die Woche".

Die öffentliche Faszination an „HIV" und „AIDS", an dieser „tödlichen", angeblich sexuell übertragbaren Krankheit, ist nahezu ungebrochen. Neues zum Thema, so absurd es auch sein mag, ist immer noch eine Meldung wert: Seien es ausgerechnet gentechnisch manipulierte Tollwutviren, die im Reagenzglas über „HIV"-infizierte Zellen herfallen und sie auffressen, sei es die Vorbereitung einer Impfung mit gentechnisch geschwächten tödlichen „HI- Viren", sei es eine Forderung amerikanischer Forscher, auch in Urin nach HIV-Antikörpern zu suchen.

Vielleicht wird die Pharmaindustrie alle, die das Spiel mit „AIDS" und „HIV" nicht durchschauen, eines Tages von dieser „Todesseuche" befreien, dann aber wird es eine gigantische Werbekampagne für die Gentechnik sein. Und die Mittel, die bis dahin entwickelt werden, dürften noch tiefer in die Biochemie unseres Körpers eingreifen, mit noch weiter reichenden Konsequenzen.

„AIDS" hat uns alle verändert: Aus Leidenschaft wurde Latex. Man überlegt es sich, ob man spontanen Gefühlen nachgibt, es könnte ja „tödlich" sein. Und irgendwie macht man's doch, aber mit einem flauen Gefühl im Magen.

Und es gibt die direkt von „AIDS" betroffenen Menschen: Sie sind gezeichnet, allerdings von keinem Virus, sondern von einem Stigma: Von der Angst vor einem willkürlichen Todesurteil und manchmal auch von toxischen Medikamenten.

Schicksal, Sex, Skandale, Angst, Leichen, jede Menge Blut und die faszinierende Welt von Wissenschaft und Technik – „HIV" und „AIDS" haben alles, was eine „gute Geschichte" für Medien und willige Konsumenten ausmacht. So etwas verkauft sich, wenn auch heute nicht mehr so gut wie in den 80er Jahren. Hepatitis B, das auf gleiche Weise übertragbar sein soll wie „HIV"[14], die angeblich mehr Opfer bei den gleichen Risikogruppen pro Jahr fordert als „HIV" in 19 Jahren, hat weder die Medien, noch die Menschen im Lande interessiert. Oder kennen Sie jemanden außerhalb des Gesundheitswesens, der Angst hat, sich mit Hepatitis B anzustecken? Haben Sie mal eine Meldung auf einer Titelseite zu Hepatitis B entdeckte, in der Hepatitis B als „Todesseuche" tituliert wurde?

Die Angst vor allen Viren ist vor allem „dank AIDS" tief in unser Bewußtsein gedrungen. Der Körper wird zum Schlachtfeld, das Immunsystem zur Armee. Es ist nicht zuletzt diese Militarisierung der Sprache der Mediziner, die es ermöglicht und scheinlogisch rechtfertigt, chronische Krankheiten als Stellungskrieg zu betrachten, den Körper zum Kriegsschauplatz machen. Daß hierin die Ursache für das Versagen der Schulmedizin bei allen chronischen Krankheiten liegen könnte, auf diese Idee kommt kaum ein Mediziner.

„AIDS" hat Tore geöffnet, gerade in den Medien: Kalte und heiße Kriege gegen Viren und angeblich böse Mikroben sind immer eine Titelgeschichte. Selbst die Tagesschau war sich nicht zu blöd, eine Handvoll Meningitisfälle (Hirnhautentzündung) in Bayern oder auch die neueste Hongkong-Grippe, an der sage und schreibe schon zwei Menschen gestorben waren, als Aufmacher zu bringen. Vom Sack Reis, der ein paar Kilometer weiter auf dem chinesischen Festland umfiel, hat man in der gleichen Sendung leider nichts erfahren.

„AIDS" war von Anfang an ein Kind der Medien, spätestens durch die bombastische Inszenierung im April 1984. „AIDS" füllte zahllose Titelbilder, trug lange zur Steigerung der Auflage bei.

Alle konnten sich mit „HIV" als Ursache von „AIDS" arrangieren. Die Pharmaindustrie brauchte wegen der Antibiotika-Schäden der „AIDS"-Patienten keine Klagen zu fürchten. Sie konnte endlich neue „Medikamente" am Menschen ausprobieren, die „antivirale" Stoffklasse entwickeln, bekam unermeßlich viele

Forschungsgelder. Die Politik bekam einen neuen Feind, gegen den sie mobilisieren konnte, endlich konnte man sich bei seinen Freunden von der Pharmaindustrie bedanken (Kohl z.b. ist ein „Kind" der BASF; Bush Großaktionär bei „Abbott"). Institute konnten erfassen, untersuchen, Richtlinien von sich geben. Ärzte, Immunologen und andere Wissenschaftler hatten eine faszinierende „Seuche" als Tummelplatz für Forschungen und Behandlungsformen. Sie alle bekamen, was sie suchten und starrten wie ein Kaninchen auf dieses schrecklich tödliche, aber offensichtlich virtuelle Virus.

Und die Schwulen? Sie wurden von den bösen, perversen Verführern zu der armen, bedauernswerten Minderheit, die so schrecklich von „AIDS" betroffen war. Man hatte Mitleid mit ihnen, hörte auf, Witze zu machen. Die Schwulen bekamen die Bestätigung, Schuld an den vielen „AIDS"-Fällen unter ihnen sei nicht ein mitunter exzessiver Lebenswandel – moralische Absolution durch ein virtuelles Virus.

Einiges, was ich hier zum Abschluß schreibe, mag vor allem für direkt oder indirekt Betroffene kalt und zynisch klingen. Es ist nicht so gemeint. Ich ziehe lediglich klare Schlüsse aus den präsentierten Fakten und Argumentationen.

Auf fast jeden „Positiven" in Deutschland kommt ein Mensch, der sich hauptberuflich um „AIDS" kümmert: Ärzte, Apotheker, MTAs, Pharmakologen und Ärzte sowie Sterbehelfer im AIDS-Hospiz. Sie alle scheuen die Argumente und Fakten der AIDS-Kritik, wie der Teufel das Weihwasser. Sie alle kommen nicht zu Diskussionen, lassen nicht mit sich reden. Sie alle lassen keinen Zweifel an ihrem todbringendem Tun zu. Gewiß, die meisten tun es aus gutem Glauben, aber es können doch nicht alle so dumm sein, denke ich mir, daß sie die Widersprüche und die Auswirkungen ihres gesetzmäßigen Handelns nicht erkennen können.

1996 wurden in Deutschland 9 Millionen HIV-Tests gemacht, 3896 mal lautete das Ergebnis „positiv". Laut RKI wurden aber wegen Mehrfachtests wahrscheinlich nur rund 2000 „Neuinfizierte" gefunden. Pro Test fallen Unkosten in Höhe von mindestens 25 DM an, macht einen Umsatz von 225 Millionen. Das sind 112.500 DM pro „diagnostiziertem" Menschen. Allein für den Test. Kommen noch Forschungssubventionen aus Steuergeldern, „AIDS"-Koordinatoren an allen Gesundheitsämtern, Hilfen für die „AIDS-Hilfen" etc. etc. dazu.

Und das richtige Geld wird erst mit der „antiviralen Medikation" verdient: Ein „AIDS"-Patient, Entschuldigung, das klingt etwas hart, bringt pro Jahr locker 50.000 DM an festen Einnahmen, so er sich „antiretroviral" behandeln läßt. Nebenwirkungen der Medikamente bringen zusätzliches Geld durch weitere Medikamente und nebenbei für die Pharmakonzerne die Möglichkeit, Versuche am lebenden, humanioden Objekt zu vollziehen, was an sich sowieso unbezahlbar ist. Demzufolge werden Hospize und „AIDS"-Stationen an großen Unikliniken auch großzügig unterstützt. Ohne den „Mythos AIDS" hätte es diese Möglichkeiten nicht gegeben. Und, wie schon erwähnt, sind die größten deutschen Internet-Seiten zu „HIV" fest in der Hand der Pharmaindustrie, auch die Internet-Projekte der „AIDS"-Hilfen werden großzügig unterstützt, was schon an den Logos der Konzerne auf diesen Seiten zu ersehen ist.

„HIV" ist kein Gegenstand rationalen Denkens. Man muß an dieses Virus und an das ominöse Syndrom glauben, erklären kann man es im Ansatz nicht. Man vermutet, und wenn diese Vermutungen nicht real werden, dann trickst man mit Statistiken herum, definiert auch Menschen als „AIDS-krank", in denen man kein Virus findet. Und behauptet von Photos nicht isolierter Viren, es seien isolierte Viren drauf zu sehen. Des Kaisers neue Kleider in einer zeitgenössischen Neuinszenierung...

Der einzige „Beweis" für die „Krankheit AIDS" ist, daß Menschen sterben. Und woran sie sterben, daß dürfte auf den vorangegangenen Seiten klar geworden sein. Wir müssen verstehen, daß „HIV", zumindest in den Anfängen, wahrscheinlich kein geplantes tödliches Spiel mit Menschen war, auch wenn vieles darauf schließen ließe. „HIV" ist die logische Konsequenz aus eindimensionalem, monokausalem Denken und freiem, ungezügeltem, ethik- und moralfreiem Spiel der Kräfte: Einer Industrie und einer Forschung, die sich zu viel um die Anwendbarkeit von Wissen, und zu wenig um das Erkennen von großen Zusammenhängen kümmert. Die sich einen Dreck um die Konsequenzen ihres Halbwissens und dessen skrupelloser Anwendung schert. Dies brachte schon die Atomenergie hervor und wird die von den Risiken her unkalkulierbare Gentechnik forcieren. Die Interessen zu vieler Leute mit zu viel Geld und zu viel Macht, denen Dinge wie Gesundheit, Leben, Zukunft, Menschenrechte und Wahrheit völlig egal sind, mußte bei „AIDS" nicht erst durch eine Verschwörung zusammengeführt werden. Die Interessen waren schon länger die gleichen. Es gibt eine natürlich-widernatürliche große Koalition der Skrupellosen und Destruktiven.

Sicherlich gibt es Menschen, die in exponierter Position das „AIDS"-Geschehen steuern und wissen, was da läuft. Und ich glaube nicht, daß die Entwickler der Cocktails und Tests samt und sonders mit Spatzenhirnen ausgestattet sind. Das wäre noch die einzige Erklärung, warum sie alle nicht merken, daß an ihrem Tun etwas faul ist.

HIV ist erst der Anfang, weitere virtuelle Erreger, wie Hepatitis B und C, sowie Rinderwahn stehen in den Startlöchern, die Kassen klingeln zu lassen, wenn

„AIDS" als Forschungs- und Fortschrittsmotor der Sprit ausgeht. Wenn die gemelkte Kuh kaputt ist, oder keine Milch mehr gibt, ich meine hier die „AIDS-Risikogruppen", dann sucht man sich halt eine neue. Das Spiel wird solange weitergehen, bis alle Kühe am Tropf hängen und statt Milch nur noch Eiter und Gift geben. Es sei denn, es gelingt, die Mechanismen auszuschalten, die darauf hinauslaufen, wirtschaftliche Interessen entgegen dem Lebensrecht künftiger Generationen durchzusetzen.

Die Antworten zu „HIV" und „AIDS" sind vorhanden. Daß so etwas überhaupt möglich war, sehen wir es nun als Irrtum oder als bewußtes Vertuschen der Auswirkungen von Medikamentenmißbrauch, wirft kein gutes Licht auf unsere Gesellschaft. Insbesondere nicht auf Wissenschaft, Politik, Medizin und auf die Massenmedien.

Alle diese Institutionen, die wegen ihrer Wirkung als Multiplikatoren einer besonderen Sorgfaltspflicht unterliegen, haben versagt, oder haben sich schuldig gemacht. Warum haben sie versagt? Weil sie über sämtliche Fakten dieses Buches informiert sind und untätig bleiben. Gewaltenteilung ist zur Fiktion geworden: Gallo klaut eine Idee, die Presse schreit „Hurra", Kurth und Marcus machen mit. Mehrere Gesundheitsminister glauben Kurth und Marcus, Polizisten ermitteln nicht und Staatsanwälte bügeln Verfahren nieder. Die Liste der Aktivitäten, die in Deutschland die Wahrheit ans Licht zerren sollten, ist zu lang für dieses Buch. Es hat zahllose Gespräche, Dienstaufsichtsbeschwerden, Anzeigen und einige Gerichtsverfahren gegeben. Dort wurden viele der in diesem Buch aufgelisteten Fakten und Beweise aktenkundig. Mehr aber auch nicht.

All diese Aktivitäten aufzulisten, das ergäbe einen zweiten Band. Den werde ich allerdings nicht schreiben. Es ist frustrierend, wenn man die Wahrheit kennt, und kaum einer will sie hören. Von daher schon einmal vielen Dank an Sie und ein großes Kompliment. Es schafft nicht jeder, einen so unglaublichen Schwachsinn wie die Behauptung, es gäbe kein HIV, über fast 300 Seiten an sich heran zu lassen.

Ich hoffe, ich habe Sie mit der eigentlich sehr traurigen Wirklichkeit, in der wir uns biologisch-naturwissenschaftlich befinden, nicht all zu sehr deprimiert. Auch ich habe durch das Thema ein Stück weit mein Grundvertrauen verloren. Grundvertrauen – auf einen kurzen Nenner gebracht heißt das für mich: „Alles wird gut!" Dieses Grundvertrauen wiederzugewinnen ist nicht einfach. Ich habe da weder für mich, noch für Sie oder den Rest der Menschheit bei Bedarf ein Grundrezept. Ich bin jetzt, im März 2001, selbst erst auf dem Weg, mich von „AIDS" zu erholen. Nicht, daß ich mal einen positiven Test gehabt hätte – ich habe keine Angst, mir beim Sex irgendwas Gefährliches holen zu können – aber ich habe diese Geschichte dreieinhalb Jahre mit mir herumgetragen. Und ich habe es lange Zeit nicht akzeptieren können, daß kein großes Massenmedium diese Geschichte bringen möchte. Es gab viele Wochen und Monate, da habe ich innerlich gekotzt, wenn ich das Wort „Journalist" gehört habe. Es gibt, von wenigen Ausnahmen abgesehen, keinen Journalismus, daher auch keine Journalisten mehr. Heute herrscht „Infotainment" vor: Wirklichkeit, die so lange aufbereitet wird, bis sie einen Unterhaltungswert hat.

Wo nur noch nachgeplappert wird, wo die Zeit fehlt, eine sauber recherchierte Geschichte gegenzurecherchieren und zu bringen, da findet kein Journalismus mehr statt. So geschehen im Sommer 2000 bei der Berliner Morgenpost. Dem Chefredakteur Wessels wurde eine siebenteilige „AIDS"-Serie vorgelegt, die er bei mir und einem Kollegen bestellt hatte. Dazu bekam er mehr als einen Zentner an Beweisen auf Papier. Er lehnte schließlich ab, die Serie landete bei einem alternativ-medizinischen Magazin namens „CoMed", das mutiger war.

Das für mich faszinierendste an „AIDS" ist, dass es auf eine extrem pointierte Weise beinahe sämtliche Grundübel unserer Zeit widerspiegelt. Fast alles, was im Zuge der Industrialisierung destruktive Züge annahm, fließt im HIV/AIDS-Komplex zusammen. Die moderne Wissenschaft begann mit der Trennung von Verstand und Gefühl durch Descartes. Aus der Verdrängung des Bauches aus Denkprozessen resultierte eine stete Entfremdung, die mit dem Aufkommen der Industrie im 19. Jahrhundert erst richtig losging. In dieser Zeit entwickelten sich Pasteurs paranoide Theorien von den Keimen als gesundheitlichem Grundübel. Und darauf basierend wurden von der parallel entstehenden Chemieindustrie Gifte entwickelt, die bösen Mikroben schnell zu massakrieren.

Bis heute wird die Nahrungsversorgung immer mehr auf Chemie umgestellt. Tausende erlaubte Zusätze geben unserem Körper Stoffe, die er aus guten Gründen eigentlich gar nicht haben will und stören so die biochemischen Prozesse in uns. Folge davon sind dann die sogenannten „Zivilisationskrankheiten".

Ein Werbespruch von BAYER für Mottenkugeln aus den 50-er Jahren: „Eulan bleibt wirksam für immer". Prima, ein Nervengift, dass nicht biologisch abbaubar ist! Das hatte unseren Eltern und ihren Erbanlagen wirklich gefehlt. Heute klingt die Reklame moderater: „Fruchtzwerge – so wertvoll wie ein kleines Steak". Auch nicht schlecht, Abfälle aus der Milchproduktion werden mit Stabilisatoren, Farbstoffen und Aroma versetzt und dann als „gut für's Kind" verkauft. Aber hierin liegt auch eine makabre Komik, denkt man an die Fleischskandale, an die viele Medikamente und alles andere, was seit der Industrialisierung der

Fleischproduktion sonst noch im Steak mit drin ist. So gesehen sind „Fruchtzwerge" tatsächlich dem Industriefleisch ebenbürtig, dass schon länger mehr kein „Stück Lebenskraft" ist.

Es ist an der Zeit, über diese PR-Euphemismen zu Schmunzeln, aber auch, die tiefgreifenden Zusammenhänge zu sehen und daraus Konsequenzen zu ziehen: Es ist nicht akzeptabel, wenn Gifte in sämtlichen Nahrungsmitteln und in unserer Umwelt präsent sind. Es ist nicht akzeptabel, wenn man Krankheiten, die deshalb entstehen, mit neuen Giften behandelt und dadurch entstandene Zellbruchstücke als für die Krankheit verantwortlichen Erreger ans Licht der Fernsehkameras zerrt.

Es muß sich vieles ändern, wollen wir künftigen Generationen einen netten Aufenthalt auf diesem Planeten ermöglichen. Zuerst kann man da bei sich selbst ansetzen. Dann gilt es, Menschen mit ähnlichen Erkenntnissen zu treffen. Die werden Sie, wenn sie wollen, im Laufe der Zeit dann schon von selbst finden. Ein paar Seiten weiter finden sie deshalb eine Literaturliste, Namen und Internet-Adressen. Stöbern Sie sich durch, nehmen sie Kontakt auf. Es wird Zeit, dass sich die paar Menschen vernetzen, die noch über einen gesunden Menschenverstand verfügen. Es gibt Vorträge, Bücher, Videos und Diskussionsgruppen im Internet zum Thema. Und Menschen, mit denen man Erfahrungen austauschen kann.

In diesem Sinne: Freuen Sie sich auf den nächsten Pharma-Spot im Fernsehen oder einen reißerischen Beitrag über Krankheitserreger. Sie werden die jetzt vielleicht mit anderen Augen sehen, denn sie haben alle auch etwas unfreiwillig Komisches. Denken Sie nur an das Motto der BAYER-AG: „Kompetenz und Verantwortung". Inkompetenz und Geldgier wäre wesentlich ehrlicher! Roche ist auch gut dabei mit: „We innovate healthcare" (Wir erneuern die Gesundheitsvorsorge). Überhaupt ein interessantes Wort: Gesundheitsvorsorge. Roche sorgt vor, damit Gesundheit keine langfristigen Chancen hat!

Kollege Boehringer präsentiert sich auf seiner englischsprachigen Seite mit dem Versprechen „Value through innovation" (Wert durch Innovation). Hier spricht man seine Aktionäre lieber gleich direkt an! Besonders stolz ist Boehringer auf der Internet-Seite http://www.boehringer-ingelheim.de/ pharmakg/prod/biopharma.htm auf „die gesamte biopharmazeutische Prozesskette – von der genetischen Entwicklung der Zelle bis zum marktfähigen Arzneimittel im wirtschaftlichen Maßstab". Elegant gelöst, meine Herren! Die Gentechnik mal eben mit der Silbe „bio" angereichert, und schon kann man das Ding besser vermarkten. Am ehrlichsten ist Pharmamulti DuPont. Sein mystisch-spirituelles Motto lautet: „DuPont – the Miracles of sience" („Die Wunder der Wissenschaft"). Leider sind es böse Wunder schwarzer Magier, die das Fabriktor in Pillenform verpackt verlassen. Letzter im Bunde sei die Firma Abbott. Die kaufte als erste von Gallo das Patent an seinen Kaffeesatzlese-Tests. Dabei machte Abbott-Großaktionär Georg Bush senior ein Geschäft, dass seine Kabinettskollegin Margret Heckler mit der Virus-Verkündigungsshow erst ermöglichst hatte. Nun, ich will nicht nachtragend sein. Jedenfalls hat Abbott auf seiner Internet-Seite http://www.abbott.com/hiv/hiv.html diesen weisen Satz stehen, den ich Ihnen hiermit wörtlich übersetze:

„Die Informationen zu HIV und AIDS können überwältigend und verwirrend sein. Die HIV-Infektion zu verstehen und mit ihr umzugehen, ist entscheidend für eine effektive Behandlung und Aufrechterhaltung der Lebensqualität jener, die mit HIV leben."

Nun, ich hoffe, etwas zur Entwirrung der Informationen zu „HIV" und „AIDS" beigetragen zu haben. Es wird Zeit, daß die HIV/AIDS-Hypothese fallengelassen wird. Keine einzige Voraussage der HIVologen ist eingetroffen, sämtliche argumentativen Säulen der Hypothese können gleichzeitig widerlegt werden. Also weg damit. Dann passiert auch so ein bodenloser Blödsinn nicht, wie vor Kurzem in den USA: Contergan wurde zur „AIDS-Therapie" zugelassen.

Ach ja, falls Sie mal einen positiven Test hatten: Ab jetzt gibt es keine Ausreden mehr. Nicht ihr Körper, sondern Ihr Bewusstsein wurde infiziert, mit Ihnen wurde ein verdammt böses Spiel getrieben. Wenn Ihre berechtigte Wut darüber nachläßt, dann schauen Sie nach vorn:

Was wir heute sind, kommt von unseren gestrigen Gedanken her, und unsere gegenwärtigen Gedanken gestalten unser morgiges Leben.
Unser Leben ist das Erzeugnis unseres Geistes.

Buddha

Machen Sie sich einen guten und langfristigen Plan für Ihr Leben. Und legen Sie vielleicht ein paar Ersparnisse zurück. Bei den heutigen Rentenperspektiven werden Sie die im Alter gut gebrauchen können. Und bitte: Keinen Respekt mehr vor weißen Kitteln. Denn deren Träger leiden zu einem nicht geringen Teil auch an einer Art AIDS. Dr. med. Heinrich Kremer definierte diese Variante einmal als:

Allgemeine Intellektuelle DenkSchwäche

**Für mich ist „AIDS" hiermit beendet.
Ich hoffe, für Sie auch!**

Michael Leitner

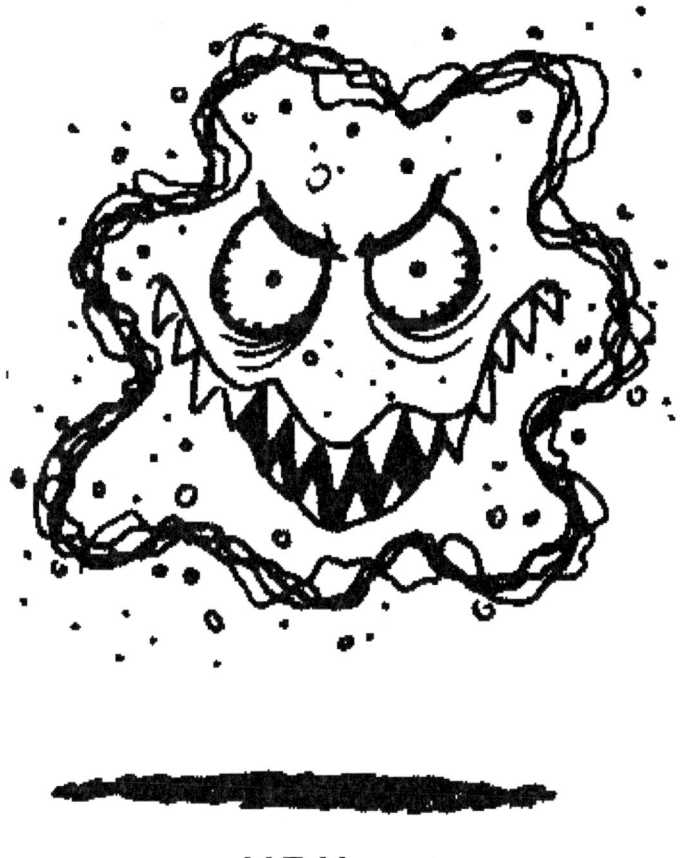

HIV

Referenzen für die Texte von Michael Leitner und Dr. Kremer

1. Lanka St. HIV – Reality or artefact? Continuum 1995;3/1:4-9.

2. Hamouda 0, Niessing W, Voss L. AIDS/HIV 1996. Bericht zur epidemiologischen Situation in der Bundesrepublik Deutschland zum 31.1 2.1996. (Hrsg. Robert-Koch-Institut, AIDS Zentrum). RKI-Hefte 17/1997.

3. Popovic M, Sarngadharan MG, Read E, Gallo RC: Detection, isolation and continuous production of cytopathic retroviruses (HTLV-III) from patients with AIDS and Pre-AIDS. Science 1984;224:497-500.

4. Except teenage boys, which rose by 7 cases in 1995

5. AIDS in Canada: Quarterly Surveillance Report, August 1997

6. Weltbevölkerung. Knick in der Kurve. Spiegel 1998; Nr.4: 5.1   65.

7. WHO. Mündliche Auskunft von Frau Dr. Brown, stv. Leiterin des „Global AIDS Program" der WHO. Genf, März 1993, zu Dr. Heinrich Kremer

8. Weniger et al., A simplified surveillance case definition of AIDS derived from empirical data, Journal of Acquired Immune Deficiency Syndromes, 1992,5:1212-23 (4.28)

9. Jaffe HW, Choi K, Thomas PA. National case-control study of Kaposi's sarkoma and Pneumocystis carinii pneumonia in homosexual men. Part 1; Epidemiologic results. Ann Int Med 1983:99:145-151.

10. Nerukar LS, Biggar RJ, Goedert JJ et al. Antiviral antibodies sexual men: Correlation with their life-style and drug usage in the sera of homosexual men   Med Virol 1987:21:123-135.

11. Health hazards of nitrite inhalants. Eds.: HW Haverkos, JA Dougherty. NIDA research monograph 83 Rockville MD: National Insitute on Drug Abuse, 1988.

12..Lauritsen J, Wilson H. Death rush: Poppers and AIDS. New York: Pagan Press, 1986.

13. The AIDS cult. Essays on the gay health crisis. Eds.: J Lauritsen, J. Young. Provincetown MA: Asklepios, 1993, 220-223.

14. Root-Bernstein RS. Rethinking AIDS. New York: Free press, 1993, 227-232

15. Wienold M, Lüdeke E, „Alles Lüge? Argumente zur AIDS-Kritik", Deutsche AIDS-Hilfe e.V. Gamo-Media, Berlin, 1994

16. CDC: Pneumocystis Pneumonia. Los Angeles. MMWR 1981:30:250-252.

17. Maickel RP. The fate and toxicity of Butyl nitrites in: Health hazards of nitrite inhalants. (Eds. HW Haverkos?, JA Dougherty). NIDA Research Monograph 83. Rockville MD; National Institute on Drug Abuse, 1988:15-27.

18. Wood RW. The acute toxicity of nitrite inhalants . In: Health hazards of nitrite inhalants. (Eds.: HW Haverkos, JA Dougherty). NIDA Research Monograph 83. Rockville MD: National Insitute on Drug Abuse, 1988:28-38.

19. Horne MK, Waterman MR, Simon LM, Garriott JO, Foerster EH. Methemoglobinemia from sniffing butyl nitrite. Ann Int Med 1979;91:417-418.

20. Dixon DS, Reich RE, Santinga PA. Fatal methemoglobinemia resulting from ingestion

of isobutyl nitrite, a room odorizer widely used tor recreational purposes, J Forensic Sci 1981;26:587-593.

21. Pschyrembel W. Klinisches Wörterbuch. 256 Aufl. Berlin, de Gruyter, 1990:1056.

22. Tyler D. The mitochondrion in health and disease. New York, VCH Publ., 1992.

23. CDC, 1994. Facts about the human immunodeficiency virus and its transmission. CDC HIV/AIDS Prevention January)

24. Papadopulos-Eleopulos E, Turner VF, Papadimitriou JM. Is a positive Western Blot proof of HIV infection? BioTechnol 1993;11:696-702.

25. Papadopulos-Eleopulos E, Turner VF, Papadimitriou JM. Has Gallo proved the role of HIV in AIDS? Emergency Med (Australia) 1993;5:71-74.

26. Papadopulos E, Johnson C. Is HIV the cause of AIDS? Interview. Continuum 1997;5:8-19.

27. Lanka St. Fehldiagnose AIDS. Wechselwirkungen 1994; 1 2:48-53.

28. Lanka St. HIV - Realität oder Artefakt? Raum und Zeit 1995;77:1 7-27.

29. Siehe Ref. 1

30. Hässig A, Kremer H, Lanka St, Liang WX, StampfliK. 15 Jahre AIDS. Eine kritische Stellungnahme zur Situaton, Schweiz Zsch GanzheitsMed 1998;10: im Druck.

31. Sarngadharan MG, Popovic M, Bruch L, Schüpbach J, Gallo RQ. Antibodies reactive with T-lymphotropic retroviruses (HTLV-III) in the serum ot patients with AIDS. Science 1984:224:506-508.

32. Siehe Ref. 31

33. Gallo RC, Salahuddin 57, Popovic M et al Frequent detection and isolation of cytopathic retroviruses (HTLV-III) from patients with AIDS and at risk for AIDS. Science 1984;224:500-502.

34. Sarngadharan MG, Markham PD. The role of human T-lymphotropic retroviruses in leukemia and AIDS. In: AIDS - acquired immune deficiency syndrome - and other manifestations of HIV infection. (Ed.: GP Wormser.) Park Ridge NJ: Noyes, 1987:197-198.

35. Schreiben von Dr. Susanne Stöckler, Paul Ehrlich Institut, an Dr. Lanka, 2.12.97

36. Dt. Ärzteblatt 91, Heft 50, 16.12.94, „Widerruf von HIV 1+2 Antikörperversuchstests"

37. Beipackzettel „Cobas Core, Anti HIV1/HIV2 EIA DAGS" von Hoffmann LaRoche

38. Johnson C, Continuum Magazine, April/Mai 1995

39. Beipackzettel „Crixivan"(Merck)

40. Buchbinder SP, Katz MH, Hessol NA, O'Malley PM, Holmberg SD. Long-term HIV-1

infection without immunologic progression. AIDS 1994;8:1123-1128. zitat p.1125

41. Cao Y, Qin L, Zhang L, Safrit J, Ho DD. Virologic and immunologic characterization of long-term survivors of human immunodeficiency virus type 1 infection. N Engl J Med 1995;332:201-208

42. Hoover DR, Rinaldo Ch, He Y, Phair J, Fahey J, Graham NMH. Long-term survival without clinical AIDS after CD4- cell counts fall below 200 x10 6/l. AIDS 1995;9:145-152.

43. Montefion DC, Pantaleo G, Fink LM et al. Neutralizing and infection-enhancing antibody responses to human immunodeficiency virus type 1 in tong-term nonprogressors. J Infect Dis 1996;1 73:60-67.

44. Harrer T, Harrer E, Kalams SA et al. Strong cytotoxic T cell and weak neutralizing antibody responses in a subset of persons with stable nonprogressing HIV type 1 infection. AIDS Res Hum Retroviruses 1996;12:585-592. **(Diese Studie wurde vom Bundesdeutschen Forschungsminister finanziert, aber natürlich in Deutschland nie an die große Glocke gehängt)**

45. Hogervorst E, Jurnaans S, Wolf F de et al. Predictors for non- and slow progression in human immunodeficiency virus (HIV) type 1 infection: Low viral RNA copy numbers in serum and maintenance of high HIV-1 p24-specific but not V3-specific antibody leveis. J Infect Dis 1995;171:811-821. Diese Studie wurde an 680 Männern begonnen und danach erweitert.

46. Pifer LWW, Wang YF, Ahokas R, Woods DR, Joyner RE. Borderline immunodeficiency in male homosexuals: Is lifestyle contributory? South Med J 1987;80: 687-697.

47. Balter, M. How does HIV overcome the body's T-cell body guards? 11th Colloqium of the Cent-Gards, Marnes-la-Coquette, France, 27 to 29. Oktober, 1997. Science 1997; 278:1399-1400

48. Finkel TH, Tudor-Williams G, Banda NK et al. Apoptosis occurs predominantly in bystander cells and not in productively infected cells of HIV- and SIV-infected lymph nodes. Nat Med 1995;1:129-134.

49. Klemens B. Meyer and Stephen G. Pauker. 1987. Screening for HIV: Can we afford the false positive rate? NEJM 317: 238-241. (Die Problematik existiert leider bis heute fort) Siehe auch: F. Goldsmith. 1985. HTLV-III testing of donor blood imminent; complex issues remain. JAMA 253: 81-86, 173-175, 179-181.

50. Temin H.M. and Mizutani. 1970. Viral RNA-dependent DNA-polymerase. Nature 226: 1211-1213. Temin H.M. and Baltimore D. 1972. RNA-directed DNA synthesis and RNA tumor viruses. Adv Vir Res 17: 129-186.

51. Johnson C Ist HIV die Ursache von AIDS? Interview mit Eleni Papadopulos-Eleopulos Continuum,1997 Vol. 5, No. 1, S. 8 - 19, Ausgabe Herbst, Interview im July 1997

52. Levy JA. (1996). Infection by human immunodeficiency virus-CD4 is not enough. NEJM 335:1528-1530.

53. Gallo R, Wong-Staal F, Reitz M, Gallagher RE, Miller N, Gillespie DH. Some evidence for infectious type-C virus in humans. (1976). p. 385-405 In: Animal Virology Baltimore D, Huang AS, Fox CF, eds Academic Press Inc., New York.

54. Gallagher RE, Gallo R. (1975). Type C RNA Tumor Virus Isoiated from Cuitured Human ~,cute Myelogenous Leukemia Cells. Science 187:350-353.

55. Snyder HW, Fleissner E. (1980). Specificity of human antibodies to oncovirus glycoproteins: Recognition of antigen by natura antibodies directed against carbohydrate structures. Proc. Natl. Acad. Sci. U 5 A 77:1622-1626 23.

56. Barbacid M, Bolognes D, Aaronson SA. (1980). Humans have antibodles capable of recognizing oncoviral glycoproteins: Demonstration that these antibodies are formed in response to cellular modification of glycoproteins rather than as consequence of exposure to virus. Proc. Nati. Acad. Sci. U S A 77:1617-1621. Greider CW, Blackburn EH. Telomeres, telomerase and cancer. Sci Am 1996;274(2):80-85.

57. Boeke JD. DNA repair. A little help for my ends. Nature 1996;383:579, 581.

58. Teng SC, Kirn B, Gasbriel A. Retrotransposon reverse-transcriptase-mediated repair of chromosomal breaks. Nature 1996;383:641-644.

59. Teng SC, Gabriel A. DNA repair by recycling reverse transcripts. Nature 1997;386:31-32.

60. Wirthmüller U. Die Methode der PCR im Routinelabor. Haemo (Bern), 1997 (Juni):2-4. Wirthmüller U. Die Anwendung der quantitativen PCR in der Diagnostik und Behandlung von virologischen Erkrankungen. Haemo (Bern), 1997 (Dezember) :2-4.

61. Null G. AIDS – a second opinion. New York/London, 1997. (Video availabte at Continuum, 172 Foundling Court, Brunswick Centre, London WCIN 1 QE, UK.)

62. Weber J. Distinguishing between response to HIV vaccine and response to HIV. Lancet 1997;350:230-231.

63. Dalakas MC, lila 1, Pezeshkpour GH, Laukaitis Mitochondrial myopathy caused by long-term N Engl J Med 1990;322:1098-1 105. J.P Cohen B, Griffin JL. zidovudine therapy.

64. Hayakawa M, Ogawa 1, Sugiyama S, Tanaka M, Ozawa T. Massive conversion of guanosine to 8-hydroxy-guanosine in mouse liver mitochondrial DNA by administration of azidothymidine. Biochem Biophys Res Commun 1991;176:87-93

65. Chariot P, Gherardi R. Partial cytochrome c oxidase deficiency and cytoplasmic bodies in patients with zidovudine myopathy. Neuromuscul Disorders 1991;1:357-363. Lewis W, Dalakas MC. Mitochondrial toxicity of antiviral drugs. Nat Med 1995;1:417-422.

66. Benbrik E, Chariot P, Bonavaud 5 et al. Cellutar and mitochondrial toxicity of zidovudine (AZI), didanosine (ddI) and zalcitabine (ddC) on cultured human muscle cells. J Neurol Sci 1997;149:19-25.

67. Habich D. HIV-Infektion und AIDS. Biologische Grundlagen und chemotherapeutische Ansätze. Chemie in unserer Zeit 1991 ;25:295-307.

68. Akbalika F et al. False positive antigens related to emerge of a 25-30 kD protein detected in organ recipients. AIDS. 6:959-962

69. Andrade V et al. Leprosi as a cause of false positive results in serological assays for the detection of antibodies to HIV-1. Intl. J. Leprosy.59:125

70. Arnold et al. 1994. Donor folow up to influenca vaccine-related multiple viral enzyme immonoassay reactivity. Vox Sanguinis

71. Maggiore, Christine. What If Everything You Thought You Knew About AIDS Was Wrong, Heal Education, Los Angeles, 3rd Edition, 1997

72. Padian NS, Shiboski SC, Glass SO, Vittinghoff E, heterosexual transmisson of human imuunodeficiency virus (HIV) in northern california. Results from a 10 year study Am J Epidemiol 1997;146:350-357

73. Greider CW, Blackburn EH. Telomeres, telomerase and cancer. Sci Am 1996;274(2):80-85.

74. Bauschert B, Hintergründe der AIDS-Epidemie in Afrika, Deutsches Ärzteblatt 1995/22 (29.05.1998), Seite A-1370, Autor beruft sich auf: Elliott A, Mwinga A: Coping with dual infection: HIV and Tb. AIDS action 1992; 11.

75. Bericht des HIV/ Bluteruntersuchungsausschusses, 12. Wahlperiode/Drucksache 12/ 8591, Seiten 59-61

76. Stringer JP. The identity of Pneumocystis carinii: Not a single protozoon but a diverse group of exotic fungi. Infect Agents Dis 1993;2:109-117

77. Wakefield AE, Fritscher CC, Malin AS, Gwanzura L, Hughes WT, Miller HH. Genetic diversity in human-derived pneumocystis carinii isolates from four geographical locations shown by analysis of mitochondrial RNA gene sequences.J Chem Microbiol 1994;32:2959-2961.

78. TEMIN HM. ON THE ORIGIN OF RNA TUMOR VIRUSES. HARVEY LECT 1974; 69: 173-197

79. TEMIN HM. ORIGIN OF RETROVIRUSES FROM CELLULAR MOVEABLE GENETIC ELEMENTS. CELL 1980; 21: 599-600

80. Connor S. The Robert C. Gallo Story. New Scientist. 12.2.1987

81. Callahan R, Chiu IM, Wong JFH et al. A new class of endogenous human retroviral genomes. Science 1985; 228: 1208-1211

82. Mager DL, Freeman JD. Human endogenous retrovirus-like genome with type C pol sequences and gag sequences related to human T-cell lymphotropic viruses. J Virol 1987; 61: 4060-4066

83. Shih A, Misra R, Rush MG. Detection of multiple, novel reverse transriptase coding sequences in human nucleic acids: relation to primate retroviruses. J Virol 1989; 63: 64-75

84. Perl A, Rosenblatt JD, Chen ISY et al. Detection and cloning of new HTLV-related endogenous sequences in man. Nuc Acids Res 1989; 17. 6841-6854

84. Banki K, Maceda J, Hurley E et al. Human T-cell lymphotropic virus (HTLV9-related enogenous sequence, HRES-1, encodes a 28-kDa protein: A possible autoantigen for HTLV-1 gag-reactive autoantibodies. Proc Natl Acad Sci USA 1992; 89: 1939-1943

85. MCCLINTOCK B. THE SIGNIFICANCE OF REPONSES OF THE GENOME TO CHALLENGE. SCIENCE 1984; 226: 792-801

86. ABBOT LABORATORIES. Human Immunodeficiency Virus Type 1. FUVAB FffVI EIA. Abbott Laboratories, 66-8805/R5, january 1997:5.

87. Roche, Cobas Core Anti-HIV1/HIV2 EIA DAGS

88. Duesberg, P. „Inventing the AIDS virus", Regenery Publ. Inc., Washington D.C. 1995, 722 Seiten

89. Duesberg, P. „Infectious AIDS: Have we been mislet? North Atlantic Books, Berkeley, California, 1995, 582 Seiten

90. „AIDS: Dichtung und Wahrheit". Eine Dokumentation in „raum und zeit"-Special 4, 6. Auflage, Ehlers Verlag, 1998, Wolfratshausen, 267 Seiten

91. Jürgenson, J. „Die lukrativen Lügen der Wissenschaft", Ewert Verlag, 1988, Lathen/Ems

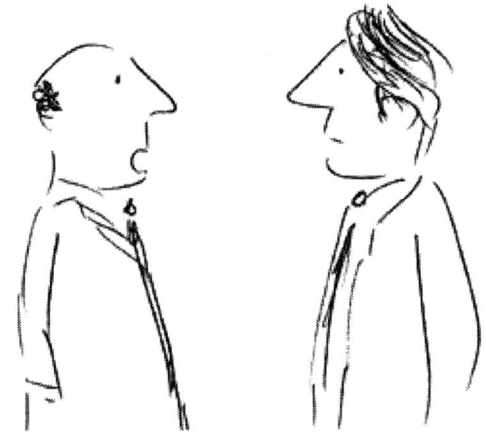

"Mr. Mayor, so many people have flushed their AZT down their toilets that we fear half the population of alligators beneath the city streets is now dead."

GIB AIDS KEINE CHANCE

Mach' keinen Test!

Anmerkungen eines schwulen AIDS-Kritikers

von Ernst Gradl, Nürnberg

Die erste Dissidentin begegnete mir schon zu einer Zeit, da kannte man für das Unheimliche, das uns bedrohte, noch nicht mal einen richtigen Namen. Sie war meine Schulbanknachbarin, und wie ich entschlossen, auf dem zweiten Bildungsweg zu erreichen, was auf den ersten nicht so ganz geklappt hat.

„Was für ein Blödsinn! Eine Schwulenseuche in San Franzisco! So ein Quatsch! Die wollen Euch nur Angst machen! So ein Müll!" Schwungvoll landete meine Zeitschrift zurück auf dem Pult und ich starrte sie irritiert an.

Unter uns Schwulen reagierte niemand so, hier war man beunruhigt, verfiel nach dem Lesen dieser befremdenden Nachrichten in minutenlanges Schweigen und erwähnte es dann zögerlich in der Schwulengruppe.

„Hast du das auch gelesen?"
„Ja, schon."
„Was meinst du dazu?"
„Also, ich weiß nicht...."

Wir waren alle um die 20 Jahre alt, hatten soeben einen eigenen Verein in den Räumen der evangelischen Studentengemeinde gegründet und waren entschlossen, einen besseren Weg zu gehen als unsere Vorgänger.

HALT nannten wir unser Unternehmen, einerseits die Abkürzung für „Homosexuelle Alternative", andererseits auch schon unser Programm, denn wir wollten füreinander da sein, Freunde werden, eben uns gegenseitig HALT geben.

Dies ist letztendlich nicht mißlungen, die Gruppe existiert heute noch, während größere und einflußreichere Schwulenorganisationen schon längst Geschichte sind.

Damals in der Zeit unseres Aufbruchs schien uns vieles wichtiger, und über die noch spärlichen Berichte einer obskuren Schwulenseuche wurde nicht lange nachgedacht, wir schmökerten Literatur, eine Wohngemeinschaft hatte sich gegründet, es wurde diskutiert, geliebt und gestritten.

Dann, im Sommer 1984 fiel mit groß aufgemachten Titelbildern und Leitartikeln AIDS in München ein.

Es war ein wunderschöner Tag, wir sonnten uns in vertrauter Gemeinschaft im Englischen Garten, um uns herum mehrere Gruppen von schwulen Männern, und in all diesen Runden kursierte der SPIEGEL.

Hätte sich die Sonne verfinstert, niemand wäre verwundert gewesen, und man mußte nur die entsetzen Augen der Leser betrachten, dann wußte man, daß die Sonne tatsächlich vom Himmel gefallen war.

München ist eine Weltstadt, wir waren jung und attraktiv, manche hatten bereits einen Trip in die USA gemacht, und jeden Sommer fielen unzählige amerikanische Touristen mit Begeisterung in München ein, darunter auch nicht wenige schwule Amis, die wußten, daß die Münchner Szene ehrgeizig dem amerikanischen Standart nacheiferte. Es gab mehrere Saunen, viele einschlägige Kneipen, Diskotheken, Lederszenebars mit Darkroom, einen schwulen Buchladen und unzählige Treffpunkte, an denen Schwule sich zwanglos trafen.

Die Liegewiese am Eisbach im Englischen Garen war einer dieser Orte. Hier begegnete ich zum erstenmal dieser ungeheuren Angst, die mich bis heute begleitet hat.

Kurze Zeit später erwachte die noch abstrakte Bedrohung, sie nahm Gestalt an.

„Mein T-Shirt ist jede Nacht schweißnaß", schilderte ein Freund und tatsächlich, sein Nachthemd trieft klatschnaß in meinen Händen. Ich bin ratlos, dies ist nicht normal, und meine Unsicherheit steigerte die Furcht des Hilfesuchenden.

Vor Augen hatte ich die erschreckenden Bilder ausgemergelter Gestalten, von Flecken übersäht, Gezeichnete ohne Hoffnung – täglich schütteten die Medien neue Schreckensbilder über uns aus.

Wir waren zuerst ratlos, dann begann der ein oder andere „Die Pest" von Camus zu lesen.

Schon bald bestand die Möglichkeit sich testen zu lassen. Ich habe es nie getan. Irgendwie hatte meine Schulfreundin es geschafft, einen Keim des Mißtrauens in mir zu wecken.

Sie war ein richtiges Münchner Gassenkind, finanzierte ihre Weiterbildung mit einer kleinen Flickschneiderei und ich verstand instinktiv, daß sie einen Instinkt für Gefahr hatte, daß ihre Wut zum Ziel hatte, mich zu warnen.

Der erste, dem der Test zum Verhängnis wurde, war mein bester Freund. Wir waren gleichaltrig und er erzählte mir einst mit 17 Jahren, daß er schwul sei.

Er begleitete mich in abenteuerlicher Zeit, sturzbekifft und betrunken, war mein Gefährte in politischen Diskussionen, mein Mitspieler in Theaterstücken und Mitgründer unserer Schwulengruppe.

Ein großer und schlaksiger Typ, der zweitjüngste von vier Brüdern, aufgewachsen in einer Kleinstadt vor München, die immer mehr zu einem Vorort der Metropole wurde.

Als er mir von seinem positiven Testergebnis berichtete, stand ich erst unter Schock, Corbinian und AIDS, das darf nicht wahr sein, das darf einfach nicht sein. Ich fuhr dann nach Hause, damals lebte ich bereits in der Umgebung von Nürnberg, und auf der Heimstrecke begann sich die Anspannung zu lösen. Ich schaffte es gerade noch; einen Autobahnparkplatz zu erreichen; und dort mit dem Kopf auf dem Lenkrad heulte ich zitternd und bebend.

Die Schreckensvision überwältigte mich, alle Freunde werden sterben, elendig, all unsere Hoffnungen, Wünsche und Ziele zerbrechen an einen „Virus". Was für ein Höllental ist diese Welt, in dem Lust, in dem Liebe den Tod bringt.

Als ich ruhiger wurde, kam mir dieser Satz von Luther in den Sinn, daß der Baum auch zu pflanzen ist, wenn die Welt zerbricht. Du mußt auf Kurs bleiben, dachte ich, du hast Ziele, sieh zu, daß du sie auch erreichst.

Da ich schon als Kind oft gesegelt bin, meine Eltern hatten ein Boot am Ammersee, blieb mir seither dieses Bild vor Augen: „Halte dein Schiff auf Kurs, auf deinem Kurs, laß dich nicht beirren, trotze dem Sturm:"

Corbinian zog sich völlig zurück, wurde depressiv, zwei Jahre Depression waren es, sagte er.

Ich begann Architektur zu studieren, es war die Zeit des Orkans.

Mein eigener und einziger Bruder wurde heroinabhängig, meine Eltern kämpften mit ihrer Verzweiflung, Schuldvorwürfen und um das Leben ihres Kindes.

Ich zog mich mit meinem Partner immer mehr in ein Leben auf dem Lande zurück.

Decamerone.

Plötzlich tauchte Corbinian wieder auf. Eine Kunsttherapeutin befreite ihn aus seiner Nacht, er malte, er war wieder lebendig.

Wir schmiedeten Pläne. Eine Lesung zugunsten der AIDS-Hilfe war unser nächstes Ziel, Corbinian wirkte gesund, war attraktiver denn je und begann einige Medikamente zu nehmen, von denen es hieß, daß sie eine Chance waren. Wir studierten Texte, lernten einiges auswendig und veranstalteten einen schönen Abend in Nürnberg. Ich interessierte mich für seine Malerei, war aber auch enttäuscht, daß er seine Weiterbildung abgebrochen hatte. War er wirklich auf Kurs?

Nicht nur Corbinian, auch Petra, eine alte Münchner Freundin, begann wieder, uns zu besuchen. Sie war weit herumgekommen, hatte in Südamerika gelebt, ihr Studium vernachlässigt und dann nach mehrjähriger Pause doch noch abgeschlossen.

Ihre Auslandsaufenthalte waren nicht folgenlos, denn es gab ein Fieber, das einfach nicht enden wollte und bei einer Behandlung im Krankenhaus wurde auch einmal der HIV-Test durchgeführt. Er war positiv.

Mit uns teilte sie dieses Wissen. Aber sie brachte auch eine irritierende Botschaft mit. Sie brach nach einem Jahr die AIDS-Medikation ab, denn sie litt darunter.

Sie war die zweite Dissidentin, die mir begegnet ist. Der Name Duesberg tauchte auf. Ich wußte schon Bescheid. Duesberg schien ein sonderbarer amerikanischer Wissenschaftler zu sein, der sich einbildete, daß AIDS durch Drogenkonsum erzeugt wird.

Petra gab mir einige Artikel, alle englischsprachig. Ich begann mich einzulesen.

Corbinians Wohnung verwandelte sich. Sie schien immer mehr eine Lagerstätte für Medikamente zu werden. Petra hatte eine schwere Lungenentzündung. Bei einem Telefonat mit ihr, meinte sie, daß sie wohl aufs falsche Pferd gesetzt habe, aber sie bleibe darauf sitzen. Mir erschien diese Einstellung letztendlich einsichtig.

War ich nicht auch auf eigenem Kurs, mein eigener Kapitän Ahab? Dem Sturm trotzen, hieß auch Gefahr zu laufen, darin unterzugehen. Petra gesundete erst mal und bekam bald darauf eine Gürtelrose. Corbinian magerte ab, erhielt Infusionen. Unter Tränen, von mir gestützt, humpelte er durch den Englischen Garten.

Wie glücklich waren wir gewesen. Einst, es war ein Sommersonntag, wollten wir zum Baden an die Isar. Corbinian hatte gerade eine extrem exaltierte Phase. Seine Fingernägel rosa lackiert, der kleine Finger schwarz, sozusagen als Symbol für seine anarchistische Einstellung. Passend zu den Fingernägeln trug er eine rosa Latzhose. Ich entschied mich aus seinem Klamottenfundus für einen schwarzen Kimono mit aufgestickten bunten chinesischen Drachen. So zogen wir los an den Flaucher.

Während wir am Biergarten in der Warteschlange warteten, laberte ich Corbinian mit meinen Geschichten voll, als er auf einmal meinte: „Ernst ich bewundere dich!".

„Wieso denn das?"
„Wie du die Leute ignorieren kannst, das ist unglaublich!"

Ich bemerkte gar nicht, daß es um uns herum einen geradezu bedrohlichen Aufruhr gab, daß einige über die Schwulen, die hier auch anstanden, bösartig ablästerten. Wir waren gemeint, und ich hörte nichts davon. Meine Unbefangenheit verdankte ich keineswegs meinem Mut, sondern meiner Schwerhörigkeit, die ich schon seit meiner Kindheit hatte. Lachend tranken wir unser Bier, fühlten uns frei und unangreifbar.

Corbinian starb und wurde in einer Urne zu Grabe getragen. Mein zweiter Partner weinte am Grab. Ich weinte nicht.

Petra lebte, drei Jahre waren ins Land gegangen und sie lebte immer noch. Mittlerweile war aus den spärlichen Kritikerartikeln eine Flut geworden, Zeitschriften und Bücher. Sie war nicht völlig gesund, aber sie kämpfte, und die Phasen in denen es ihr gut ging, wurden immer länger.

Ich habe das Bild noch vor Augen. Ich saß auf einem Stuhl in ihrer Wohnung und sie hockte auf dem Boden, um sie herum die zahlreichen Fotokopien und einige Zeitschriften mit dem Namen CONTINUUM. Sie wendete ihre ganze Überzeugungskraft auf, wenn sie mit mir redete, wenn sie gegen AIDS diskutierte, gegen den Zusammenhang von AIDS und HIV, gegen die Medikamente, die sie für eine tödliche Gefahr hielt.

Ich schwieg und dachte nach. Keiner half ihr, ihr Bruder nicht, der beim Fernsehen arbeitete und gute Kontakte hatte, ihr Hausarzt blieb passiv unverbindlich, und ihre Freunde lasen achselzuckend mal ein Artikelchen, den sie mit der stummen Frage überreichte, ob das eine Chance wäre, ob sie eine Chance hätte?

Dann entschloß ich mich, der Sache auf den Grund zu gehen.

Wieder zurück in Nürnberg, forderte ich die dortige Schwulenorganisation auf, der AIDS-Kritik auf den Zahn zu fühlen.

Man verstummte entsetzt, man stimmte ab und mein Ansinnen wurde zurückgewiesen.

Voller Wut begann ich zu reden, Petra war nicht die einzige, die auf der Suche war, und Corbinian war auch nicht der einzige Freund, den ich verloren hatte. Es gab viele mit einem positiven Test. Ein gordischer Knoten lag vor mir, und ich wollte ihn entwirren.

Einer der Betreiber des schwulen Buchladens begann mir zuzuhören. Ich veröffentlichte einige Artikel in seiner Schwulenzeitschrift und begann Duesberg zu suchen. An einer deutschen Universität fand ich ihn. Es schien fast ein Versteck für ihn zu sein.

In dieser Zeit kamen neuartige Medikamente auf den Markt und der SPIEGEL bejubelte das „Ende von AIDS". War dies so? Hatten geniale Wissenschaftler den gordischen Knoten durchschlagen? Wieder hieß es, laß dich testen, denn dir kann geholfen werden. Ein Freund von mir starb trotz der neuen Heilmittel. Er sei bereits vorher austherapiert gewesen, hieß es.

Und dann kam Duesberg. Ich hatte einen recht noblen Vortragssaal angemietet und wartete auf ihn auf dem Bahnsteig. Ich war gespannt, sah zufällig einige schwule Bekannte. „Duesberg kommt," meinte ich, sie gingen desinteressiert weg.

Ein kleiner Mann stieg aus dem Zug, sein Gepäck auf Rollen hinter sich herziehend. Er erinnerte im Aussehen ein wenig an den älteren Charly Chaplin, gutaussehend und mit vitaler Kraft.

Die Veranstaltung veränderte vieles. Wieder trat ein positiv Getesteter in mein Leben. Ein ehemaliger Junkie, der schon vor Jahren nach seinem Testergebnis Ende der 80er Jahre begonnen hatte, begierig zu lesen, was die AIDS-Kritik so schrieb. Er blieb immer völlig gesund und studierte ein technisches Fach. Wir begannen Kritikertexte im Internet zu veröffentlichen, trafen uns regelmäßig, bauten eine Website auf.

Heute ist die AIDS-Kritik eine weltweite Underground-Bewegung. Sie ist die Antwort auf eine vermeintliche Seuche, die aus unterschiedlichsten Gründen entstanden ist, die aus unterschiedlichsten Elementen besteht.

Eine Seuche wie ein gordischer Knoten.
Ihr Fundament ist die Angst.
Die Angst ist der erste Schritt in den Tod.

Professor Peter Duesberg schrieb letztens, als die Ärzte voller Sorge um ihre Patienten einen zeitlich beschränkten Medikamenten-Urlaub proklamierten, denn die Schädlichkeit der Tabletten ist unbestritten, daß wir jetzt anfangen sollten, einen wirklich langen Urlaub zu planen.

Ich mußte lachen.
Zuerst nehmt jedoch Urlaub von der Angst.
Das ist schwer, ich weiß.
Führt euere Schiffe mit festem Griff am Steuer durch die stürmische See.

Ernst Albert Gradl, Nürnberg, den 16.9.2000

PS: Als Peter Duesberg nach der Veranstaltung sich von mir verabschiedete, griff er nach meinen Händen, und während er sie hielt, sprach er zögerlich und bittend: „Mein Freund?".

Gibt es eine Angst davor, HIV zu verlieren?

(c)Fred Cline, San Francisco/ Übersetzung: Michael Leitner

Eine Angst, HIV zu verlieren? Wie bitte? Ein Druckfehler? Muß es nicht heißen: Die Angst, HIV zu bekommen?

Nein, heißt es nicht. Wir brauchen keine weiteren Artikel über die Angst, sich mit „HIV" anzustecken. Ich kann diese Angst zwar verstehen. Sie wurde uns künstlich und konstant von der HIV/AIDS-Industrie eingeredet, seit die Gleichung „HIV = AIDS = TOD" fraglos akzeptiert wurde, ohne stichhaltige Beweise vorzulegen. Offensichtliche Widersprüche wurden achtlos beiseite geschoben. Das Ende von AIDS kann nur eingeläutet werden, wenn die obige Gleichung aufgehoben wird. Alle HIV-Behandlungsformen und „antiviralen Medikamente", die Hysterie, die Meinung, HIV sei ein Fluch, müssen verschwinden. HIV als Ursache von AIDS zu postulieren ist eine Sackgasse. Falsche Interpretationen der Immunschwäche müssen aufhören. Die „AIDS-definierenden Krankheiten" müssen so gesehen werden, wie sie in Wahrheit sind: einzelne, nicht zusammenhängende Erkrankungen, die auf ganz unterschiedliche Ursachen zurückzuführen sind. Wenn die vielen verschiedenen Ursachen für die Immunschwäche benannt werden, dann ist es mit AIDS vorbei.

AIDS als Konsequenz einer Virusinfektion zu verlieren, würde zunächst bedeuten, daß wir uns eingestehen, an HIV geglaubt zu haben, weil wir niemals eine andere Meinung gehört haben. Man hat es uns nicht ermöglicht und nicht gestattet, die Dinge anders zu betrachten.

Seit ich meinen Unglauben an HIV öffentlich ausspreche, habe ich die Möglichkeit, die Reaktion der gay community auf die AIDS-Kritik zu beobachten. Oftmals ist die Reaktion eigentlich ängstlich, aber sie äußert sich als Wut, Sarkasmus, absolutes Unverständnis, Nervosität und vieles mehr. Ich hakte nach, denn es ist mir ein Rätsel, warum Fakten gefürchtet werden, die klar zeigen, daß HIV kein AIDS verursacht und daß AIDS nichts weiter ist, als ein medizinisches Konstrukt, ein Sammelbegriff für 30 eigenständige Krankheiten.

Das sollte doch eigentlich eine gute Nachricht sein, oder zumindest etwas, worüber man nachdenken sollte! Langsam stellte ich stellte fest, daß HIV wohl für viele immer noch eine gültige Theorie war, selbst wenn sie schon vor langer Zeit fallen gelassen worden wäre. Denn viele Menschen haben Angst, das Virus in Frage zu stellen, es zu verlieren; sie fürchten jedes Wort, das die Existenz des Virus in Frage stellt. So stark ist die Kraft der Bewußtseinveränderungen durch „HIV".

Was würde es denn bedeuten, wenn „HIV" verschwände? Die größte Konsequenz wäre der Verlust der viralen Erklärung für die unter dem Begriff „AIDS" zusammengefaßten Krankheiten. Dies verursacht Angst, gerade bei den Schwulen. Eben weil es die Frage aufwürfe, ob nicht Faktoren ihres Lebensstiles für diese Krankheiten verantwortlich wären. Schon der Zusammenhang zwischen Drogen und AIDS wäre ihnen peinlich. Sie fürchten, AIDS könnte dann als ein rein schwules Problem angesehen werden. Und deshalb könnte es passieren, daß alle Forschung, alles Bemühungen, alles Interesse an neuen Erkenntnissen über AIDS erlahmen würde. Und die HIV und AIDS postulierenden Gurus fürchten, ihre antiviralen und sonstigen Medikamente würden erkannt als immunschädigende, lebenszerstörende und zum größten Teil AIDS erst verursachende, nicht heilenden Mittel. Und die Angst geht noch tiefer. Schauen Sie mal auf die schwulen Medien, auf die roten Schleifchen: HIV/AIDS ist zum hauptsächlichen Identifikationsfaktor für unser schwules Bewußtsein geworden. All die Werbung der AIDS-Industrie, der Unterstützer, der sozialen Dienste. Überall AIDS-Neuigkeiten, HIV -Kunst, AIDS-Unterhaltung, AIDS-Fonds-Gründungen und gesellschaftliche Ereignisse zu HIV und AIDS. Diese Überflutung kann man nicht allein den Medien-Machern anlasten, sie geben dem Publikum nur, was sie hören wollen, an was sie glauben wollen. Ist es ein Wunder, daß der durchschnittliche Amerikaner Schwule nicht mehr unabhängig von HIV/AIDS sehen kann?

Wir können es doch selbst nicht mehr! HIV und AIDS haben alles verändert, ob direkt oder indirekt. Sie schweißen uns zusammen, geben uns eine Sichtweise, ein Ziel, ein Gemeinschaftsgefühl. Die gay community lebt in einer völlig HIV-basierten Kultur, als einzelner wie als Gemeinschaft.

HIV herauszufordern, es in Frage zu stellen, seine Existenz anzuzweifeln verursacht große Furcht bei Schwulen. Menschen fürchten jede Infragestellung von Etwas, daß ohne Zweifel als real akzeptiert ist, auch wenn diese Sache widerlegt werden kann, wie es bei „HIV=AIDS" der Fall ist. Die Verknüpfung von AIDS und schwuler Identität ist tief verwurzelt. Es klingt unglaublich: Psychologen haben festgestellt, daß mehr und mehr Schwule durch ihren „HIV-negativ"-Status verstört sind. Diese Männer fühlen sich ausgeschlossen und unvollkommen. Lautet die Gleichung etwa „schwul = HIV = schwul"?

HIV/AIDS zu verlieren würde bedeuten, eine Verlagerung des Bewußtseins verarbeiten zu müssen: Beharren wir auf HIV, weil es etwas ist, womit wir zu leben gelernt haben? Ist dies einfacher, als es in Frage zu stellen und nachzuschauen, was dahinter steckt? Ich glaube, genau das ist der Grund! HIV zu verlieren hieße, einige weniger bequeme Gründe für „AIDS" akzeptieren zu müssen. Wir müßten einsehen, daß wir zu viel Hoffnung in Medizin und Wissenschaft hatten, Ihnen unsere Selbstverantwortung übertragen haben, uns von ihnen bequeme Rettung erhofften. Man muß sich allerdings klar darüber sein, daß man nicht jede Person hinterhältiger Motive beschuldigen kann, die in den HIV/AIDS Strukturen tätig ist. Wir haben einerseits HIV/AIDS-Spezialisten und Forscher, die wirklich inkompetent sind, ihre Durchschnittlichkeit und ihre Fehler vertuschen (Anm.d.Übers.: und davon leben, wie Gallo, der durch seinen Betrug reich wurde). Deren Konsequenzen, das Leiden und der Tod von Menschen, werden dem „Virus" zugeschoben. Andererseits gibt es im AIDS-Sektor viele sehr engagierte, kompetente Menschen, die tatsächlich glauben, ein „HI-Virus" müsse bekämpft werden und ihr Bestes geben. Sie sitzen in der CDC (Centers for Disease Control), in Pharma-Konzernen, Regierungsbehörden, in großen HIV/AIDS-Organisationen. Sie formulieren die Direktiven, die denen unten in der Hierarchie, den „Frontarbeitern" in Sachen AIDS, auch den kleinen Medizinern vorgeben, an was sie glauben müssen, was sie zu tun haben.

Wir müssen akzeptieren, daß die Ziele der in den HIV/AIDS-Strukturen Tätigen und ihre Interessen nicht unbedingt die unseren sind. Sie sind Versuchungen ausgesetzt, die zu stark, zu tief verwurzelt sind. Ich rede von Gier nach Geld und Karriere, von den Eitelkeiten ihrer Egos. Wir müssen einsehen, daß HIV niemals ein Irrtum war. Einen aufrichtigen Fehler könnte man vergeben, niemand ist frei davon. Aber um HIV zu verlieren, müssen wir einsehen, daß wir von Anfang an methodisch und absichtlich belogen wurden. Jeder Versuch, die Lüge herauszufordern wurde systematisch unterdrückt von denen, die täuschten und betrogen. Diese Einsicht dürfte nicht einfach herbeizuführen sein. Niemand glaubt gerne, derart betrogen, dermaßen mißbraucht worden zu sein. Man fühlt sich wie ein kleines Kind, das, konfrontiert mit der Tatsache seines Mißbrauches, einfach nicht glauben mag, daß es der eigene Vater war, der es mißhandelte. Genauso versucht die gay community an dem Glauben festzuhalten, es könne nicht sein, daß es das HI-Virus tatsächlich nicht gäbe und daß uns die Pharmaindustrie Schaden zufügen würde. (Anmerkung des Übers.: ähnliche Mechanismen dürfte auf Bluter und anderen, die lange unter chronischen Krankheiten litten und die Einnahme von Medikamenten gewohnt sind, zutreffen).

Der nächste Schritt ist nicht einfacher, nämlich einzusehen, daß dies nur durch unsere Selbstzufriedenheit und durch unser blindes Hoffen und Vertrauen erst ermöglicht wurde. Der gewaltige Schmerz, das Leiden, mit dem wir als community über Jahre umgehen mußten, ist unermeßlich. Menschen trafen radikale Entscheidungen, veränderten ihr Leben. Einige kämpften, andere gaben auf. Das HI-Virus wurde währenddessen mit Milliarden Dollar subventioniert. Fürchterliche „Medikamente" und lebenszerstörende Behandlungen wurden entwikkelt. Menschen, die wir liebten, starben. Man sagte uns, am HIV, obwohl es die Behandlung (Anm.d.Übers.: und die psychologische Auswirkung des Todesurteils 'positiv') war. Menschen mit realen Immunschwächen starben und sterben, weil der wahre Grund für diese Schwäche, ihre Lebensumstände, nicht erkannt wurden und immer noch nicht werden. Um HIV/AIDS als den Fehler zu sehen, der er in Wirklichkeitist, um dieses virtuelle Virus endlich loszuwerden, müssen wir einsehen und verstehen, daß dieses große Elend unnötig und leicht vermeidbar gewesen wäre.

Die HIV/AIDS-Industrie hat ihre ganz speziellen Verlustängste bezüglich HIV: Sie wissen genau, wenn erst das gesamte HIV/AIDS-Debakel enthüllt ist, sieht man mal von ihrer verlorenen Reputation bei der Allgemeinbevölkerung ab, würden sie mit einer gewaltigen Welle Wut und Haß von denjenigen konfrontiert, deren Leben sie mehr oder weniger zerstört haben. Sie wissen, daß sie mit HIV weitermachen müssen, egal um welchen Preis. Sie haben jede Menge Geld, die Macht und den Einfluß, alles zu promoten, völlig unabhängig von Wahrheit und Realität. Und diesen Einfluß haben sie, weil wir ihnen diesen zugestanden haben. Aber sie verlieren die Kontrolle. Mehr und mehr Wissenschaftler und Ärzte haben den Mut, trotz des ganzen Drucks die Existenz des Virus in Frage zu stellen. Und langsam gehen auch einzelne Medien auf die Tatsache ein, daß es HIV-Dissidenten gibt.

Es geraten Dinge in Bewegung, die die HIV-Desinformationsmechanismen bekämpfen. Das Herauskommen aus dem Glauben an HIV/AIDS wird nicht für jeden einfach sein. Aber wir dürfen nicht zulassen, daß uns diese Angst daran hindert, die Dinge ganz klar zu sehen: HIV=AIDS war und ist und wird niemals bewiesen sein. Und das zeigt, daß diese These endlich zurückgenommen werden muß. Die Jagd auf das virtuelle Virus war für die HIV/AIDS-Industrie eine Goldgrube, aber eine Verschwendung unserer Zeit, unseres Geldes und vieler Menschen Leben.

Wenn wir die These „HIV=AIDS" so stehen lassen, dann sind wir mitschuldig am Tod von Hunderttausenden, wenn nicht Millionen. Wir müssen uns mit unseren Ängsten konfrontieren und nach vorn denken. Wir müssen nach Washington gehen, protestieren, auf ein Umdenken drängen und den HIV-Genozid stoppen.

Adressen und Ansprechpartner:

Adresse des Autors:
Michael Leitner, Altonaer Straße 15, 44145 Dortmund
0231/ 83 13 93 / 0172/ 280 81 70

Wichtige Ansprechpartner:

HEAL – Alternative AIDS-Hilfe Berlin
http://www.heal-berlin.de (Seite enthält Adressen von Ärtzen und Heilpraktikern), Kiefholzstr. 16, 12435 Berlin
Tel: 030/53216383
info@heal-berlin.de

HEAL Nürnberg
EGradl@aol.com
0911/ 2720678 und 262643

Dr. med. Claus Köhnlein
Tel: 0431 63512
(Arzt, der HIV nicht als Ursache ansieht und dementsprechend behandelt; Erfahrungen in der Therapie von Menschen mit positivem „HIV-Antikörpertest" ohne Verwendung der Cocktails)

Juliane Sacher, Ärztin
SacherJu@aol.com
Praxis: 069/ 9218990
(Ärztin mit inzwischen naturheilkundlichem Schwerpunkt, sehr große Erfahrung in der Behandlung von Patienten mit positivem „HIV-Antikörpertest")

Wilfried Bales, Heilpraktiker
Thielenstr. 29, 50825 Köln-Ehrenfeld, 0221 - 550 40 40

Continuum
AIDS-kritisches, englisches Magazin
continu@dircon.co.uk

Dr. Christian Fiala
Mollardgasse 12a
1060 Wien (Österreich)
Tel.: 0043- 1- 5973190
(Autor von „Lieben wir gefährlich", Deuticke Verlagsgesellschaft, Wien,
ISBN: 3-216-30293-8)

Glaxo Wellcome
Dr. Laurich (zuständig für AZT)
040/ 41 35 36 14

Roche
Dr. Petra Van Veen, Abt. Diagnostika
Tel.: 07624/ 14- 3162

Dr. med Heinrich Kremer, Medizinaldirektor a.D.
Metzendorfer Weg 36
21224 Rosengarten

Dr. Stefan Lanka
Lanka@free.de
0171/ 328 10 70

Dr. Valendar F. Turner, Dr. Eleni Papadopulos-Eleopulos
vturner@cyllene.uwa.edu.au
0061- 8- 93 86 39 78

Prof. Heinz-Ludwig Sänger
Tel. + Fax: 08151/ 95 31 89

Zentralstelle für die Dokumentation von Naturheilverfahren (ZDN, Anlaufstelle bei chronischen Erkrankungen)
0201/ 74 55 51

....

Internet - Adressen:

http://www.aids-info.net
Internet-Datenbank mit vielen Texten zu „HIV/AIDS"

http://www.aids-kritik.de
Homepage von Michael Nitsche, Berlin

http://www.virusmyth.com
Größte Datenbank zu HIV/AIDS mit englischen Texten

http://www.aidsmyth.com
AIDSMYTH

http://www.aliveandwell.org
vorm. HEAL Los Angeles

http://www.datadivan.de
Datadivan (Große Datenbank mit naturheilkundlichen Artikeln)

http://www.naturheilkunde-aktuell.de
(umfangreicher Info-Dienst mit detaillierter Datenbank praktizierender Therapeuten)

Publikationen:

Zum Zeitpunkt des Erscheinens dieses Buches wird auch ein Buch von Dr. Kremer erscheinen. Der Titel steht noch nicht fest, aber Dr. Kremer wird sehr detailliert auf die biologisch-medizinischen Hintergründe von „AIDS" eingehen, den Giftmechanismus von AZT detailliert aufklären und Grundlagen für naturheilkundliche Therapien veröffentlichen. Informationen zu seinem Buch werden über das Zentrum für die Dokumentation von Naturheilverfahren (ZDN) verfügbar sein. Tel.: 0201/ 74 55 51

Dr. Christian Fiala; „LIEBEN WIR GEFÄHRLICH", Deuticke Verlagsgesellschaft, Wien, ISBN: 3-216-30293-8

DIE PHARMA STORY – DER GROSSE SCHWINDEL. Von Hans Ruesch, 1995, 321 Seiten Hirthammer, München, ISBN: 3887210271, DM 32,00

DIE LUKRATIVEN LÜGEN DER WISSENSCHAFT. Von Johannes Jürgenson, 1998 Ewert-Verlag, ISBN: 389478699X, DM 44,95

Wichtige Artikel aus „raum und zeit", Ehlers Verlag, Geltinger Str. 14e, 82515 Wolfratshausen, Tel.: 08171/ 41846

AIDS IN AFRIKA; DIE WAHREN HINTERGRÜNDE DER ANGEBLICHEN SEUCHE. Von Dr. med. Heinrich Kremer, raum + zeit Nr11 113, Seite 5 - 19

VORSICHT: AIDS-MEDIZIN. LEBENSGEFAHR! Von Dr. med. Heinrich Kremer und Dr. rer. nat. Stefan Lanka. (Aus raum&zeit Nr. 28/15)

DR. GALLOS JAGD NACH DEM RETROVIRUS Von Professor Dr. Peter H. Duesberg, Berkeley-Universität, Kalifornien, USA. (Aus raum&zeit 55/68)

HIV UND AIDS: KORRELATION, ABER NICHT URSACHE Von Professor Dr. Peter H. Duesberg, Berkeley-Universität, Kalifornien. USA (Aus raum&zeit Nr. 39/45

„AIDS": WIE MAN MIT SCHÜLERN UMSPRINGT Von Hans-Joachim Ehlers, Sauerlach (Aus raum&zeit Nr. 44/64)

WARUM DIE VIRUS-AIDS-THESE NICHT STIMMEN KANN Von Professor Dr. Peter H. Duesberg, Berkeley-Universität, Kalifornien. USA. (Aus raum&zeit Nr. 48/6)

DIE WIDERSPRÜCHE DER „AIDS"-EPIDEMIOLOGIE Von Professor Dr. Peter H. Duesberg, Berkeley-Universität, Kalifornien, USA (Aus raum&zeit Nr. 54/ 16)

TODESURSACHE „AIDS"-THERAPIE Von Dr. Gerhard Orth. Leutkirch. (Aus raum&zeit Nr. 56/3)

DIE ROLLE VON REKREATIVEN DROGEN UND MEDIKAMENTEN BEI „AIDS" Von Professor Dr. Peter H. Duesberg, Department of Molecular and Ce[l Blology. University of California. (Aus raum&zeit Nr. 58/30)

VOR ANGST UND NICHT AN „AIDS" GESTORBEN Von Dr. Gerhard Orth. Leutkirch. (Aus raum&zeit Nr. 59/26)

AZT IST 500 MAL GEFÄHRLICHER ALS HIV Von Roger Müller, Die Weltwoche, Zürich, (Aus raum&zeit Nr. 60/18)

DER SPIEGEL ERZÄHLT MÄRCHEN, HERR AUGSTEIN! Offener Brief von raum&zeit-Korrespondent Ola Deräker, Kungsbacka. Schweden, an Rudolf Augstein (Aus raum&zeit Nr. 62/18)

„AIDS"– DICHTUNG UND WAHRHEIT l Von Professor Dr. Peter H. Duesberg, Berkeley, Kalifornien. USA (Aus raum&zeit Nr. 64/15)

GETÜRKTE STUDIEN GEGEN DUESBERG (Aus raum&zeit Nr. 64/15)

„AIDS"– DICHTUNG UND WAHRHEIT II Von Professor Dr. Peter H. Duesberg. Berkeley. Kalifornien. USA. (Aus raum&zeit Nr. 65/78)

„AIDS"– DICHTUNG UND WAHRHEIT III Von Professor Dr. Peter H. Duesberg. Berkeley, Kalifornien. USA. (Aus raum&zeit Nr. 66/24)

HIV – REALITÄT ODER ARTEFAKT? Von Dr. rer. nat . Stefan Lanka, Dortmund. (Aus raum&zeit Nr. 77/95)

WARUM DIE HIV/AIDS-THESE NICHT MEHR LÄNGER HALTBAR IST Ausgezeichnete Informationsveranstaitung des ZDN – Die schlimme Rolle der Medizin (Aus: raum&zeit Nr. 78/95

AIDS – EIN VON ÄRZTEN FORCIERTES TODES-SYNDROM? Von Medizinaldirektor em. Dr. med. Heinrich Kremer. (Aus raum&zeit Nr. 86/97)

HIV – FOTO: BETRÜGT DIE BAYER-BAYER FORSCHUNG DIE WISSENSCHAFT? Prof. Dr. Rübsamen-Waigmann verweigert sich einer wissenschaftlichen Diskussion. (Aus raum&zeit Nr. 93/98)

WERKSCHUTZ STATT WISSENSCHAFT ODER DIE HILFLOSE BAYER AG Wie zwei unabhängige Wissenschaftler Aufruhr in die Aktionärsversammlung der BAYER AG brachten. Von Michael Leitner, Dortmund. (Aus raum&zeit .Nr. 94/98)

FÜNFZEHN JAHRE „AIDS" Oder die Fehlbeurteilung eines entzündlichen Autoimmungeschehens als tödlichen virale Geschlechtskrankheit. Von Prof.

Dr. A. Hässig, Bern, Dr. H. Kremer, Rosengarten b Hamburg, Dr. St. Lanka. Donmund, Prof. Liang Wen-Xi, Genf und Dr. K. Stampfli, Bern. (Aus raum&zeit Nr. 94/98)

WIRD MANIPULIERTE EIWEIß-GEMISCH ALS „AIDS-TEST" VERKAUFT? Das Milliardengeschäft mit der Todesangst vor einem nicht vorhandenen Virus. Von Medizinaldirektor a. D-Dr. med. Heinrich Kremer Rosenganen (Aus raum&zeit Nr. 95/98)

....

Artikel von Dr. Kremer zu Krebs

Krebs – des Rätsels Lösung? (raum&zeit Nr. 94/1990)

Darwins Irrtum und die Krebsmedizin (raum&zeit Nr. 99/1999)

....
....

Referenzen für das Interview mit Eleni Papadopulus-Eleopulos (Die Liste wurde gescannt und wird mit hoher Wahrscheinlichkeit Lesefehler des OCR-Programmes enthalten)

1. Popovic M, Sarngadharan MG, Read E, Gab RO. (1984). Detection, Isolation,and Continuous Production of Cytopathic Retroviruses of HTLV-III from Patients with AIDS and Pre-AIDS. Science 224:497-500.

2. Barré-Sinoussi F, Ohermann JG, Rey F. (1983. Isolation of a T-Lymphotrophic Retrovirus from a patient at Risk for Acquired Immune Deficiency Syndrome (AIDS). Science 220:868-871.

3. Papadopulos-Eleopulos E. (1988). Reappraisat of AIDS: Is the oxidation caused by the risk factors the primary cause? Medical Hypotheses 25:151-162.

4. Papadopulos-Eleopulos E, Turner VF, Papadimitriou iM. (1993). Has Gab proven the rote of HIV in AIDS? Emerg. Med. (Australi~ 5(No 2):113-123.

5. Papadoputos-Eleopuios E, Turner VF, Papadimitriou iM. (1993. Is a Positive Western Blot Proof of HJV Infection? BioRechnology 11 (June):696-707.

6. Sinoussi F, Mendiola L, Chermann G. (1973). Purification and partial differentiation of the particles of murine sarcoma virus (M. MSV) according to their sedimentation rates in sucrose density gradients. Spectra 4:237-243.

7. Toplin 1. (1973). Tumor Virus Purification using Zonal Rotors. Spectra No. 4:225-235.

8. Rous P. (1911). A Sarcoma of the Fowl transmissible by an agent separable from the Tumor Gelis. J Exp Med 13:397-411.

9. Gluschankof P, Mondor 1, Gelderblom HR, Sattentau QJ. (1997). Cell membrane vesides are a major contaminant of gradient-enriched human immunodeficiency virus type-1 preparations. Virol. 230:125-133.

10. Bess JW, Gorelick RJ, Bosche WJ, Henderson LE, Arthur LO. (1997). Microvesictes are a source of contaminating cellular proteins found in purified HIV-1 preparations. Virol.

11. Gaib PC, Wong-Staal F, Reitz M, Gallagher RE, Miller N, Gillespie DH. Some evidence for infectious type-C virus in humans. (1976). p. 385-405 In: Animal Virology Baltimore D, Huang AS, Fox CF, eds Academic Press Inc., New York.

12. Frank H. Retroviridae. (1987). p. 253-256 in: Animal Virus and Structure Nermut MV, Steven AC, eds Elsevier, Oxford.

13. Gelderblom HR, Hausmann EHS, Winkel T, Paul G, Koch MA. (1988). Fine Structure of Human Immunodeficiency Virus (HIV), Immunolocalization of Structural Proteins and Virus-Cell Relation. Micron Microscopica 19:41-60.

14. Levy JA. (1996). Infection by human immunodeficiency virus-CD4 is not enough. NEJM 335:1528-1530.

15. Gelderblom H, Reupke H, Winkel T, Kunze R, Pauh 0. (1987. MHC-Antigens: Constituents of the Envelopes of Human and Simian Immunodeficiency Viruses. Z. Naturforsch 42C:1328-1334.

16. Layne SP Merges Mi, Dembo M, et al. (1992). Factors underlying spontaneous inactivation and susceptibiiity to neutralization of human immunodeficiency virus. Virol. 189:695-714.

17. Papadopulos-Eleopulos E, Turner VF, Papadimitriou M, Causer D. (1995). Factor VIII, HIV and AIDS in haemophiliacs: an analysis of their relationship. Genetica 95:25-50.

18 CDC. (1994). Facts about the human immunodeficiency virus and its transmission. CDC, HIV/AIDS Prevention January

19. Hockley Di, Wood RD, Jacobs JP. (1988). Electron Microscopy of Human Immunodeficiency Virus. J. Gen. Virol. 69:2455-2469.

20. Lecatsas G, Taylor MB. (1986). Pieomorphism in HTLV-III, the AIDS virus. 5. Afr. Med. J. 69:793-794.

21. Galiagher RE, Gab PC. (1975). Type C RNA Tumor Virus Isoiated from Cultured Human ~,cute Myelogenous Leukemia Cells. Science 187:350-353.

22. Snyder HW, Fleissner E. (1980). Specificity of human antibodies to oncovirus glycoproteins: Recognition of antigen by natural antibodies directed against carbohydrate structures. Proc. Natl. Acad. Sci. U 5 A 77:1622-1626.23. Barbacid M, Bolognes D, Aaronson SA. (1980). Humans have antibodles capable of recognizing oncoviral glycoproteins: Demonstration that these antibodies are formed in response to cellular modification of glycoproteins rather than as consequence of exposure to virus. Proc. Nati. Acad. Sci. U S A 77:1617-1621.

24. Weissbach A, Baltimore D, Bollum F. (1975). Nomenclature of eukaryotic DNA polymerases. Science 190:401-402.

25. Wong-Staal F, Hahn B, Manzun V, et al. (1983). A survey of human leukemias for sequences of a human retrovirus. Nature 302:626-628.

26. Papadopulos-Eleopulos E, Turner VF, Papadimitriou JM. (1996). Virus Challenge. Continuum 4:24-27.

27. O'Hara CJ, Groopmen JE, Federman M. (1988). The Ultrastructural and Immunohistochemical Demonstration of Viral Partides in Lymph Nodes from Human

Immunodeficiency Virus-Related Lymphadenopathy Syndromes. Human Pathology 19:545-549.

28. Berzofsky JA, Berkower IJ, Epstein SL. Antigen-Antibody Interactions and Monocional Antibodies. (1993). p. 421-465 In: Fundamental Immunology Paul WE, ed Srd ed Raven, New York.

29. Owen M, Steward M. Antigen recognition. <1996). p. 7.1-7.12 In: Immunology Rott 1, Brostoft J, Male D, eds 4th ed Mosby, London.

30. Francis DP. The search for the cause. (1983). p. 137-150 In: The AIDS epidemic Cahill KM, ed Ist ed Hutchinson Publishing Group, Melbourne.

31. Mulder DW, Nunn AJ, kamal A, Naklylngi J, Wagner HU, Kengeya-Kayondo JF. (1994). Two-year HIV-1-associated mortality in a Ugandan rural population. Lancet 343:1021-1023.

32. Papadopulos-Eleopulos E, Turner VF, Papadimitriou JM. (1992). Oxidative Stress, HIV and AIDS. Res. Immunol. 143:145-148.

33. Papadopulos-Eleopulos E, Turner VF, Papadimitriou JM, Causer D, Hedland-Thomas B, Page B. (1994). A critical analysis of the HIV-T4-cell-AIDS hypothesis. Genetica 95:5-24.

34. Papadopulos-Eleopulos E, Turner VF, Papadimitriou JM, Bialy H. (1995). AIDS in Africa: Distinguishing fact and fiction. World J. Microbiol. Biotechnol. 11:135-143.

35. Fauci AS, Lane HC. Human Immunodeficiency Virus (HIV) Disease: AIDS and Related Disorders. (1994). p. 1566-1618 In: Harrison's Principles of Internal Medicine Isselbacher KJ, Braunwald E, Wilson JD, Martin JB, Fauci AS, Kasper DL, eds 13 ed McGraw-Hill Inc., New York.

36. Wain-Hobson 5. (1989). HIV genome variability in vivo. AIDS 3:S13-S18.

37. Gaib PC, Fauci AS. The human retroviruses. (1994). p. 808-814 In: Harrison's Principles of Internal Medicine Isselbacher KJ, Braunwald E, Wilson JD, Martin JB, Fauci AS, Kasper DL, eds 13 ed McGraw-Hill Inc., New York.

38. Papadopulos-Eleopulos E, Turner VF, Papadimitriou JM, Causer D. (1996). The Isolation of HIV: Has it really been achieved? Continuum (September/October 1996):ls-24s.

39. Papadopulos-Eleopulos E, Turner VF, Papadimitriou JM, Causer D. (1997). HIV antibodies: Further questions and a plea for clarification. Curr. Med. Res. Opin. 13:627-634.

Literatur zu Dr. Fialas Artikel

1. Phares Mutibwa. Uganda since Independence. A Story of unfulfilled Hopes, Fountain Publishers Ltd, Kampala, Uganda. 1992

2. Europäische Kommission, Safe blood in developing countries - The lessons from Uganda, Brüssel, 1995

3. WHO Global Programme on AIDS; Provisional WHO clinical case definition for AIDS, Wkly Epidemiol Rec, 1986; March 7; no 10: 72-3 4. De Cock et al; AIDS surveillance in Africa: a reappraisal of case definitions, BMJ, 1991; 303: 1185-8

5. Weniger et al; A simplified surveillance case definition of AIDS derived from empirical clinical data, Journal of Acquired Immune Deficiency Syndromes . 1992; 5: 1212-23

6. Ministry of Health, National Aids Control Programme. Aids Surveillance, Report No 3, August 1990. Dar es Salaam. Tansania

7. Luc Montagnier; Von Viren und Menschen, Rowohlt, 1997

8. Durex, Global Sex Survey, London, 1997, http://www.durex.com

9. WHO. Global Programme on Aids, The care and support of children of HIV-infected parents, 1991. GPA/CNP/IDS/91.1

10. Hunter S., Orphans as a window on the Aids epidemic in Sub-saharan Africa: initial results and implications of a study in Uganda, 1990, Soc Sei Med, Vo! 31, No 6, 681-90

11. Kumulative Verwirrung. Deutsches Ärzteblatt, 1989, 86, Heft 17, B 853/C 749

12. Ministry of Health, HIV/Aids surveillance report, March 1997, Entebbe, Uganda

13. Ministry of Health. National Aids control Programme HIV/AIDS/STDs surveillance report No 11, August 1997, Dar es Salaam, Tanzania

14. Hoelscher M. et al., Estimating the number of HIV transmissions through reused syringes and needles in the Mbeya region, Tanzania; Aids, 1994, 8: 1609-15

15. WHO Images of the epidemic, Geneva. 1994

16. WHO Water supply a sanitation section monitoring report 1996, Geneva WHO/EOS/ 96.15

17. Ministry of Finance and Economic Planning, The 1991 population and housing census, 1995, Entebbe, Uganda

18. UNAIDS, The HIV/Aids Situation in mid 1996, Geneva, June 1996, UNAIDS/COS/SG/ 96018-1bw

19. WHO. Global Aids surveillance, Geneva, November 1997, Weekly epidem. record. no 48, 357-620

20. Salehe 0. et al; The amount of HIV-infections caused by syringes and needles in Mbeya-region, Second National Seminar on Aids Research in Tanzania, Dar es Salaam 1994

21. WHO, GPV declares war on unsafe injections, Geneva, The newsletter of the Global Programme for Vaccines and tmmunization, 5. 1997, GPV/VIN/97.03

22. Wyatt HV. et al, Unnecessary injections and paralytic poliomyelitis in India. Transactions of the Royal Society of Tropical Medicine, 1992; 86: 546-9

23. Wyatt HV et al, Unnecessary injections in developing countries: the risk and costs, International Journal of Risk & Safety in Medicine, 1993; 4: 167-76

Referenzen zum Interview mit Dr. Valendar F. Turner

1. Papadopulos-Eleopulos E, Turner VF, Papadimitriou JM. Is a Positive Western Blot Proof of HIV Infection? Bio/Technology 1993;11:696-707.

2. Papadopulos-Eleopulos E. A Mitotic Theory. J. Theor. Biol. 1982;96:741-758.

3. Papadopulos-Eleopulos E. Reappraisal of AIDS: Is the oxidation caused by the risk factors the primary cause? Medical Hypotheses 1988;25:151-162.

4. Papadopulos-Eleopulos E, Turner VF, Papadimitriou JM. Oxidative Stress, HIV and AIDS. Res. Immunol. 1992;143:145-148.

5. Papadopulos-Eleopulos E, Turner VF, Papadimitriou JM. Kaposi's Sarcoma and HIV. Medical Hypotheses 1992;39:22-29.

6. Papadopulos-Eleopulos E, Turner VF, Papadimitriou JM. Has Gallo proven the role of HIV in AIDS? Emerg. Med. [Australia] 1993;5:113-123.

7. Papadopulos-Eleopulos E, Turner VF, Papadimitriou JM, Causer D, et al. A critical analysis of the HIV-T4-cell-AIDS hypothesis. Genetica 1994;95:5-24.

8. Papadopulos-Eleopulos E, Turner VF, Papadimitriou JM, Causer D. Fator VIII, HIV and AIDS in haemophiliacs: an analysis of their relationship. Genetica 1995;95:25-50.

9. Papadopulos-Eleopulos E, Turner VF, Papadimitriou JM, Bialy H. AIDS in Africa: Distinguishing fact and fiction. World J. Microbiol. Biotechnol. 1995;11:135-143.

10. Papadopulos-Eleopulos E, Turner VF, Papadimitriou JM. Virus Challenge. Continuum 1996;4:24-27.

11. Papadopulos-Eleopulos E, Turner VF, Papadimitriou JM, Causer D. The Isolation of HIV: Has it really been achieved? Continuum 1996;4:1s-24s.

12. Papadopulos-Eleopulos E, Turner VF, Papadimitriou JM, Causer D. HIV antibodies: Further questions and a plea for clarification. Curr. Med. Res. Opin. 1997;13:627-634.

13. Papadopulos-Eleopulos E, Turner VF, Papadimitriou JM, Causer D. A critical analysis of the evidence for the isolation of HIV. At Website http://www.virusmyth.com/aids/data/reappraisal.htm 1997;.

14. Berzofsky JA, Berkower IJ, Epstein SL. Antigen-Antibody Interactions and Monoclonal Antibodies. In: Paul WE, ed. Fundamental Immunology. 3rd ed. New York: Raven, 1993: 421-465.

15. Guilbert B, Fellous M, Avrameas S. HLA-DR-specific monoclonal antibodies cross-react with several self and nonself non-MHC molecules. Immunogenetics 1986;24:118-121.

16. Muller WEG, Bachmann M, Weiler BE, Schroder HC, et al. Antibodies against defined carbohydrate structures of Candida albicans protect H9 cells against infection with human immunodeficiency virus-1 in vitro. J. Acquir. Immun. Defic. Syndr. 1991;4:694-703.

17. Mullis KB. The unusual origin of the polymerase chain reaction. Sci. Am. 1990;262:36-43.

18. Owen M, Steward M. Antigen recognition. In: Roitt I, Brostoff J, Male D, ed. Immunology. 4th ed. London: Mosby, 1996: 7.1-7.12.

19. Pontes de Carvalho LC. The faitfullness of the immunoglobulin molecule: can monoclonal antibodies ever be monospecific. Immunol. Today 1986;7:33.

20. Parravicini CL, Klatzmann D, Jaffray P, Costanzi G, et al. Monoclonal antibodies to the human immunodeficiency virus p18 protein cross-react with normal human tissues. AIDS 1988;2:171-177.

21. Gonzalez-Quintial R, Baccala R, Alzari PM, Nahmias C, et al. Poly(Glu60Ala30Tyr10) (GAT)-induced IgG monclonal antibodies cross-react with various self and non-self antigens

through the complentarity determining regions. Comparison with IgM monoclonal polyreactive natural antibodies. Euro. J. Immunol. 1990;20:2383-2387.

22. Fauci AS, Lane HC. Human Immunodeficiency Virus (HIV) Disease: AIDS and Related Disorders. In: Isselbacher KJ, Braunwald E, Wilson JD, Martin JB, Fauci AS, Kasper DL, ed. Harrison's Principles of Internal Medicine. 13 ed. New York: McGraw-Hill Inc., 1994: 1566-1618.

23. Calabrese LH. Autoimmune manifestations of human immunodeficiency virus (HIV) infection. Clinical Laboratory Medicine 1988;8:269-279.

24. Sinoussi F, Mendiola L, Chermann JC. Purification and partial differentiation of the particles of murine sarcoma virus (M. MSV) according to their sedimentation rates in sucrose density gradients. Spectra 1973;4:237-243.

25. Toplin I. Tumor Virus Purification using Zonal Rotors. Spectra 1973;:225-235.

26. Johnson C. Is HIV the cause of AIDS? Continuum 1997;5:8-19.

27. Popovic M, Sarngadharan MG, Read E, Gallo RC. Detection, Isolation,and Continuous Production of Cytopathic Retroviruses (HTLV-III) from Patients with AIDS and Pre-AIDS. Science 1984;224:497-500.

28. Sarngadharan M, G., Popovic M, Bruch L. Antibodies Reactive to Human T-Lymphotrophic Retroviruses (HTLV-III) in the Serum of Patients with AIDS. Science 1984;224:506-508.

29. WHO. HIV type 1 variation in World Health Organization-sponsored vaccine evaluation sites: genetic screening, sequence analysis, and preliminary biological characterization of selected viral strains. AIDS Res. Hum. Retroviruses 1994;10:1327-1343.

30. Christie H. HIV Positive? It depends where you live. Continuum 1995;3:21.

31. Detels R, English P, Visscher BR, Jackobsen L, et al. Seroconversion, sexual activity and condom use among 2915 seronegative men followed up for up to 2 years. J. Acquir. Immun. Defic. Syndr. 1989;2:77-83.ver,1996.

33. Healy DS, Maskill WJ, Howard TS, Armstrong VA, et al. HIV-1 Western blot: development and assessment of testing to resolve indeterminate reactivity. AIDS 1992;6:629-633.

34. Lundberg GD. Serological Diagnosis of Human Immunodeficiency Virus Infection by Western Blot Testing. JAMA 1988;260:674-679.

35. WHO. Acquired Immunodeficiency Syndrome (AIDS) WHO/CDC case definition for AIDS. Wkly. Epidem. Rec. 1986;61:69-76.

36. Kingsley LA, Kaslow R, Rinaldo CR, Detre K, et al. Risk factors for seroconversion to human immunodeficiency virus among male homosexuals. Lancet 1987;i:345-348.

37. Genesca J, Shih JW, Jett BW, Hewlett IK, et al. What do Western Blot indeterminate patteRNA for Human Immunodeficiency Virus mean in EIA-negative blood donors? Lancet 1989;ii:1023-1025.

38. Strandstrom HV, Higgins JR, Mossie K, Theilen GH. Studies with canine sera that contain antibodies which recognize human immunodeficiency virus structural proteins. Cancer Res. 1990;50:5628s-5630s.

39. Kion TA, Hoffmann GW. Anti-HIV and anti-anti-MHC antibodies in alloimmune and autoimmune mice. Science 1991;253:1138-1140.

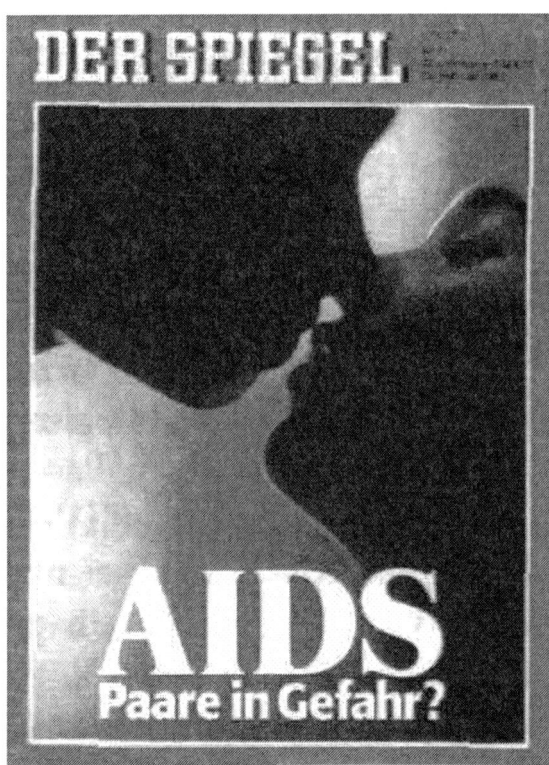
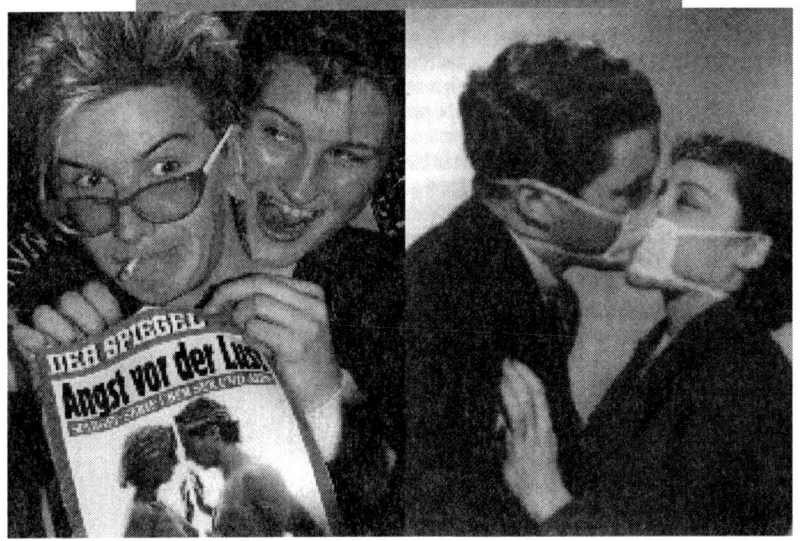

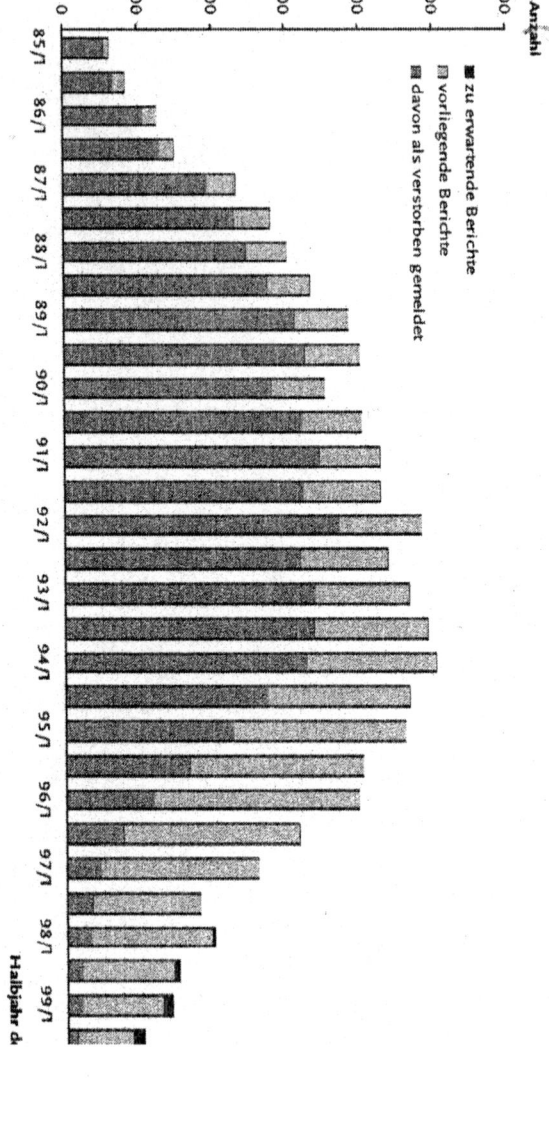

Abbildung 2: AIDS in der Bundesrepublik Deutschland
Bereits gemeldete AIDS-Fälle nach Halbjahr der Diagnose mit Anteil der als verstorben gemeldeter sowie auf der Basis des bisher beobachteten Meldeverzuges noch zu erwartende Meldungen4 nach Halbjahr der Diagnose (Stand: 31.12.2000)

AIDS-Erkrankungen in der Bundesrepublik Deutschland

Tabelle 1: AIDS in der Bundesrepublik Deutschland
Zahl der gemeldeten AIDS-Fälle nach Geschlecht sowie der gemeldeten Todesfälle nach Bundesländern bzw. ausgewählten Großräumen und aufgeführten Zeiträumen der Registrierung

Bundesländer/Großräume	01.01.2000 – 31.12.2000			Gesamt			verstorben gemeldet
	gesamt	männlich	weiblich	gesamt	männlich	weiblich	
Baden-Württemberg	37	27	10	1.563	1.244	319	638
Bayern (ohne M)	27	20	7	1.098	919	179	655
München (M)	33	29	4	1.708	1.569	139	1.133
Berlin (West)	35	29	6	3.497	3.169	328	2.591
Berlin (Ost)	20	19	1	287	263	24	134
Brandenburg	6	4	2	54	40	14	21
Bremen	3	3	0	260	221	39	116
Hamburg	5	5	0	1.651	1.533	118	1.074
Hessen (ohne F)	34	26	8	979	838	141	651
Frankfurt/Main (F)	51	41	10	1.295	1.153	142	955
Mecklenburg-Vorpommern	2	2	0	30	29	1	18
Niedersachsen	12	10	2	961	825	136	649
NRW (ohne K/D)	239	181	58	2.780	2.378	402	1.482
Köln (K)	70	64	6	963	889	74	691
Düsseldorf (D)	150	131	19	729	663	66	387
Rheinland-Pfalz	10	8	2	576	472	104	346
Saarland	2	2	0	202	173	29	176
Sachsen	2	2	0	47	39	8	20
Sachsen-Anhalt	12	9	3	26	24	2	11
Schleswig-Holstein	1	1	0	475	432	43	300
Thüringen	3	3	0	18	15	3	9
Gesamt	**753**	**614**	**139**	**19.199**	**16.888**	**2.331**	**12.106**
	100%	**81,5%**	**18,5%**	**100%**	**88,0%**	**12,0%**	**63,1%**

Stand: 31.12.2000

Tabelle 2: AIDS in der Bundesrepublik Deutschland
AIDS-Fälle nach Bundesländern bzw. ausgewählten Großräumen und Diagnosejahr korrigiert für den Meldeverzug

Bundesländer/Großräume	Diagnosejahr									Gesamt
	<1993	1993	1994	1995	1996	1997	1998	1999	2000	
Baden-Württemberg	763	144	168	150	130	88	61	44	24	1.576
Bayern (ohne M)	509	113	122	97	96	63	52	32	17	1.109
München (M)	1.066	156	143	104	98	54	41	30	23	1.725
Berlin (West)	1.971	381	354	285	210	124	89	68	33	3.316
Berlin (Ost)	51	26	37	41	44	17	9	22	22	283
Brandenburg	5	2	6	10	3	5	9	6	4	54
Bremen	162	18	24	19	10	7	8	4	2	260
Hamburg	920	169	155	153	133	87	68	54	18	1.651
Hessen (ohne F)	498	98	100	90	57	35	44	38	19	979
Frankfurt/Main (F)	720	126	124	95	72	44	51	47	30	1.295
Mecklenburg-Vorpommern	7	4	3	0	6	2	3	4	1	30
Niedersachsen	524	111	119	86	61	48	41	34	15	961
NRW (ohne K/D)	1.316	264	286	275	231	152	137	114	69	2.844
Köln (K)	516	92	96	95	70	47	24	22	18	965
Düsseldorf (D)	360	64	69	73	66	31	28	33	23	733
Rheinland-Pfalz	265	65	53	65	52	37	28	17	6	588
Saarland	85	18	37	24	20	13	15	12	4	202
Sachsen	6	2	7	4	8	5	3	7	4	47
Sachsen-Anhalt	3	1	2	2	2	3	1	3	2	26
Schleswig-Holstein	207	58	46	56	44	19	22	22	3	475
Thüringen	7	1	1	1	1	0	2	0	1	18
Gesamt	**9.961**	**1.919**	**1.943**	**1.730**	**1.426**	**881**	**706**	**438**	**369**	**19.199**

grau unterlegt = bereinigt über den Meldeverzug

Stand: 31.12.2000

313

Tabelle 4: AIDS in der Bundesrepublik Deutschland
Verteilung der gemeldeten AIDS-Fälle und kumulierten Inzidenzen pro Mio. Einwohner nach Bundesländern bzw. ausgewählten Großräumen[2] und aufgeführten Zeiträumen der Registrierung

Bundesländer/Großräume	Einwohner (in Mio.)	Zeitraum der Registrierung					
		01.01.1999–31.12.1999		01.01.2000–31.12.2000		Gesamt	
		Anzahl	Meldungen/Mio. Einwohner	Anzahl	Meldungen/Mio. Einwohner	Anzahl	Meldungen/Mio. Einwohner
Thüringen	2,51	1	0,40	1	0,40	18	7,17
Sachsen-Anhalt	2,75	0	0,00	2	0,73	26	9,45
Sachsen	4,58	9	1,97	2	0,44	47	10,26
Mecklenburg-Vorpommern	1,83	2	1,09	2	1,09	30	16,39
Brandenburg	2,54	7	2,76	6	2,36	54	21,26
Bayern (ohne M)	10,71	41	3,83	27	2,52	1.098	102,52
Niedersachsen	7,74	10	1,29	12	1,55	961	124,16
Rheinland-Pfalz	3,96	25	6,31	10	2,53	576	145,45
Baden-Württemberg	10,3	69	6,70	37	3,59	1.563	151,75
NRW (ohne K/D)	16,31	84	5,15	239	14,65	2.780	170,45
Schleswig-Holstein	2,72	24	8,82	12	4,41	475	174,63
Saarland	1,08	9	8,33	2	1,85	202	187,04
Hessen (ohne F)	5,23	43	8,22	34	6,50	979	187,19
Berlin (Ost)	1,30	34	26,15	20	15,38	287	220,77
Bremen	0,68	1	1,47	3	4,41	260	382,35
Hamburg	1,71	0	0,00	5	2,92	1.651	965,50
Köln (K)	0,96	14	14,58	70	72,92	963	1.003,13
Düsseldorf (D)	0,57	0	0,00	150	263,16	729	1.278,95
München (M)	1,24	37	29,84	33	26,61	1.708	1.377,42
Berlin (West)	2,17	104	47,93	35	16,13	3.497	1.611,52
Frankfurt/Main (F)	0,77	53	68,83	51	66,23	1.295	1.681,82
Gesamt	81,66	567	6,94	753	9,22	19.199	235,11

Stand: 31.12.2000

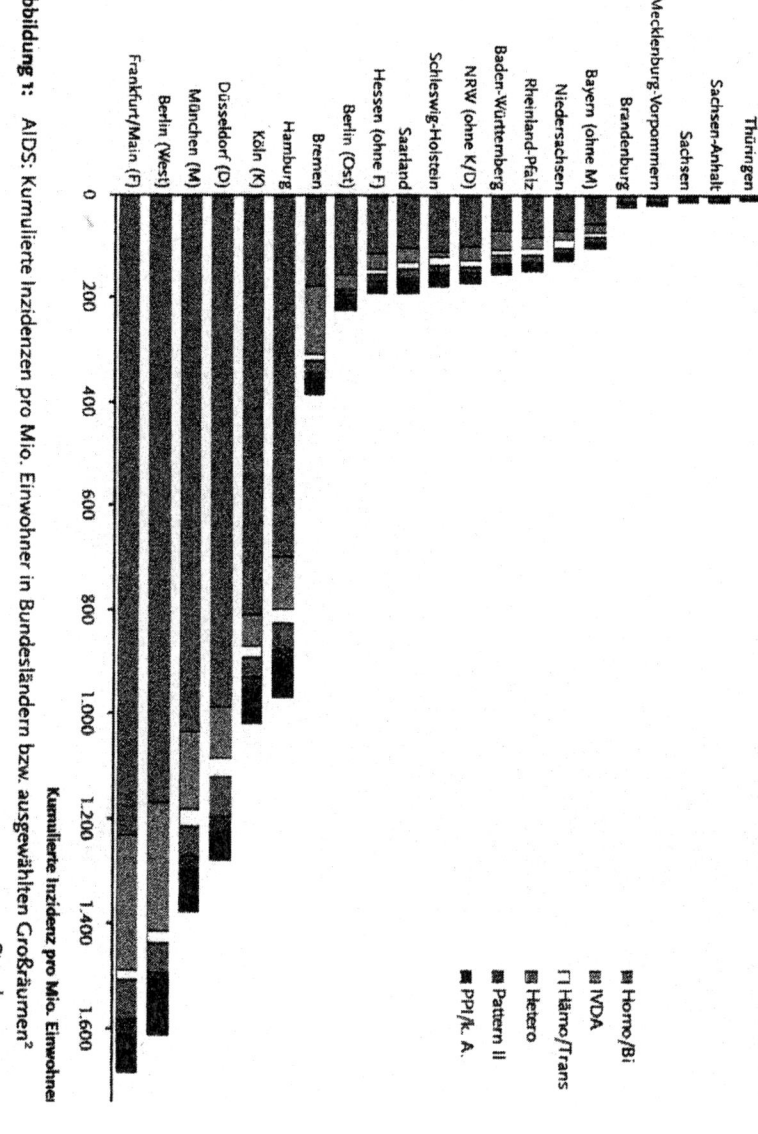

Abbildung 1: AIDS: Kumulierte Inzidenzen pro Mio. Einwohner in Bundesländern bzw. ausgewählten Großräumen[2] Stand: 31.12.2000